80后最幼稚妈妈
养小孩攻略!

手把手示范育儿常识的育儿扫盲书

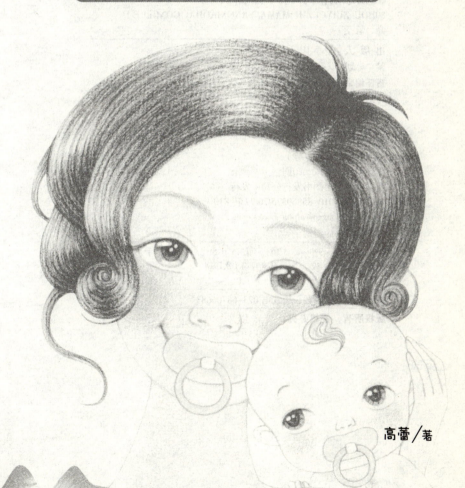

高蕾／著

重庆出版集团 ⓒ 重庆出版社

图书在版编目（CIP）数据

80后最幼稚妈妈养小孩攻略！/ 高蕾 著 . —重庆：
重庆出版社，2010.6

ISBN 978 - 7 - 229 - 02389 - 8

Ⅰ.① 8… Ⅱ.① 高… Ⅲ.①婴幼儿—家庭教育—通俗读物
Ⅳ.① G78

中国版本图书馆 CIP 数据核字（2010）第 098262 号

80 后最幼稚妈妈养小孩攻略！

80HOU ZUIYOUZHI MAMA YANGXIAOHAI GONGLUE！

高　蕾 著

出 版 人：罗小卫
策　　划：　华章同人
责任编辑：陈小丽
特约编辑：黄卫平　王唯径
封面设计：读客图书

重庆出版集团
重庆出版社　出版

（重庆长江二路 205 号）
北京嘉业印刷厂　印刷
重庆出版集团图书发行公司　发行
邮购电话：010-85869375/76/77 转 810
E-MAIL：tougao@alpha-books.com
全国新华书店经销

开本：680mm×990mm　1/16　印张：16.5　字数：225 千
2010 年 8 月第 1 版　2010 年 8 月第 1 次印刷
定价：28.00 元

如有印装质量问题，请致电 023-68706683

目 录

🐼 亲爱的，好惨，我有了！

2004年11月12日 星期五 万里有云

我是1980年的独生猴子。

当我告知亲朋好友"我怀孕了"的时候，他们都发表了同样的疑虑："你能行吗？你连自己都照顾不好，弄个孩子出来怎么办？"

其实，怀孕本来就是个意外，是意料之中的意外。

我的先生，在发现我怀孕的时候，他还只是我的男朋友。他姓吴，由于思维方式接近于圈养动物，所以我叫他猪猪吴。他比我大8岁，给外人的感觉很高很斯文。可只有我知道，他骨子里也稚气未脱。

我们一直没有同居过，只是多次偷尝禁果。"犯罪"过程中，我们一直都采取措施，遵循"前七后八"的规律，危险期使用杜蕾斯。

有一次，事后，他说："好奇怪，为什么人家女孩子很容易就怀孕了？你怎么从来就没怀过？你很有可能不会下蛋。"

此后的一个多月，我忽然发现我的朋友没有如期而至，试孕纸插在纸杯里以后，立马出现了两条淡红色的线。

这充分证明，我是个有怀孕能力的人！兴奋了不到10秒钟，我才发现问题很严重，结果很可怕。

10月6日，我最后一次月经。一个月后，我竟然怀孕了！我仅仅24岁，我连扣子掉了都不会缝上去，生孩子对我来说还很遥远。

我别无选择，只能流产。

可是人工流产据说很疼，很多器械无情地塞入下身，又铲又搅地把肚子里那块肉剥离下来；而要是选择药物流产，听说有可能会处理不干净，还要做一次刮宫……越想越怕，无奈之下，我只得发泄。

我哭。我闹。我给猪猪吴打电话。

猪猪吴接到电话，听说我怀孕了以后，没有兴奋，也没有恭喜我证明了自己有生育能力。过了半个小时，他出现在我的门口，表情庄重严肃，浮着一层悲戚和沉痛。

"您这是来哀悼的吗？我还没死哪！感谢您，等再过个五六十年，兴许是我去沉痛地哀悼您！"

他没说话，径自走到客厅，在沙发上坐下来。

我们用挑衅的眼光相互对视良久，末了，他终于憋不住笑了："哈哈！你不是喜欢在避孕套上扎眼吗？你扎呀！你倒是扎呀！"

真是不听不知道，一听气得跳，我大吼："你怪谁？在怪我吗？是谁说我没有生育能力的？我扎眼的时候你不是也参与了吗？你还用剪刀剪了一个洞呢！"

"你现在只有两条路可选：第一，我陪你去流产；第二，我就勉强委屈自己娶了你，然后你就由女孩子变成女人了。"

我这棵小小嫩草为什么要被他这老牛吃？不对！是老猪。

猪猪吴从事石油贸易工作，曾经有一次带我去油船上参观。看见船靠岸后，他快跑飞奔，想第一个走过木板跳上船。我看见猪猪吴迈到木板上，然后"啪"的一声，他一米八零的大个儿就表演了个"狗吃屎"。

如果我真的生一个孩子，他会不会抱孩子的时候把她丢进海里喂鱼去？

这种男人，没有任何安全感，所以，我必须选择流产。

2004年11月14日 星期日 天很热，紫外线很强

我和猪猪吴昨天去了医院。

流产要照B超，要检查身体某个部位是否有炎症。照B超之前，医生让我喝了很多水，涨得我都不敢走动，只要一动，就会听见肚子里的水发出"咣当咣当"的声音。

接下来是妇科检查，护士不停地说："放松，你放松嘛！"然后用力地弄痛我，还烦躁得不行。

我拿着化验单到医生那里，医生正在教训一个小姑娘，"你看，你才23岁，三个月怀孕两次，这样身体会搞坏的！让你男朋友采取点儿措施！"

听得我怒视猪猪吴，巴不得从眼里射出飞镖，了结了他。

轮到我的时候，医生望着猪猪吴，好像他才是孕妇，然后非常温和地说："你们这个年龄，正好是生育的最佳年龄，为什么不肯生下来呢？流产很伤害身体的。"我纳闷这个医生为什么对病人是两种态度，我只比前一个女孩子大一岁而已。

猪猪吴唯唯诺诺地说："是是是。可是我愿意没用，要她愿意才行呀！"

我又没结婚，干吗要生孩子？我自己还是个孩子呢，难道生个孩子让她来哄我吗？我心里嘟囔着，嘴上却说："不行的呀，我不能生孩子的，我会怕的。"

医生瞄我一眼，劝道："有什么怕的，难道以后你就不怕了吗？"

猪猪吴说："是啊！一次解决，终身无忧！你就听医生的话吧！"

我心里暗骂医生缺德、猪猪吴欠揍。我是来流产的，你干吗要劝

我生孩子？我不想嫁给猪猪吴，你知道吗？就连和他下棋，他一输就骂我，一点儿都不会照顾人。这样的人，我凭什么要嫁给他？这个医生纯粹属于捣乱派的。

医生见我不说话，说："这样吧，你们回去再考虑一下，实在不想生的时候，再来找我吧！"

猪猪吴连忙称谢，拖着我就向外走。在路上，他淫笑着说："师太，你就从了老衲吧！"我一直不说话，走到我家门口，我撒娇说："猪猪，我想喝橙汁，你去帮我买一瓶。"

猪猪吴答应一声，重新走回电梯。我看到他走进电梯后，微笑着关上了门，立马打电话给他："我现在又不想喝了，你买了拿回家自己慢慢喝吧！喝死你！"

"你怎么这样啊！你这不是成心拿我开涮嘛！"猪猪吴开始发脾气了。

"难道你不知道孕妇的情绪起伏很大吗？胃口也是。"

关机。睡觉。睡不着，辗转反侧……

越想越气，越气越想，我拍拍肚皮问肚子里的那个："喂，小东西，你是怎么来我肚子里的？我又没邀请你，麻烦你识相点儿，快点儿滚开好不好？"

她不说话，也没动静。

我有个同学，怀孕的时候自己不知道，一路走跳，结果把孩子跳得流产了。想到这里，我也在床上跳，使劲跳。我跳！我跳！我跳跳跳！我学着僵尸跳得浑身是汗，却没任何效果。

唉！我长叹一声，只好很无聊地睡了。

🐼 奉子成婚

2004年11月15日 星期一 晴

今天早上，我一开机就收到一条信息：

> 最后给你一次机会，你要嫁，我就娶；你不嫁，就拉倒。

这是求婚吗？我哭笑不得。求嘛，就是恳求，这是求人的态度吗？这明明是威胁！赤裸裸的威胁！

不过话又说回来，自从被他搞定之后，猪猪吴很少给我发这么长的信息。一般都限制在《三字经》的规格，例如："吃饭吗"、"晚会回"、"在开会"等等，偶尔高兴了会发"我请你吃饭"，这已经算是他的极限电报文了。

我打电话问他："嫁给你这头笨猪有什么好处？"

猪猪吴说："第一，你不用流产了；第二，你找到铁饭碗了；第三，我有老婆了，你有老公了。"

我不回答他。他又说："算了，我再吃亏一次，我免费赠送白金戒指一枚、白金项链一条——这已经是我的底线了，再让就亏本了。你见好就收，别挑战我的极限。"

我看中的是戒指和项链，问他我能不能只收下物质上的。他说可以，不过结婚的那个本本也是物质的，既然收了他的戒指和项链，好歹也要给他开个收据啊。

好了，好了，看在他吐血大甩卖的份儿上，成交吧！不过我也不能轻易便宜他，我开出的附加条件是：我不要带小孩子；我不要做饭；我要买很多衣服；我还要一个存折，如果他再因下棋臭骂我，我就离家出走，这个存折将是我离家出走的储备资金。

成交后，我们以最快的速度办了手续。出了民政局的大门，为了庆祝我们共同走进了爱情的坟墓，猪猪吴提议去"西湖春天"吃大餐。

在那里，我要吃大闸蟹，猪猪吴说，孕妇是不能吃螃蟹的，因为螃蟹性寒，吃了会影响胎儿的，有可能导致流产。

一听可以流产，我就特别想吃。这种流产方式真的很人性化，还很符合我的口味。我最喜欢吃螃蟹了。海里的、湖里的、河里的，只要是螃蟹，我就喜欢。

起初，猪猪吴小气地不肯为我埋单，后来我说螃蟹钱我自己付，他才无奈地同意了。结账的时候，我刚好有点儿尿急，去了洗手间。服务员很配合地把我的螃蟹算在了猪猪吴头上。

在回来的路上，猪猪吴一边开车，一边摇头叹气："唉，我真后悔呀！我自己倒霉也就算了，还毒害了下一代。"

我没有传说中肚子痛得要命的症状，那个胎儿在我肚子里扎得很结实。猪猪吴说那是因为他的品种优良，才不会有事的。

2004年11月16日 星期二 下雨了

2004年11月15日，我为了钻石项链和钻石戒指，用结婚证给猪猪吴开了一张收据，我付出的代价是：肚子里多了一块肉，并且要妥善地保管她十个月。没有浪漫的婚礼，也没有豪华马车，甚至连蛤蟆洞都没有（房子都是租的），我们就喜结连理了。

晚上回来，我们探讨了很多以后的问题。当然，最关键的问题是，我肚子里猪猪吴的那块肉是男是女。猪猪吴问我，为什么那块肉是他的而不是我的。我说，是因为他剪避孕套时把窟窿剪得太大了，而我只不过是在上面扎扎小眼而已。

猪猪吴问我，想要个男的还是女的。我说想要女的，长大了让她做公主。我们可以把她打扮得很漂亮，给她穿蕾丝花边的衣服，戴上

HelloKitty的发卡，一出门就迷死一条街的帅哥；没有正宗的青蛙王子来求亲，绝对不让她出嫁，更别说找个癫蛤蟆型的假冒伪劣王子了。

猪猪吴说："照你这么说，还不如买个芭比娃娃摆弄。我们生儿育女是要来教育的，而不是生出来给你过家家用的！"

我问他："你想要男的还是要女的？"

他说："男的女的都可以：女儿可以拿来疼，儿子可以拿来教；女儿要娇养，儿子要放养，你懂不懂？"

我说："我不懂哦，我只知道穷养儿，富养女。你现在这么穷，还是比较适合养儿子！"

不等他问我为什么，我就故意激他："女孩子要学钢琴呀，要买好多很好看的衣服呀，还要学舞蹈呀，长大了要考艺术类的学校呀，如果有希望做明星的话，还要拿很多钱出来砸、出来捧才好。男孩子啊，男孩子就不一样了，男孩子就一定得苦其心智，劳其筋骨。长大了当兵，然后再让他白手起家，这才是真正的好男儿；如果娇生惯养，弄出个娘娘腔来可就不妙了。还有啊，如果不这样养，以后没钱，贫得叮当响，穷得响叮当，连生个女儿都生不起啊，连生个公主都没有窝啊。"

我口水横飞，猪猪吴却哈欠连连："睡吧，睡吧。要想做一个合格的母亲，首先要做的，就是要保证我那块肉在你的身体里拥有舒适的环境。所以，你不但要保证营养，还要充分睡眠。"

🐼 孕期检查是件可怕的事儿

2004年12月1日　星期三　有点儿冷，根据身体感应测量估计有六七摄氏度，还下小雨

其实，我把自己"卖"给猪猪吴以后，有时候，还是可以享受作为一个孕妇的特殊待遇的。每天早上起床后，他都会乖乖地把订的牛奶拿来孝敬我；上车之前，他也会装模作样地帮我拉开车门，然后说声"请"；逛完超市后，我可以两手空空、幸灾乐祸地看着他大包小包拎一大堆东西屁颠屁颠地跟在我身边……

当然了，这些都是对男士最基本的要求。最让我感到开心的是，我可以过一阵儿就买一大包衣服回家。只要他脸上略有不悦，我就可以嫁祸给我肚子里他的那块肉。

我说，我的女儿是公主呀，我这个公主的妈——皇太后好歹也要穿得体面点儿不是？他一听，也是，只要我心情好，他那块肉心情也是好的——保持良好的心态，才能茁壮成长。

于是，猪猪吴不但整天带着皇太后四处购物，还四处觅食。他说深海鱼是可以增强孩子大脑发育的，因为DHA含量特别多。我提议生吃三文鱼，这样不是更可以增加营养吗？猪猪吴说不行的，因为生鱼片的微生物比较多，吃了很容易得血吸虫病。我发现，猪猪吴似乎一夜之间变成营养专家了。

2004年12月17日 星期五 晴天我喜欢

今天做孕期检查的时候，我望着一沓子化验单就想违约了。这简直太恐怖了，除了抽血，其他的我都愿意配合。可偏偏大多数都是要抽血。猪猪吴知道我怕针管怕得要死，特地找了熟人，减免了很多项例行化验，其中还包括很多我们正常人很惊恐的化验，比如说什么HIV（艾滋病）、梅毒，以及地中海贫血一类的，还有巨型细胞病毒等等可以导致胎儿不健康的。

我很想在各种化验单上写一行字：

本人遗传性晕血，见血就倒，能否赦免？

我这种建设性的提议根本就无效，写不写都一样。我只好接受被强行拉去化验室的现实。医院这个地方啊，是救死扶伤的圣地，这是好听的；不好听的就是——花钱找罪受的人体修理厂。

我一直没有勇气看护士一管子一管子地从我胳膊的血管里抽血。我望着她那张面无表情的脸，真想让她在陈列满尸体器官的屋子里待一晚，看她还敢对抽血的人不表示同情？咳，原谅我有这样恶毒的想法吧，我实在太害怕了。

尽管我心里想象着报复那个护士的精彩场面，可现实依然得面对。我的眼泪很难控制住，汩汩地，都成喷泉了。

拿着检验报告给医生，医生看了看说没有问题，便给我开了一些叶酸片，告诉我要注意营养搭配。说着，她还发给我一个产检册——有了这个小本本，我就是正儿八经的准孩儿她娘了。接下来，我一切要听从医生的安排。她叫我照彩超，我绝对不敢照B超；她叫我验小便，我拉稀也绝对不能去验大便。

我在排队等检查的时候，听见很多孕妇都议论她们在吃一种名牌蛋白粉。我很虚荣地问医生，是不是我也可以吃名牌的蛋白粉和大牌的孕妇奶粉。

医生哭笑不得的表情，让我感觉自己很白痴。她说，其实怀孕没什么大不了的。那些东西不见得会对孕妇有帮助，喝豆浆一样可以吸收到植物蛋白，瘦肉里一样有优质动物蛋白质，连鱼子里都有很高含量的蛋白质。像我这种无业游民，完全可以食补。那些保健营养品，比较适合上班族和没有时间补充营养的人。

她说得很对。既然蛋白粉我不用吃，奶粉我也是不肯喝的。我觉得鲜奶比奶粉更好。我很聪明，我很会举一反三。

回家之后，吃了几天叶酸片，我也就不想再吃了。我把叶酸片放在一团卫生纸里丢进了纸篓，猪猪吴没有发现。

我买了很多西生菜拌沙拉。但沙拉很甜，我超级不喜欢吃甜食，所以我换了西生菜蘸面酱、黄瓜蘸面酱。

猪猪吴看我吃得津津有味，很奇怪地问："你为什么不吃大葱蘸酱呢？"我很生气他拐弯抹角地笑话我们山东人的饮食习惯。自从来到广州以后，很多人只要听我说我是山东人，他们就会说："你们山东人是不是都特别喜欢吃大葱大蒜？"为此，我曾经很龌龊地想随身带几瓣大蒜，谁要问我这个无聊的问题，我就塞嘴里嚼几下，然后对着他哈气。

2005年1月23日 星期日 外面很冷

前些天，猪猪吴买了一桶孕妇奶粉，味道很难闻。开始，他每天上班前，都会叮嘱我按时喝。起初我也很合作，后来实在是受不了了。

每天到了喝奶的时间，我就抱着奶粉桶跑到洗手间里，舀几勺倒进马桶。奶粉最大的坏处就是里边有油质的东西，用水冲过马桶后，还有些油状的东西挂在马桶壁上。

晚上看电视的时候，我跟猪猪吴说："孕妇奶粉这么贵，我们还是不喝了吧。你赚钱挺辛苦的，不如我们喝鲜奶吧，既有营养又很实惠。省下钱给咱们的孩子买个大房子。"

猪猪吴抱着我感激得无以言表。

 ## 这个时候谁也别想亏待我！

2005年2月14日 星期二 天空阴霾，广州进入"回南天"季节

今天是我有了长期饭票后的第一个情人节，是成年以后最有特色的情人节——穿着笨拙的孕妇裙子，肚子已经小有规模了。很难看！

我很希望猪猪吴能够给我一个非常浪漫的情人节，难道他不应该感激我为他做出如此巨大的牺牲吗？

猪猪吴下午从外边回来的时候，一边换鞋一边说："今天是情人节啊！我刚才看见很多人拿着花才知道！"

我心里一直在说：一定要淡定，一定要淡定，他肯定是故意的，他是想给我一个惊喜。

然而，猪猪吴说的话让我耳边响起一首歌：烽烟滚滚唱英雄，四面雷声侧耳听，侧耳听……他说："你就不用过了吧？你都不是女孩子了，你已经是个孕妇了！"

今天的天气和我的心情很搭配，并且还很适合唱《英雄赞歌》。

我不需要淡定。于是，我发飙了。

我狠狠地问候了他的所有亲人。

最终，猪猪吴稍微妥协了一下：明天买一束花送给我。理由是：明天花会很便宜的。

"Fuck——猪猪吴。BABY，你听见了吗？老娘会讲英语哦！"

2005年2月16日 星期三 阴天

老天今天有点儿生气，阴沉沉的。因为广州空气污染很厉害，所以，老天爷就更郁闷了。因为老天爷很郁闷，所以我也很郁闷。 今天就写到这里吧。郁闷！

2005年2月20日 星期日 阴雨连绵，冷到骨子里了

昨天我过生日。我问猪猪吴："孕妇可以过生日吗？"

于是，猪猪吴给我买了个蛋糕。他忘记了拿蜡烛，我有点儿不高兴，他说可以去楼下商店买那种日常用的。我吐了……不是妊娠反应。

我还没来得及说什么呢，他却说是逗我玩的。我摸着肚子说："那啥，孩子啊，你爹真他姥姥的幽默，都把我幽默吐了。"

2005年2月25日 星期五 暖暖的风逐渐带来酷热

鲜奶的味道很不错，马桶很愿意接受这样的美容方式，一点儿都不油腻。我一直希望在我妊娠反应发作之前，马桶能够得到比较好的待遇，这样等我呕吐的时候，它也不至于跟我发脾气。我甚至有点儿渴望电视上怀孕之后的呕吐情节快点儿出现，可是我等啊等，等啊等，一直都没有这种状况发生，让我很沮丧。

今天我一口气吃了10个包子，吐了——是喷射式的呕吐，我根本没来得及走到洗手间。猪猪吴讥讽地望着我："你真是个奇人呀！人家不想要孩子的人怀孕了，是避孕失败。你也不想要孩子，你也避孕失败了，可你在避孕套上扎眼！人家怀孕呕吐，你也呕吐，人家是妊娠反应，你是吃多了撑的！"

我恨猪猪吴，打心底里咬牙切齿地恨他，因为他说我"吃饱了撑的"。我恨他，就要报复他。他不允许我吃什么的时候，我偏要吃。他说菠萝很湿热，所以不能吃；他说龙眼热气，荔枝也很热气，都不能吃。他前脚出门，我后脚就买回来，买多少吃多少。

广州人是很讲究热气啦、湿毒啦之类的养生之道。作为孕妇，不能吃的东西就太多啦！

楼下便利店的老大妈说，不能吃白萝卜，吃了孩子生出来胃寒；不能吃蛇，吃了会长鳞状的东西；不能吃鸭子，孩子以后会有一副唐老鸭嗓子；不能吃羊肉，会有狐臭；不能吃……总之很多很多，我觉得实在太好笑啦！给唐老鸭配音的李阳叔叔不是很出色吗？蛇我不会吃的，那玩意儿太恶心。嘿嘿，其余的我早都偷偷试过了。我吃过传说中可以导致破水小产的西瓜，还吃过雪糕，而且都大量地吃，什么问题也没出现过。

2005年2月28日 星期一 天气晴朗

怀孕的时光过得飞快。现在，我已经怀孕四个月了。

今天，我看中一套二手房，很新，装修的风格我非常喜欢。据说那家的主人是搞室内装修的，一看就是很有品味的人。我一走进那套房子，猪猪吴的那团肉就欢快地在肚子里折腾。啥也不说了，就凭她在我肚子里撒欢的劲儿，我就有了绝对的理由。

我打电话告知猪猪吴："我看好了房子，我要买。"

猪猪吴说："你以为买白菜啊？我也要看看吧？再说了，还不知道卖主手续是否齐全呢！"

我才不管中介公司和屋主笑我，大发脾气："我要买！你的肉说她也要买呢！"

猪猪吴一听这话，就改口了，说等他下班过来签合同。我就坐在中介公司里等着，等到晚上8点钟的时候，猪猪吴才说刚开完会。我打电话叫房主过来签合同，那房主却又说不打算卖了。我说再给他加一万块，他也不肯。他一个劲儿地道歉。道歉有屁用呢？不卖干吗放盘？

回去的路上，我和猪猪吴进行了一个钟头的口水战。我发誓从此之后，再也不看房子了。回家后越说越气，最后我撂下狠话："我马上就要你的肉出来，不要她住在我的肚子里！"

我用力甩门准备去医院，猪猪吴拼命抓住那个球形锁不肯让我出去。我猛地一拽，锁就脱离了门，我一个优雅的仰马翻就摔到床上（多亏床离门不远）。

也不知道猪猪吴是来拉我起身，还是拉住我不肯放我走，我顺势双脚一抬——哇！居然有人中招了！

猪猪吴捂住某个部位，俯下身子哀嚎起来。这种烂招式我很小的时候就用过了，我妈即便轻轻打我，我也会大声叫唤。于是我毫不客气地戳穿他："装什么装？男人，哼！"

猪猪吴仰起头，眉头紧锁："你个无良孕妇，即便你不用，也用不着废掉吧？你哪里像孕妇？简直一泼妇！"

我的视力那一刻出奇的好，竟然发现猪猪吴的眼睛里有亮晶晶的东西。

2005年3月14日 星期一 天很暖和

这段时间，不看房子又没有事做，真是很无聊。猪猪吴替我想了一个很好的办法，而且挺符合我的想法。于是，每天中午十一点左右，我就坐公交车去猪猪吴公司。

猪猪吴的老总问我："你又来干吗呀？"

猪猪吴皮厚肉坚，赶紧抢白："她现在胃口很奇怪，每天都想些奇怪的东西来吃，我快被她累死了！"

猪猪吴的老总是个很和蔼的人，笑着说："那你快陪她去呀！这个时候千万别亏待了她！"

猪猪吴为难地说："可这不还没下班嘛……"

老总说："哎呀！特殊情况特殊对待嘛，快去吧！"说完还挥挥手，催我们赶紧走。

这种招数我们基本上一个星期玩个三五次，让猪猪吴充分享受了孕妇级别的福利待遇。他也就对我特别慷慨大方，经常请我去一家香港人开的酒楼喝茶。阴谋乎？非也，乃人生极大享受也！

2005年3月18日 星期五 春光明媚

现在我怀孕五个月了，我每天都对得起我自己，但今天我却干了一件非人的事情。

因为猪猪吴上班不在家，矿泉水送来以后，放在门口，我逛街回来后发现了它，只得自己提进房内。

饮水机上的水早没了，可是我很口渴，我总不能像小学课本里的《乌鸦喝水》那样，往矿泉水桶里放石子吧？连石子我都没地方找。

于是，我把水桶往饮水机上放。放到一半，忽然手一滑，水桶一下子就卡在了凸起的肚子上。我心想，千万不要砸到脚哦，这么重的一桶水，要是砸到我的脚趾上，我将会用世界顶尖高分贝声音惨叫的。等放好以后我又想，会不会影响到猪猪吴肉肉的脚呢？如果影响了，她岂不是生出来就变瘸子了？

猪猪吴回家后，我小心翼翼地说了这件事情。猪猪吴听了破口大骂："整天叫我猪，我能猪过你吗？为什么不去下面小卖部去买水喝？你以为你是大力士？"

🐼 照彩超，我看见了我们的宝宝

2005年5月16日　星期一　烈日炎炎，夏天来了

由于狂吃猛睡，体重飙升，怀孕七个月的我就已经130斤了，整整长了42斤。

七个月是要照一次彩超的，可以看到胎儿的容貌，了解她的各种发育情况。

我是一个人去的。只要有人从B超室里走出来，一群大肚子孕妇就会靠上去问是否看到了小宝宝、有没有看见小鸡鸡，丝毫不在乎是否相识，说话也是口无遮拦。但出来的那个孕妇手里除了一张报告单，通常什么也没有。报告单上也只有各种数据，都是宝宝体格发育的各项数据，只能推测孩子的个头，或者体重。

我躺在那张照彩超的床上的时候，脑袋尽量最大限度地扭过去看屏幕。我问医生："你能让我看看，她到底是什么样子吗？"我怕医生不放心，又说："你放心，我不看肚脐以下，让我看看她的脸就行。"

医生一边用一个东西在我肚子上滚来滚去，一边看着屏幕说："她现在很害羞，知道你要看她，用手捂着脸呢！"

我说："这么小气呀！你让她把手拿开啊！"

医生说："你这话说得，你是她妈妈，你和她说，她也不一定会听呢。"

我才不信，我轻轻拍拍肚子，说："哎，你在我肚子里住了这么久了，好歹也跟我打个招呼不是？拿开手让我看看吧？"

医生望着屏幕显得很激动："快看！她真的把手拿开了！你看她的小嘴巴！"

我真的看到了！她一只手挡在脸的另一侧，大大的鼻子，还有一张棱角分明的小嘴儿！我好激动呀，她就是我的孩子哦！她听见了我说的话，居然给我看了她的样子。

这种激动根本就没有维持10秒钟，我的一颗心像蹦极一样，一下子跌到了谷底。

"不对呀，医生，你看她怎么没有眼睛的呀！"我看到了很秀气的眉毛，因眉毛下边没有眼睛，样子好可怕！

医生白了我一眼，态度非常不好："你怎么这样的呀？不懂就不要瞎说！她在肚子里的时候，都是闭着眼睛的，基本上不睁开的。"

我才放心地"哦"了一声，总算一块石头落了地。

医生又说："我从来没有见过一个妈妈像你这样的！我都替小宝宝的将来担心了！"说完就轰我走，丢给我几张纸，一点儿也不客气地叫我提上裤子快点儿出去。我只好一脸羞愧地滚出了B超室。

回家后，我告诉猪猪吴，他的那块肉居然可以听懂我说的话，还拿开手让我看她长什么样。猪猪吴问我："长得像谁？"

我说："看她的鼻子就知道像你！"

猪猪吴臭美得不行，趴在我肚子上说："乖乖，等你出来，我给你买雪糕吃！"

既然决定生，就做一个像样的妈妈吧

2005年5月18日　星期三　天很热

我的肚子越来越大，越来越圆了……

我怀孕期间胃口一直特别好，而且一吃饱就非常离谱的困，有时候手里的碗都还没来得及放下，就想睡觉了。能吃，又能睡，所以肚子变得再大都是合情合理的。

这样，干什么都不方便，蹲下的时候很吃力，只能跪在地上。而我们身边没有老人：猪猪吴的爸爸长期在国外，妈妈也去世了；我的爸爸身体不好，妈妈也去世了。这怎么行？于是，猪猪吴决定请一个保姆。

见了三个阿姨之后，我们终于请了一个看起来慈眉善目的中年妇女。我不喜欢吃她做的菜，每次都是她帮我把菜洗好了，我自己炒菜吃。除了打扫卫生和产检的时候她帮我排队以外，我还是像往常一样，一个人四处乱逛。

要生了，所以得知道一点儿生育常识吧。于是，我买了两本关于生产的书看，没想到上面的内容太深奥了，我实在看不下去。只好又去买碟片回来看，看了以后我非常害怕，每天晚上都会做噩梦，梦见我要生了，痛得死去活来。

我无数次告诉猪猪吴，我不想生孩子了，我要流产。

猪猪吴软硬兼施，说他会保护我的，我生的时候，他就站在我床前，我痛得受不了的时候，可以咬住他的手；接着又恐吓我说："如果现在引产的话，搞不好会出人命的，胎儿都那么大了，你怎么忍心将她弄死？你有没有人性？"

今天，他实在受不了我的纠缠，拖着我就到了引产医生面前。没想到的是，医生说："现在引产的话，有可能导致你以后不能生育；再

说小宝宝很健康，胎动也很好。"医生又劝了我很久，说她不做这样残忍的事情，让我回家好好想想。

我回家的确想了想，我觉得，既然"人体维修厂"的工人都做不出这么残忍的事情，我难道就真能做得出？

我认了，我决定生。

2005年5月24日 星期二 晴天

既然打算生，那就要做出一个好妈妈的样子来。这几天，我每天都听大量的胎教音乐。据说这样可以生出神童来。莫扎特、贝多芬、舒伯特、肖邦、柴可夫斯基等等世界名家的钢琴曲、小提琴曲我全都没放过。老实说，其实我连《小天鹅圆舞曲》和《献给爱丽丝》都弄不明白是谁的作品，但这一点儿都不妨碍我培育下一代的积极性。

有时候，我躺在床上特别寂寞无聊，就会对着肚子说话。什么都说，从来不管她是不是可以听懂。有时候来了兴头，我还要抑扬顿挫地念念曹操的《短歌行》：

> 对酒当歌，人生几何？
> 譬如朝露，去日苦多。
> 慨当以慷，忧思难忘。
> 何以解忧？唯有杜康。
> 青青子衿，悠悠我心。
> 但为君故，沉吟至今。
> 呦呦鹿鸣，食野之苹。

每次念到这里，我就走神了。我会想起《红楼梦》里贾政责问贾宝玉的小厮茗烟的情景，特别是茗烟压着声音回答："爷现在可用功了，都念到'呦呦鹿鸣，荷叶浮萍了'"。我想着想着就开始自己笑，那小厮咋不念成"呦呦鹿鸣，倒了酒瓶"呢！

猪猪吴问："你能不能说点儿适合小孩子的？什么'何以解忧，唯有杜康'？你是想把孩子培养成酒鬼吗？"

我才不理他，继续念《观沧海》。猪猪吴这下终于知道我在念谁的诗了，提高嗓子叫："你正经点儿行不？念个正面人物的不行吗？"

我愤愤不平地唱《满江红》，开口直奔主题："壮志饥餐胡虏肉，笑谈渴饮匈奴血！"猪猪吴说："你就坏吧你！总搞些这么暴力的东西做胎教，以后有你受的！"

"是谁说小孩子听不懂的？是谁说要正面人物的？岳飞不是正面人物吗？他还是民族英雄呢！谁让你不肯给我玩电脑的？我就唱！气死你！"我站在床上，双手掐腰，凤眼圆睁，怒火直喷猪猪吴，那种气势用来做电气焊都没问题。

猪猪吴回头看了我一眼，又转过头望着电脑显示屏，不带任何语调地说："请你注意你现在的身份。你是孕妇，不是泼妇。"

我跑到客厅拿了一瓶饮料，猛灌了几口，怒火平息了不少。

我得慢慢跟他讲道理，我说："老曹是个奸雄没错呀，可你也不能否定人家的才华！好歹老曹是个才华横溢的奸雄。在我眼里，比刘邦那个痞子皇帝好多了！再说了，凭什么胎教全是外国人的音乐？中国人的就不行吗？我还想唱京剧呢！"

猪猪吴不答理我，把播放器声音调到最大，莫扎特的《小夜曲》就从音箱里飘出来。我才不吃这一套。我捏个兰花指就扯开嗓子唱《苏三起解》：

> 苏三离了洪洞县，将身来在大街前。
> 未曾开言我心好惨，过往的君子听我言。
> 哪一位去往南京转，与我那三郎把信传。
> 嗯嗯嗯嗯…

猪猪吴听我唱到这里没词了，把音量调小，坏坏地问："你不是挺能吼的吗？忘词了？"接着语调一转，又说："还别说，这京剧让你一唱跟吕剧似的，你跟谁学的？"

"我跟我爷爷学的呀，我爷爷无师自通会拉二胡会唱戏，我整天跟着他唱，自然就学会了。不过那时我还很小，所以不记得歌词了。"

听猪猪吴夸我，我还真觉得不太好意思。我灵光一闪，问猪猪吴："你说我教她中国古代文化，你又弄洋音乐给她听，生出来会不会是混血儿？"

猪猪吴非常平静地说："这种几率不太大，生个孩子唱歌跑调、念书走神可是大有可能的！"

2005年5月25日 星期三 热热热

今天，我们去了妇幼百货公司买婴儿用品。

妇幼百货绝对是用错了名字，从我进门到出去也没看见一样妇女用品，全是婴儿用品，而且绝对是千货而不是百货。

我和猪猪吴除了认识奶瓶、婴儿床和尿布，其余一概不认识。

在导购小姐的推荐下，我们在那里买了一张婴儿床、一只洗浴盆、一单一棉两床被子、四套衣服、两套护手护脚、两个隔尿的床单、两只奶瓶、两包尿布、两个帽子、两包纱布手巾、一个挂在浴盆上的网兜、两个用来放尿布的敞开式三角裤……

那个导购小姐把我们一直送到停车场。晚上，我和朋友聊天，才知道，她真的是百年不遇我们这种幼稚的笨爸爸和笨妈妈，所以才那么热情，骗我们买了几千块钱的东西，特别是那两包尿布，就是纱布嘛，还要80块一包。

2005年5月28日 星期六 天晴

自从七个月以后，我无数次暗示猪猪吴要做一些正常夫妻闭门关灯应做的事情，但都被他无情地拒绝了。

其实，一个孕妇从怀孕以后，荷尔蒙就逐渐不再分泌了，对某种运动是没有任何欲望的。但是，我是个善良体贴的妻子，我担心猪猪吴会痛苦不堪，担心他会忍不住诱惑，像馋猫那样四处觅食，如果吃到不健康的东西，那对身体可是绝对有害的。

可狗咬吕洞宾，不识好人心啊！人家猪猪吴竟然不肯，他的理由是，怕他的肉肉会对突来的不明物体感到恐惧，生出来以后会讨厌爸爸。我这人做好事向来也是有良好习惯的，今天我又一次苦口婆心建议猪猪吴，如果实在于心不忍的话，可以自行运动运动。

猪猪吴这人还真绝，和我耗上了，就是不肯。我再三劝说："我朋友的老公，精子成活率低，他经常去不孕不育专科，他说那里的男厕所里只要半天不出来的，都是在自我单纯运动的。那么多人都可以，你为什么不可以？"

猪猪吴说："我不会，我也不想。"

"那可不行，据我看过的一部书上说，一个正常男人如果长期没有运动的话，是会梦遗的哦！"我很温柔地说。

"不会的。"猪猪吴信誓旦旦。

我只好给他讲了这样一个故事：一个老和尚为了查阅一群小和尚是否六根清净，每天早课的时候，就去检查小和尚的床单，只要发现床单有白色污点，老和尚就会让床单的主人把污点刮下来，然后亲眼监督他们……

猪猪吴听后颜色大变："我告诉你，你如果敢和我玩这种把戏，我绝对不会轻饶你。"

"我才不会玩这样无聊的游戏呢，如果有的话，我会帮你放在牛奶燕麦里。"

猪猪吴作势要扑过来："我掐死你个无良孕妇！"

我大叫"不要"，在床上缩成一团，半天不敢出声。

过了一会儿，一切都平静下来了，我还是诚心地劝他去洗手间，告诉他其实方式很多种，可以自己选择。卫生的可以选择拿个纸杯接住然后倒进马桶，连马桶都不用洗；不愿意讲卫生的话，可以选择买块猪肉在上面挖个洞洞；破坏性比较强的，是用电钻在墙上开个洞口，像周星驰的电影那样，他既然可以隔墙接吻，为什么你猪猪吴就不能与墙暧昧呢？

猪猪吴说："你的脑子里有大便吗？为什么会有这样奇怪的变态想法？无聊至极！"

他说完就关门而去，剩下我一个人在家发呆。

🐼 剖腹产！我要提前把她生出来

2005年6月2日 星期四 热

已经怀孕快八个月了，我的肚子已经很大了，感觉肚子下坠得厉害，有时候半夜腿还抽筋。问了医生我才知道，那是因为孩子已经入了骨盆，所以有些下坠的感觉；抽筋是因为她不记得给我开钙片。医生怀疑我为什么直到第八个月才有这种钙透支的症状。

"是不是之前吃过了钙片？"她问。

"我连山楂片都不爱吃，更不用说钙片了。"我回答。

我觉得我的承受能力已经到极限了。

对于我的肚子，我简直无语了。它经常会莫名其妙地兴奋。有时候，电视上演一些武打片，猪猪吴的肉肉就在里边拳打脚踢，踢得我五脏六腑都畸形了。

这些勉强可以忍受，最让我受不了的是，我每天还没有离开饭桌就困得睁不开眼，一爬到床上，就开始做些奇怪的梦：我梦见过猪猪吴的肉肉像哪吒那样出世；我还梦见过像《新白娘子传奇》里的许仕林出生那样，一道红光落到我的床上，一个白胡子老头坐在天空，宣佛号般说"文曲星下凡"，我就开始满床打滚；我甚至梦见过我的肚子在光天化日之下像人体炸弹那样突发性爆炸，我的鲜血像下起了红雨，落到身上却臭气烘烘，在梦里我还在想，是不是肠子里的便便流出来了……

醒来以后我就开始哭。我不想生孩子。我不敢想象，在未来的某一天，有个孩子站在我面前叫我妈妈，我是该答应还是假装不认识？

据我所知，七个月的胎儿早产是可以存活的，我现在已经八个月了，我想提前结束这种非人的折磨。我和猪猪吴商量，猪猪吴没主意，又去问了医生。医生说，胎儿在妈妈的肚子里一天相当于生下来一个星期，不建议提前生产。

2005年6月17日 星期五 还是热

让我决定非生不可的是一场决斗——一场孕妇与胎儿的决斗。

今天，在我朦朦胧胧又要开始噩梦连连的时候，猪猪吴的肉肉，轻轻柔柔地将她的脚丫伸开，在我的肚皮上慢慢鼓出一个圆圆的小肉包。

我拍拍它说："这样很痒，现在我要睡觉了，不玩了可以吗？"

她无动于衷，还是不肯将脚丫子缩回去。我把肚皮紧紧地贴在猪猪吴的后背上，说："叫你的肉老实点儿，否则我要不客气了！"

猪猪吴背对着我，发出舒服的呻吟："哎哟，乖乖小宝贝，帮爸爸按摩一下腰，哇，好舒服哦！再用点儿力行吗？"

我一向都是很宽容的人，从来不会无理取闹。但是，把自己的舒服建立在别人的痛苦上，这实在欺人太甚了。我没有对猪猪吴发火，我想先从自己身上解决问题，这也是我的一个优点。

我在心里默默对肚子里的小东西说：请你爱护你的家我的子宫，

否则我会要你好看的！我想，一个胎儿，太复杂的决斗书她也闹不明白，简单说一下就好了。人说母子连心，既然这样，她也一定知道我在想什么。

但可气的是，警告无效。

既然你不仁，那别怪我不义了。我将手轻轻地移到她那蠢蠢欲动的脚丫子上，以迅雷不及掩耳之势猛地抓住了她。她急缩急挣终于将脚丫子收了回去，却又从右侧冒了出来！

小王八羔子居然拿她的个性挑战我的脾气！

我又将她按下去，她又从左侧冒出来。反复几次之后，我左右开弓狠狠地按住肚子两侧，她才安静下来。

这沉寂的片刻，我突然有一丝莫名的恐惧，她怎么不动了呢？会不会已经被我按死了？我正想着，突然觉得心口猛地一痛——一股很强的来自腹中的力量撞击在我的胸口上，我疼得眼泪霎时哗哗直下，忍不住叫唤起来。

猪猪吴转过身问我："怎么了？快点儿去医院，我去收拾东西！"

真是蠢得名副其实，对得起"猪猪吴"这个笨死人的称号！为什么我痛就是要生了呢？我气不打一处来，大声喊道："快点儿把你的肉弄出来！我不要她住在我肚子里了！她踢得我有心脏病了！"

猪猪吴长舒一口气："不要大惊小怪好不好？谁家的胎儿没有胎动呢！哪有你这样的妈妈！"

听他说完，我委屈地"哇哇"大哭。我拉着哭声跟他诉说刚才的决斗。猪猪吴拍拍我，告诉我，等生出来以后一定会打她屁屁。

哼，我才不管以后，我现在就不要她住在我的子宫里了，我要剖腹产！

我要生！我决定了，一定要生，明天就去。

猪猪吴一再重复医生的话："不行的，在妈妈的肚子里多住一天好过在外边长一个星期。"

"我——要——生——"我使出了我的绝地神功"狮子吼"。

"随你好了！我也受不了了。"猪猪吴双手捂住了耳朵。

"真的吗？你再说一遍，那你明天要陪我去跟医生说哦！"我简直不相信他这么快就妥协了。

"真的，真的，如果我能生的话，我宁愿自己一个人生孩子，也不愿意让你整天折磨我！"

2005年6月30日 星期四 天气晴朗

请假条

明天打算去医院把孩子弄出来，我就解放了。我心里很害怕，有很多话要说，但面对电脑的时候，忽然手指有点儿痉挛，然后手上的神经似乎带动了我的泪腺，不知道怎么搞的，我就流眼泪。

生了孩子要坐月子，所以我就不能写日记了。本人向自己请假：具体时间不清楚。那要看我是否还活着了，呜呜呜……

🐼 恐怖的生产经历

2005年8月5日 星期五 天气比大肚子的时候还热

我终于又可以写日记了。因为我还活着，还有点儿小幸福，所以我要补写这段伟大的过程。以后有空就补写一点儿。

7月1日，也就是怀孕38周零三天，猪猪吴和我去了医院，跟医生说我想剖腹产了。

其实在这之前，医生就已经说了，我只适合剖腹产，按照我对疼痛的敏感度，如果自然生会把人吓死的。所以医生听了以后，只是略微劝了几句就同意了我这个伟大的决定。

办住院手续的时候，我对猪猪吴说："今天恰好是七一，伟大的中国共产党诞生的日子，又是香港回归的纪念日，多好的日子呀！"

猪猪吴看了看我，喃喃自语："不行，今天是星期五，明天就星期六了。如果我要休陪产假的话，白白搭上个周末，还不如星期一生，这样我就可以多休两天了。"

我问他祖上是不是姓赖的，怎么如此赖皮，说好的怎么又要变了。他说："4号生好呀，4号是美利坚合众国成立的日子，也很牛呢！再说我还可以在家帮你多带两天小孩子，何乐而不为？"

想想也是，猪猪吴的老板抠门加吝啬，没有年假，事假一天扣三百元，如果请假白白浪费六百块，这六百块还不如给我呢。反正都熬了这么久了，不如再忍两天好了。

正想着这美事儿，护士喊我去验血和皮试。

哦！又验血！还打针！

……不过还好，我已经被抽了多次血了，有首歌不是唱"他说风雨中这点儿痛算什么，擦干泪不要问为什么"，这是谁唱的？真经典！

接着我还填写了很多表格，年龄、职业、家庭住址……这些填完以后，我发现了一个很恐怖的问题——合同上写着：

    如产妇或者新生儿在手术过程中发生危急症状，医生会尽力抢救，有死亡发生，非院方责任。如手术过程中需要输血，本院一律采用中心血库的正规来源血液，不排除有感染艾滋病的可能，本院不负责任……

总之，不管是死了还是因为生孩子感染艾滋病这种恐怖的病毒，都和医院无关，同意就在这里生，不同意可以选择离开。

这个合同是要我和猪猪吴同时签名才可以生效的。我不想签，干吗便宜都让医院占了？我问护士："如果我生孩子发生意外死亡，医院是否还要收钱？"

护士听了，脸就"咣当"掉到了脚面。她问我是不是来成心捣乱的，他们医院从来没有发生过这种状况。猪猪吴赔笑说是因为我过度紧张才胡言乱语的。

"既然医院没有发生过这种状况，干吗还要我签这么恐怖的合同？"我拉着哭声问。猪猪吴的猪蹄子在桌子底下拼命踩我，小声问我是不是要回家自己生。我怕他反悔，才没敢再说什么。

办了住院手续，护士给我一套病服让我换上。猪猪吴给医生打电话说我今天不想生了，想星期一生。医生说："你开了床位每天都要来报到，报到完了你就回家等星期一再来。"接着又再一次嘱咐我，"从星期天晚上七点开始不准进食，十点后不能喝水。"

我不知道为什么，我想大概是怕割开肚子后，往外拿肠子的时候有便便掉出来，如果掉到子宫里就不太好了。

走出医院的大门，我步伐特别轻快，也不再觉得猪猪吴的肉肉讨厌，居然还有那么一点点想要见她的感觉。

猪猪吴说："怀了这么久了，你也辛苦了，再过几天就要上手术台了，好歹也要吃顿大餐犒劳你一下，你想吃什么？"

为了显示孕妇的优越地位，我选吃湖南菜。当然了，是因为猪猪吴不吃辣的我才选吃湖南菜的，我现在就是想和他过不去。在餐馆里，我点了剁椒鱼头和铁锅黄骨鱼，吃得那叫一个"爽"。再看看亲爱的猪猪吴，他用清水仔细地涮了菜吃，居然还辣得满脸鼻涕眼泪，我心里那叫一个过瘾。

我不知道她是男的还是女的，不过我希望她是女的。因为女孩子会安静点儿，又可以穿很多漂亮的衣服，想象着可以把她打扮得像一个公主，我的心情也还不错。

不过当初选衣服的时候，不敢确定她是男是女，我还是小心翼翼地买了些很中性的婴儿服。而且大部分都是系绳子的和尚服，这是当初那个妇婴百货的售货员说的。初生儿都是选和尚服的，便于穿脱。

其实现在也有很多知道胎儿性别的办法的，尽管国家一再禁止，可还是有很多人都去照了B超，知道了小宝宝的性别。我和猪猪吴都喜欢惊喜，不喜欢预知任何事情。所以，在宝宝没有生下来之前，我和猪猪吴都不知道她是男的还是女的。

可我一直都在用"她"来形容宝宝，是因为我真的好想要一个小女孩，一开始就是。

猪猪吴说如果我生个男孩子他就发财了，可以把他卖到新加坡，等他继承了有钱人家的家业，再让他认祖归宗。我很佩服猪猪吴居然也有这样的经济头脑，不过我希望他自产自销一条龙，不牵扯我，我才不想参与这种贩卖人口的活动。

2005年8月6日下午 星期六 热啊！好久不下雨了

接着昨天的继续写：

时间是个喜欢捉弄人的家伙，你想它快的时候，它偏偏很慢，比如等人的时候。你想它慢的时候，它却偏偏转眼就来，比如我生孩子的时候。

虽然一直很期盼快点儿解放自己的肚子——它已经被肚子里的宝宝变成了西瓜的模样。可是自从签了那份恐怖的合同以后，我又有些后悔了。

星期六晚上，我摸着肚子里调皮的小宝宝，对她说："你以后不用再住狭窄的贫民窟了，后天你就可以出来了，以后想怎么拳打脚踢都行了。"说来奇怪，自从我和猪猪吴决定提前剖腹产的那刻开始，她一直都很安静，最起码不在肚子里翻江倒海了。想起以前的日子，现在却觉得仅仅是些幸福的辛酸。

星期天晚上吃过饭，我一个人住进了医院的待产病房。我没有要求猪猪吴一起去，也没有保姆陪同（这是因为猪猪吴出差的时候，她和我睡一个房间，我已经对她磨牙的习惯有抗拒感了）。反正我又不痛不痒，也不想太兴师动众。

我很听医生的话，没有喝水，可能因为紧张，越不让喝，就越感觉口渴。最后我不停地漱口，让口腔内保持湿润。

待产房不远处有个手术室，是专门给正常生产的产妇用的。有家属在门口徘徊，焦虑的表情果真和电视上一样。我想象如果在里边生产的是我，不知道猪猪吴是否也会那样焦急。我很想知道，正常生产是否真的像电视上演的那样痛彻心骨，便凑上去听。不知是手术室的隔音效果好，还是里边的产妇根本就没有叫出声音，我什么也没听见，这让我有一点点儿失落。

待产室是两个产妇一间的，隔壁床上的产妇产检的时候我们就认识，她都42周了还没有生，打了催产针都没有用。她的婆婆在旁边说："我的孙子真调皮，这么久了都还没有出来。"

我问她："你怎么知道一定是孙子呢？"

她说："当然是孙子啦！生孙女不是愧对我大老远从宁夏跑来？"

望着隔壁床上的产妇一脸无奈却又装做轻松的表情，我真的希望她的宝宝是男的，否则那老太太又该给她脸色看了。

一晚很难熬，我努力想闭上眼睛睡觉，可就是睡不着。我知道明天我就是妈妈级的女人了，从此真正告别做女孩的时代了。我想我一定是个不称职的妈妈，我唯一的优点就是有自知之明。我连自己的生活都搞得一塌糊涂，简直就是做饭饭不熟、烧水水不开的人，肚子里的宝宝有了我这样的妈妈，将来会不会怀疑自己是抱养的呢？

我辗转反侧一晚上都没有睡，每隔五分钟就去洗手间漱口解渴。

2005年8月6日晚 星期六 热，不过没太阳了

接着下午的继续写：

7月4日早上6点钟，猪猪吴来了。他看着我的脸傻笑，问我为什么脸色这么难看。我说我失眠了。他摸摸我的脸，叫我不要害怕，不管发生什么事，他都会保护我。

虽然他说得很感人，我还是刻薄地对他说："我进了手术室，如果医生一刀把我割死了，你在外面也不会知道的。"

他说："不会的，充其量也就是帮你做个切除盲肠的手术。"

八点半的时候，护士叫我去做前期预备，也就是剃毛和插导尿管。猪猪吴傻乎乎地也跟着进来了。护士在插导尿管的时候，我忍不住"哎哟哎哟"直叫唤。

护士冷笑着说："这点儿痛你都受不了，还生孩子呢？"

猪猪吴说："她是很紧张而已。"

护士白了他一眼说："谁叫你进来的？这里是无菌室，你知道吗？你是不是连手术室也想进去？"

我真怀疑护士的工作态度，刚才他一直都站在旁边，也没说让他出去，现在赶他出去有什么用呢？

做完前期预备，护士一路用车推着我，经过电梯和长长的走廊。在走廊尽头，她对猪猪吴说："你就在这里等吧，不能再往里进了。"我死死抓住猪猪吴的手，不让他离开，他说他会一直在门口等着我出来。我看见他眼神凝重，就像我要去英勇就义似的。

"你要等我，不要走开！"我还是不太相信他这个人，他对我一直不讲信用。在我嫁给他之前，他还说带我四处旅游呢，可深圳离广州这么近他都没有带我去过。我每次质问他为什么说话不算数，他总会重复一句猪的经典名言："我又不是小孩子，干吗要说话算数！"

又经过三道门，才进了手术室。护士问我叫什么名字，多大了。虽然这些问题是该问1岁小朋友的，我还是老老实实一一回答了。

主刀医生还没有来，麻醉医师是个女的，她悠闲地坐在椅子上，跷着二郎腿，问我："叫什么名字？多大了？"我又回答了一遍，她才转过头说："准备好了吗？"

我听一个男生（注意，是男生哦，不是男人）"嗯"了一声，我仰起头看见了他年轻的面孔。我细细地看了看这个戴着眼镜的男孩子，甚至想数数他到底有几根胡子来揣测他的年龄。

我的眼睛瞄到了他的胸卡，没看清他的姓名，却惊讶地发现他的工作卡上赫然写着三个刺目的大字：实习生。

天啊！手术还没有开始，这三个字就足以让我魂飞天外、魄游四方了。

我的恐怖就是从那刻开始的，而且越来越觉得自己真是太不幸了！在这时，我还发现手术床边站着一排实习生。唯一一点点可以安慰我的是，那些实习生穿的都是护士的服装。

一个中年护士又一次问我"多大了，叫什么名字"之后，开始帮我的手背消毒。她一边扎针，一边说："看仔细点儿！"旁边那些女孩子笑嘻嘻地就围过来了。

我迷茫地看着这一切，当我再一次证明这不是在做梦的时候，眼泪就不争气地流出来了。我用接近蚊子的声音说："我要自己生，我不要剖腹。"

中年护士的听力真是好，她冷笑着说："生不生不是由你决定的，既然都已经进来了，你就要配合我们！这样，才能顺利迅速地结束手术。"

她那张冷峻的脸丝毫没有半点儿同情我的意思，那双冰凉的恶毒的手却拔出了我手上的针，再一次慢慢扎了进去，一边扎一边做详解："就是这样，要轻轻地挑起，才不会扎透血管，感觉针已经进入血管以后，再慢慢放平。"

有生以来，这是我第一次有如此大的勇气亲眼看着护士扎针。

我的手在微微地颤抖，我怕，我怕得要死。中年护士似乎察觉到了我的紧张，她说："勇敢一点儿嘛！这么大的人了，马上就要做妈妈啦！"当她的手一松开我的手，我马上想到了无数的诅咒，我毫不客气地用这个世界上最最恶毒的语言诅咒了她。

她没有理会我，接着把我的左手食指夹住。这个我知道，是用来监测血压和心跳的。这样，我的双手就不得不老实了。

实习麻醉医师拿着针已经在旁边等了很久了，见他们已经帮我做好输液了，他才说："向左侧过去，努力弯腰。"

我知道这是要对我进行脊椎麻醉了，我妈妈以前生病的时候，我见过。我平躺在床上，眼泪汪汪地看着那个年轻的实习麻醉医师，用接近乞求的声音说："我不想生了，我要出去！"我不是傻子，我不是实验室里的小白鼠，任由他们在我身上实验。

实习麻醉医师从鼻子里嗤出一声："你合作点儿好吗？我们医院每天都要做四五个剖腹产手术，从来没有见过你这样的！"

我很想知道他来他们医院多久了，那个悠闲地坐在椅子上的麻醉医师是不是他的亲戚，为什么要拿我来给他做试验？为什么要一个实习生来对我进行麻醉？脊椎麻醉是很危险的，在签合同的时候，我看过上面有一项就是针对脊椎麻醉说的：假如因脊椎麻醉造成瘫痪，医院不负任何责任。我不想进行这样的赌博，赌博是害人害己的。

不管护士和麻醉师怎么劝，我也不理他们鄙夷的目光。我僵僵地躺在床上，等待着，其实自己也不知道在等待什么。

一声关门的声音之后，我听到一个熟悉的声音："怎么样了？"

麻醉师和护士们就七嘴八舌地争先诉起苦来："陈医生，病人不肯合作，怎么办？"

我也看到了她——我的产检主刀医生。我抓住救命稻草一样喊她："陈医生，你快放我出去，我不要在这里生啊！"

陈医生像哄孩子那样拍着我，一边喊着我的名字，一边帮助我翻身："不怕，我在这里。"

不知道为什么，我的身子不由自主地跟着她给予我的力量顺从地侧过身，当我明白过来的时候，已经感觉到腰有微痛的感觉了。我开始啜泣，带着哭腔重复："我不要生，我不要你们给我打针。"

过了一会儿，他们又将我翻过来平躺着，用东西戳我的大腿，问我能不能动。我说："可以的，可以，你看，我的脚指头还可以动。我的大脑还可以控制我的四肢呢！"

陈医生笑着说："你说得还很专业呢！"

其他的护士和医生又开始和我聊天，反正来回问的就是"你多大了，叫什么名字"。唯——个我喜欢回答的问题是："你想生儿子还是想生女儿呢？"

我说："女儿。是女儿给我看看，是儿子抱出去给我老公看。"

我觉得越来越不对劲儿，我听见了划破东西的声音，却看不见他们在干什么。我觉得是在割我的肚子，我问："你们在干什么呀？给我看看，我看不见！"

"不用你看，等一下你看你的宝宝就可以了。"

我眼前是一个绿色的帘子，我看不见任何东西，但是我有知觉，我觉得我的肚子被割破了。紧接着，我感觉肚子在被猛烈地挤压，五脏六腑都在翻腾。那是一种非常难以忍受的感觉，像是一块橡皮泥被捏来捏去，又像剧烈呕吐时的翻滚。这让我开始干呕起来，我大叫："我好难受，我喘不动气了！不要这样呀！不要呀！"

没有人听我的话，我喊得越来越大声，我感觉我的生命受到了威胁，我不停地喊我妈妈来救我（不过幸好她没来，否则我会被她吓死，她早就去世了）。

当一切喊叫都显得很无助的时候，我的恐惧转变成了怨恨。我恨猪猪吴，为什么把这么一个东西放到我的肚子里，让我忍受这一切非人的痛苦。我开始失去理智，我大叫着他的名字，我把我所知道的他们吴家人的姓名都改成王八蛋后，还是不能释放这种恐惧感。

"不要这样，小宝宝出来了！"一个声音说，接着又说，"真的是个女儿，我抱给你看！"

我抬眼一看，妈呀！这是一个什么东西？血淋淋的，黏糊糊的头发，额头沾满了鲜血！我这一看，不再继续骂人，变成撕心裂肺的惨叫。我模模糊糊地听见陈医生说："她本来就很害怕了，你为什么不洗干净再拿给她？"

我瞥眼看到了检测器上的血压，已经飚到180了，我说："不要再折磨我了，我的血压已经很高了！放开我吧！"

"是呀，你知道血压升高了，你就要合作一点儿，吸气，呼气！"

我试着照那个声音说的去做，吸气，呼气，再吸气，可是仍然感觉大脑供氧不足，甚至已经有些幻觉了。我就像卖火柴的小女孩那样，看见了自己的妈妈在天上微笑。我看到那些已经去世的亲人都在对我招手。我清楚地知道，我不能跟着他们去，否则我就一去不回头了。

这个时候，我听到针线穿过肚皮的声音，那种声音，让我想到《画皮》里那个女妖怪自己做脸的场面。我越想越怕，我的手拼命地想抓住什么，抓住不再放手。我感觉我抓住了一个人的衣服，我死死地抓住她，不肯放开。

陈医生说："不要让她乱动，固定住她。"

此刻，我感觉我像是屠宰场里的猪，除了任人宰割，别无他选。

陈医生又对我说："就快好了，你再坚持一下。"

我满脸都是泪水，沙哑地对她说："我不行了，我都快要吓死了。我好难受，快放我出去吧！"

"坚持！坚持住，你不要乱动呀，否则缝线不漂亮了，等以后好难看的！"

漂亮？难看？我的小命都保不住了，还要那么好看干什么？

剩下的时间，我除了听见自己的哭声以外，什么都听不到了。

好久，有个人问："你多大了？叫什么名字？"

"我才不要回答你这种无聊的问题！这个问题你已经问过我八百次了！"

那个声音并不生气，笑嘻嘻地说："手术已经做完了，你可以出去了！"

"我还活着吗？那我的孩子呢？"

"呵呵，你还记得你已经做妈妈了呀！"

🐼 宝宝来啦！感动万分

2005年8月7日　星期日　继续暴热中，适合晾晒尿布

接着昨天的继续写：

从手术室出来，又经过那道长长的走廊，我听见猪猪吴问："怎么样？还好吗？"

"我不好！都是你个王八蛋才搞得我这样！"

猪猪吴自问自答道："还好！还会骂人就证明还很正常！"

回到原来的病床上，猪猪吴和保姆帮着护士把我抬到床上躺平。护士拿来一个大沙袋放到我的肚子上，我的腿开始慢慢恢复知觉。那些原来一起做产检又恰好都在住院的孕妇过来问候我，我听得很清楚，可是没有力气回答她们。

最可气的是，猪猪吴从护士离开病房以后，就没有再理过我。我听见他在不停地打电话，跟人家说："啊！啊！嗯，生了，我生了个女儿哦！嗯！谢谢啊……"他不停地在重复着这句话，不晓得他是打给谁。是我千辛万苦，在死神面前打转，差点儿到阎王殿去参加妇女大会才生下的。明明就是我生的，为什么他说是他生的？

也许是因为一夜没睡，也许是因为手术中我一直极度紧张，就连伤口在隐隐作痛，我都能迷迷糊糊入睡。当我第一次神智清醒地睁开眼，我发现我身边只有保姆守着我。我问她猪猪吴去了哪里，保姆说："他一直都在爱婴区看小宝宝呀！"

我心里狠狠地骂了一声王八蛋。保姆见我不说话，又说："护士刚从手术室里推出孩子来，她跟你老公说，你在里边骂他哦！"

"我想喝水。"

保姆说："医生交代过了，不能喝水，也不能吃东西，要等你排气之后才能喝。排气是干什么？"

"就是放屁咯！"我没好气地回答。

保姆见我有点儿不高兴，小声告诉我："医生说，叫你早点儿下床活动……"

我可怜兮兮地舔舔干涩的嘴唇，跟保姆商量："你能不能给我弄点儿水湿润一下嘴唇？我真的很口渴，我从昨天晚上到现在都没有喝过水呢。"

我抬头看了看挂在墙上的表，已经是下午五点钟了。

这时，猪猪吴手里拿着相机一脸兴奋地跑回来："快看，我的女儿哦！"

当他说"我的女儿"的时候，好像我只是一个外人，整个事件都是他一个人从头到尾忙出来的。

我既口渴又愤怒，我真想让他知道我此时的火力，但伤口的疼痛却让我不敢大声说话。我只得用小声但绝对够愤怒的语气问他："为什么你刚才没有进手术室？"

猪猪吴说："医生不让我进呀！"

"嗯？我的意思是说，为什么医生没有帮你做剖腹产手术，把你的女儿从你的猪肚子里取出来呢？"

猪猪吴这才恍然大悟。如果不是因为我现在很虚弱，按照他的性格，是一定要和我抬杠到底的，台词我都知道他会怎么念："怀孕的时候你不是总说她是我的肉吗？那是你自己说的呀，现在又反悔了……"

现在他说："哦，我忘记了，是我们的女儿。"

还好，他比较识相，见我眼睛瞟着相机，连忙拿过来给我看。

相机显示屏上的婴儿正在闭着眼睛熟睡，看上去和其他的小宝宝没什么两样，只是我觉得她很陌生，我还没有想好该怎么面对她。

"不算很好看呀，很一般！"我淡淡地说。

"谁说的？我觉得很好看。我同事生的小孩子就没有我的女儿好看。皮肤皱巴巴的，像个老头子一样。我的女儿皮肤好光滑，两颊还有腮红呢！我觉得我女儿很好看。"猪猪吴的自私毛病又犯了。说着他又掏出手机给我看，原来这个人还用手机拍了很多。

他给我看完了照片好像就完成了任务，又跑出去，估计又是去研究他的女儿了。

保姆扶着我站起来，我的伤口很痛，站起来很吃力，可是站了几次以后，就慢慢可以走动了。又试着走动几次以后，我就觉得我自己可以走到爱婴区去看看我的孩子了。

我自己拿着装尿的袋子，保姆帮我举着输液的袋子，慢慢地挪动着走向爱婴区。

从待产房走到爱婴区是有些距离的，一个在走廊的东面一个在走廊的西面，足足有50米左右的距离。这段路真漫长呀！我几乎觉得我鼓起的勇气和我做的姿势都有点儿董存瑞舍身炸暗堡的意思。

刚走到产房区，我就听见一个婴儿刺耳的哭声。不知道为什么，这让我心里有一点儿不舒服。我怀疑，那是我的孩子在哭。

走到护士站，两个护士正在聊天，我告诉她们我的名字，说我想看看我的宝宝。两个护士不耐烦地指了指里边。我忍痛努力加快了步子，走到里间，只有两个婴儿车，其中一个车上的宝宝在哭，走近一看，她的褓褓上赫然写着我的名字，小宝宝的脸已经憋得通红，哭得声音已经有些嘶哑。看着她，我的眼泪忍不住再一次流出来。我喊护士："小宝宝在哭呀，你们怎么不理呢？"

没有人答应我，可以听见外面那两个护士仍旧在低声交谈。我又放大点儿声音："喂，小宝宝哭了呀！"

一个护士不耐烦地说："等等啦！在冲奶粉了！"

我不知道我该怎么安慰她，我的宝宝。她看起来很伤心，很无助，也很让我心痛。她每哭一声我都感觉我的心在被撕裂。我有一股想抱起她、保护她的冲动，可是我不知道怎样做，她才能在我的手里、到我的怀里。

这时，护士走过来，很轻松地抱起她，然后让她含住奶瓶奶嘴，她就贪婪地吃起来，下咽的声音里夹杂着少许委屈的哽咽。

护士看着她说："你就知道哭！"

天啊！上帝！请你惩罚这个没有职业道德的护士吧！实在不行，请打发一个鬼来给她一巴掌也可以呀！她竟然如此说我的孩子！我的手在抖，我知道我的手很痒，很想照着她的脸给她一个大嘴巴子！然而，我不知道是不是我的伤口让我变得脆弱了，我居然很冷静地说："她是饿了很久了，所以她才会哭的。"

护士没说话。我一声不吭地回到自己的病房，打电话给猪猪吴问他去了哪里，他说他在上厕所。我问他是在尿黄河还是在拉长城，请他裤子都不要提马上回病房。猪猪吴气喘吁吁地跑回来问："怎么又哭了？你哪里不舒服吗？"

"我没有不舒服，是你的女儿不舒服！你不是一直都在看着她的吗？为什么她哭了好久都没人理？"

"不会呀！我刚才在那里的时候，她还对着我笑！"猪猪吴真是大言不惭。

"你吃错药了啊！刚出生的小孩子神经没有发育完整，笑都是没意识的！"尽管我伤口很痛，可是我认为发火总是可以缓解我心里的委屈，所以我叫得很大声。看过育儿书的人都知道啦，刚出生第一天的宝宝怎么可能会笑？说无意识那是好听的，不好听的其实就是神经抽搐。也许世界上只有猪猪吴这种蠢人不知道。

猪猪吴问："那你说怎么办？"

我没有半点儿犹豫，说："我要母婴同室！"

"你发高烧啊！你会带小孩子吗？把她弄过来我们要怎么办？"猪猪吴很惊讶我的决定。

"你才神志不清，难道护士可以帮你带一辈子吗？以后我们回家不是一样要自己带？"

"我不要，我宁愿花钱请护士帮我们带。我现在就过去守着她，这样你总该放心了吧！"猪猪吴认为自己很聪明。

我赌气不再跟他说话，闭上眼睛假装睡觉。

他没有话说，又跑回去看小宝宝。

护士一会儿进来量体温，一会儿进来帮我换卫生巾，一会儿又来问我是否有排气。直到晚上十点钟我也没有排过气，保姆已经帮我拿了吸管润了几次唇，我还是口干舌燥十分难过，艰难地熬了一晚上还是没有排气。

这时产房那边已经有空出的床位，护士把我安排过去，就在爱婴护士站的对面。到了下午帮我打了一针排气针，几个小时过去，我还是没有排气。

2005年8月10日　星期三　天气晴朗

再接着补写：

产后又沉闷了一整天，我害怕听到对面护士站传来刺耳的哭声。不管猪猪吴怎么逗我，我都很难开心。护士给我打了德宝生和缩宫素，时而肚子里会传来电击一样的感觉。我似乎已经习惯了没有水喝，口渴不再难以忍受。只要时不时沾湿嘴唇就好些了。

猪猪吴问："为什么人家都排气了，只有你没有呢？"

我白了他一眼，回答："我现在有产后抑郁症，不想跟任何人说话！滚！"

医院是两个人一个产房，硬件设施倒还不错。基本上护士都很好，也许他们对长着嘴巴会说话的大人是不敢乱发脾气的，只有对着无知的婴儿，他们才敢说些让人心酸的话。

对面床上是一位顺产男孩的妈妈，我看到她受到皇后级别的待遇，心里很是羡慕。不管她的婆婆怎样像旧时老妈子一样服侍她，她都是用那种嚣张跋扈的态度回应，我真的很看不惯她那种颐指气使的作派。病房里的冰箱里全是她要吃的东西。从我住进来，她一直都在吃。看得我口水稀里哗啦，我发誓等我排气之后，一定要吃很多很多东西。

我又去看了原来待产房里的那个产妇。她也已经做剖腹产了一个小女孩，她像我昨天那样脸色很难看，沉睡着。她的婆婆在旁边守着她，用很奇怪的眼神望着她，对我说："你看她那样子，又丑又笨，还生女孩子！"

我看了她一眼没说话。其实我很想问问她，她自己是不是女人，她妈妈是不是女人？又想为什么我病房的婆婆像老妈子般伺候着媳妇，却换不来媳妇的尊重？这个婆婆这么恶毒，她的儿媳妇却为什么又老实又乖巧？

再看看我自己，我的妈妈早就离我而去，猪猪吴的妈妈也已去世四年有余，而猪猪吴的爸爸远在国外，我的爸爸远在山东，他们又怎么会照顾我？只是远远问候一声罢了。不过还好，不管我生男生女，猪猪吴都不会有意见（估计是不敢有意见），我才可以安心，否则真的有可能得产后抑郁症。

我心里这样想着回到产房，正好看见猪猪吴在，出口便对他说："幸好我没婆婆，否则我生男生女都有人给我脸色看！"话一出口，我就知道自己错了，惭愧地低下了头。

到了下午，我肚子里很热闹，真气四处流窜，我觉得我就是武侠小说里得到武功秘籍后苦苦练习的人，不知该怎么诱导那股真气，要走火入魔了。气流在我身体里乱撞，每每走到排气的地方又倒流回去，很是苦恼。而且伴随着间隔性的电击的感觉，那感觉绝对不亚于剖腹产（其实剖腹产我只是害怕，疼痛倒还可以忍受。产后我的伤口一直有些痛，我脖子上悬挂的镇痛棒一点儿都不管用——事后我才知道，挤压那个小瓶子才会有药流进去起作用，是我自己笨不会用而已）。

我对猪猪吴说："我想放屁，我要放屁啊！"

猪猪吴说："想放你就放咯！跟我说有用吗？"

"我这不是有屁放不出来吗！好痛苦！"

"那怎么办？我的手都被你掐肿了，我也帮不了你。"

"你把小宝宝弄过来给我看一下，从生下来到现在，我都没仔细看过。"

猪猪吴又不说话了。

到了晚上，护士过来对猪猪吴说："尽快母婴同床吧！你们放在护士站，每天都要二百多块护理费，再说我们人手也不够。"

猪猪吴说："不怕，放在那里吧，拿过来我们自己不会带。"请注意他的用词，他说的是"放在那里"、"拿过来"，好像那是一个布娃娃。

护士都被他逗笑了。也许真的是人手不够，她最终还是催促让我们把她"拿过来"。猪猪吴见我也流露出渴望的眼神，寡不敌众，终于投降了。护士这才把小宝宝推过来。

2005年8月11日　星期四　阳光很明媚

接着补写：

这一次，我真正看清楚了她。

在手术室的时候，我没有勇气看一个血淋淋的婴儿；我去爱婴室探望她的时候，她在哭，我焦急地等人来照顾她，还是没有好好看她。这一次，我的的确确看清楚她了。她正在熟睡，乌黑的头发很柔软地贴在头上，红红的脸蛋显得很平静。

以前，她还在我肚子里的时候，她经常踢我，每当我疼痛难忍，我就暗暗咬牙等她生出来以后，一定请她吃"海扁大餐"，以解我心头之恨。可是当真正面对面的时候，我心里却怪怪的，有点儿爱怜，有点儿心疼。

她来到我身边几个小时，一直都没有醒来的意思。我试图叫醒她，却不知怎么称呼她。

"喂，你醒醒呀！不能老睡觉的嘛！睁开眼让我们认识一下！"其实我很想说，睁开眼看看，我是你的妈妈哦！可是妈妈这个词实在难以用在我身上，简直难以启齿。

隔壁床上的就笑了。"哪有你这样和宝宝说话的妈妈？你哪里像妈妈啊？"

……

她一直都在熟睡。我从钱夹子里拿出一张纸，上面写着很多小孩子的名字，都是我和猪猪吴想的，女的多于男的，可看来看去没有一个合适的。我希望她有三个名字：一个小名、一个大名、一个英文名。

我说："小名就叫'大妞子'好啦，乖的时候就叫'妞妞'，不乖的时候就叫'大妞子'。"猪猪吴瞪我一眼，问我："你妈为什么当初不叫你大妞子呢？"

因为她将来是要姓吴的，所以猪猪吴要给她起姓吴的名字。我建议说："那干脆就和你一样嘛！中文名字叫吴猪猪，英文名字就把姓放后边叫猪猪吴！多简单！"

猪猪吴问："你们祖上是不是有位叫高俅的先生（我姓高，所以他这么说）？怪不得你这么坏！"

说完，猪猪吴拿起纸条思忖良久，最终很严肃地说："吴嘉文，就这个了。"我有些不屑，但是没有反对。在这个纸条上，这个名字已经算是最最显示智力水准的了。

我没有反对，但并不代表我就作罢。既然他取中文名字了，那我必须取英文名字，这样才公平。我抢过纸条，怕他抢先似的喊："Cindy! Cindy! Cindy! "

这次轮到猪猪吴沉默了，好啦，沉默就是同意。于是，我的孩子在出生的第二天，像天下所有的人一样，有了自己的名字。

🐼 第一次喂奶，感觉怪怪的

2005年8月12日 星期五 晴

接着补写：

我真的是太饿了，我的肚子有史以来空前绝后的热闹，疼痛、真气流窜、打雷闪电。而我什么办法也没有，我连最恶心的招数都想了。我问护士，拿一个导尿管把真气导出来可不可以，得到的答案可想而知。唉，只好熬着吧。

另外，自从可以下地走路开始，我就不愿意躺在床上了，那张所谓的按摩床实在太硬，还不如坐着。像老和尚入定那样，我安静地坐下来，很想心神合一，但心里却在猛喊：我—要—吃—东—西！我要买一箱牛奶，喝一包，其余全部帮马桶做牛奶浴；我要让猪猪吴去饭店叫四份东坡肘子，吃一个，倒三个；我要买两只烧鸡，吃一只，剩下一只做成标本天天看着……

我听见隔壁床上的吃苹果传来"咔嚓咔嚓"的脆响、闻见泡芝麻糊飘出来的香味……难过极了，我发誓我要，我要，我要……终于，我惊喜地感觉有一小股真气悄然无息地流了出来，我想抓住机会多排些，但我努力再努力，结果几无收获。小胜利也是胜利嘛，我赶紧开心地把我排气成功的事情跟医生汇报，医生说："既然排气了，就先把催奶剂喝了吧！"

天啊！主啊！为什么人家排气之后就可以吃饭，而我排气之后却要吃药呢？

郁闷！

保姆帮我炖了萝卜鲫鱼汤，这是医生要她做的。医生说这样既可以帮助我多排气又可以催奶。我实在讨厌萝卜的味道，喝了两口就没了胃口。我问医生能不能吃点儿其他的东西，医生说我排气量太小，暂时不能暴饮暴食。我真想做一次不优雅的产妇！我又不是奥迪12缸，怎么可能有大量的排气功能？

2005年8月13日　星期六　晴天

继续补写：

我又开始有产后抑郁症了，我死盯着车里的宝宝不说话。她从跟我住在一个房间后，根本就没有哭过。来了几帮看小宝宝的朋友，在她脸上摸来摸去，猪猪吴还用猪嘴亲她的脸蛋子，她都一直照睡不误。她眉毛修长，手指又瘦又长。她的手总是不肯安分地待在襁褓里，经常露出来乱动。

从我生了孩子起，猪猪吴一直都在看他的女儿，好像科学家在做研究那样。他忽然像哥伦布发现新大陆那样，指着宝宝的小手指说："她这里好脏哦，拿个东西给她擦掉。"

"拜托！痣是可以擦掉的吗？"我真的不太想理他。

猪猪吴一副恍然大悟的表情："哦，原来是痣子，这样就算是胎痣了吧？"继而又自言自语，"这证明我女儿长大以后，极有可能成为中国第一位女莫扎特哦！"

我不知道他这话是什么意思，难道莫扎特手指头有痣子？难道中国还有男莫扎特？无聊至极！幸好我的胃里没有任何可以呕吐的东西，否则一定会来个产后妊娠反应。

猪猪吴用手指戳了戳我，小声说："哎，你的衣服湿了！喏，胸前湿了。"

他讨好地帮我去拿了一套干净的衣服帮我换上。

过了十几分钟，他又不耐烦地说："你喝水的时候能不能注意点儿？你又湿了衣服！这么大了还这样！"

"我一直都没喝水！你都没有离开过，你见我喝水了吗？！"我愤怒地盯着他，真希望我眼中能有烈火，把他烧成烤乳猪，至少不要让他在继续这样无聊地侮辱我。

等我再次解开扣子换衣服的时候，猪猪吴睁大了双眼，热辣辣地瞄准我的胸部，活似我像个暴露狂。我害羞地附在他耳朵上说："这里是医院，我现在是产妇！真乃色猪一头呀！"

不料猪猪吴转过头往护士站那里快步走过去，弄得我一头雾水。按照他的作风，一定是要去弄条毛巾来按住我，就像我是个生活不能自理的孩子那样，一边帮我擦还要一边叹："哎呀，你看你……"

正在猜想猪猪吴这次为何出我意料，猪猪吴已经带着护士走进来，指着我说："看，她漏奶了！"

护士看都没看他，说道："很正常啊！产妇当然有奶才好。没什么大惊小怪的！赶紧帮宝宝喂奶呀！"

原来如此！猪猪吴笨也就罢了，我居然连自己何时有奶都不知道。为什么隔壁床上的那位大少奶奶吃了好多东西，胸部却还是涨得硬过石头，没有奶？为什么我不知不觉就有奶了呢？我可连饭都没吃过，仅仅只喝过几口汤和三瓶催奶剂而已啊。

护士把睡着的宝宝抱起来，放在我怀里。我傻傻地接着，手却不停地哆嗦。她熟练地让小宝宝的嘴对准我的胸部，熟睡中的宝宝居然含住了奶头，贪婪地吸起来。我感觉怪怪的，很想笑。猪猪吴看后赞叹不已："啧啧，真的是有奶便是娘啊！我女儿都不嫌弃你的！"

我忽然想起来，怀孕的时候，我的胸像被充气一样，每隔一段时间就要买个新的胸罩回来。我跟医生说，我已经胀得受不了了。我不停地使用龙爪手为我的咪咪按摩，它已经被我抓得像五彩球那样漂亮了。医生说每天在沐浴的时候，要适当挤一下乳头，帮助乳腺通畅，为将来母乳做好准备。她说得果然不错，现在我的奶水也比别人来得快，喂奶也没有别人初次那样疼痛难忍。

她吃了十几分钟都没有停下来的意思。我的手又酸又痛，浑身都不自在，因为我始终都没有动过，期间我的真气发作，都没敢引导，怕万一真气流出来影响她的胃口。她实在是太没有礼貌了，吃着我的奶始终都是闭着眼睛的，连看都不肯看我一眼，枉费我辛苦怀胎十个月，还差点儿被阎王爷逮了。

我说："喂，你吃饱没有？我手好酸呢！"

"废话，她吃饱了肯定不会再要你啦！你干吗用这种态度和我女儿说话！"猪猪吴一脸不高兴。

"她不要我，我才开心呢！有本事你喂她吃奶嘛！"

她又吃了十几分钟，前后都吃了半个小时了。猪猪吴也觉得吃太久了，问我："别让她吃了吧？别撑坏了！"

保姆也觉得很纳闷，这个孩子怎么吃了这么久？她接过去把她放回婴儿车上。

突然我感觉肚子异常，那团真气越聚越多，终于出来了。哎哟，那叫一个舒服。整整三天啊！我终于放屁了，我终于可以吃东西了！

我赶紧让猪猪吴去帮我买吃的东西。猪猪吴去了半天，医院食堂下班了，只买了两个花卷，我也没嫌弃，狼吞虎咽吃了一个花卷下去。等我再要拿的时候，才发现猪猪吴的嘴巴也在动来动去，原来这头猪把剩下的一个花卷也帮我消灭掉了。我要脾气要吃苹果和提子，猪猪吴只好从医院门口买了一小捧提子和几个青苹果回来。隔壁床上的产妇说："哇，难道你不知道医院门口的东西好贵的吗？你还叫你老公去买？"

我吃一口提子咬一口苹果，看都不看她一眼，说："我生了女儿嘛！我老公当然买给我啦！"我就是要气她，我看不惯她对她婆婆颐指气使的样子。虽然我现在是病人，可是我还可以侠肝义胆，路见不平我照样拔刀相助！

猪猪吴在旁边说："我很想抱抱她，看看是什么感觉。"

面对如此虚荣的猪猪吴，作为孩子的母亲，我真的很担心。我斜乜了他一眼，疑惑地问："你行吗？你又不会！小心摔了！"

猪猪吴拍着胸脯说道："没吃过猪肉，还没见过猪跑？又不是要拿诺贝尔奖，抱个孩子屁大点儿事！"

说罢，他就弯腰打算抱她。嘴上说得好听，看他那张脸，憋得跟便秘似的，就知道他心里有多紧张了。他小心翼翼地用手托住小家伙的脑袋，用另一只手环绕着身子，猛地一下就站了起来。如果那个不是我的孩子，而是其他的什么物体一类的，我肯定笑死了。只不过5斤4两罢了，干吗使那么大劲儿？

　　好，不错，他终于把孩子成功地抱起来了，但姿势非常僵硬，像扛一杆枪，与别人的温柔相差十万八千里。猪猪吴就保持这种严肃的扛枪姿势，"哐当哐当"走到走廊里去了。我顾不上伤口疼痛，爬起来，下地站到门口去看他。

　　天哪，这实在是历史上最奇怪的抱婴儿的姿势，走路的姿势也极其特别。说他扛枪吧，一点儿也不像解放军叔叔；说他像土匪吧，你见过满脸恐慌的土匪吗？他的上半身完全是不动的，两条腿迈出去的步子好像在丈量什么似的。可以总结性地这样描述他：扛着枪丈量土地的胆小土匪。

　　有话便长，无话便短。在生产五天后，因为我实在惧怕那种宫缩针，强烈要求出院，胆小土匪只好同意。

　　临出院前，有个医生还过来扎了小宝宝的脚后跟，扎得她哇哇大哭。我问医生这是干吗，他说是做唐氏筛查。我问他这个筛查是什么意思，他说唐氏综合征是一种偶发性疾病，很可怕。

　　我很紧张，问他："我快要出院了，如果小宝宝真的有这样的病，你怎么告诉我？"

　　他说："如果必要，我们会电话通知你的，不过你最好祈祷我别打电话给你。"

　　我想问为什么，他却不耐烦了，告诉我说如果有这种病才会解释给我听，没有的话就不通知我了。

　　出院的时候，我抱着小宝宝，猪猪吴把车开到住院部楼下，保姆大包小包地拎着一堆东西。我忽然有一种感觉，感觉我们像被居委会追得东躲西藏的超生民工。

宝宝得了初生儿常见的病，怎么办？

2005年9月5日　星期一　晴天

继续补记：

刚回家的那两天，小家伙还算安静。每天吃完奶后，就由猪猪吴抱着到客厅里去看着天花板上的吊灯才能安心入眠。这实在是一个不好的习惯，经过观察和研究，猪猪吴兴奋地告诉我，这是因为她从来到这个世界上，每天都在日光灯下——医院里白天晚上都是开灯的，所以她认为世界就是这个样子的。

我经常半夜被吵醒，醒来一看，才发现猪猪吴正把他女儿往我怀里塞，还强行把我侧过来，让小宝宝吃奶。我问他这是干吗，猪猪吴的回答让人啼笑皆非："你就睡你的觉，我就借用一下宝宝吃奶的家伙，我们不会打搅你的。"幸好卧室没有其他人，否则被别人听到，一定会以为我是一个多么冷血的妈妈！

别因为这一点就认为猪猪吴是个好爸爸，不是！他唯一合格的，也就是能在宝宝吃完奶后哄她入睡。从宝宝回家起，他就开始安装宝宝的婴儿床，从上午到下午，从下午到晚上十一点钟，他还是没能把那张床装好。他自己无能，还不让我走近观看或者帮忙。只要我一靠近，他就会说："去去去，一边去！烦着呢！"

第二天一早，猪猪吴去看了超市的样板床，回来以后又弄到中午，才把床装好。他兴高采烈地把小宝宝放进婴儿床，说："喏，这就是你的床了！漂亮吧？爸爸是不是好能干啊？"

对于猪猪吴整天爸爸长爸爸短的唠叨，我简直不能适应。我就从来没有自称是妈妈。他整天说这些自吹自擂的话，好像他是一个多么出色的好爸爸。

两天后，我再次回医院去拆线，护士很疑惑地问我："为什么不等拆线再出院？"我告诉她："我老公整天在医院睡窄小的护理床，实在太辛苦了。"猪猪吴在旁边听了，鼻子里连连发出"哼哼"的声音。我知道他是在鄙视我，鄙视就鄙视呗，我才懒得回应他。

回家之后的第五天，小宝宝的脸开始变得很黄。在医院的时候，护士说新生儿都会有黄疸的，大部分都是生理性黄疸，所以不用担心。可是小宝宝越来越黄，这就比较严重了。我赶紧跟我的主治医生打电话，告诉她，我的小宝宝很黄，手心都有点儿黄了。医生说要带去医院检查一下，才能知道血红素的具体数量。

于是，我和猪猪吴抱着小宝宝走进医院的爱婴区。猪猪吴对她说："你认识这里吗？这里就是你出生的地方哦。"小宝宝傻乎乎地居然笑了！

猪猪吴说："你看，她是认识的！"

不知道为什么，我看着她笑的样子，心里酸酸的。尽管我很清楚地知道，那是没有意识的笑。一个无知的婴儿，她不知道她即将面临的痛苦。也许以为她的爸爸、妈妈会保护她，会让她幸福。可是，她的爸爸妈妈却不得不把她送回到她出生的地方。想着想着，出电梯的时候，我的眼泪就啪嗒啪嗒滴落在她的脸上。

果然不出所料，经过检验，小宝宝的黄疸有些严重，一定要住院治疗。从家里出来的时候，我以为我是可以陪她一起住院的，哪知道医院只是收治婴儿，不允许大人陪床。当初办住院手续的时候，她还没有名字，病历的姓名栏里，写着：××之女，年龄：10天。

我走到那个收治的窗口，望着那个笑得很和蔼的护士，却不得不将手中的孩子递给她。我知道，我看见过，在没有大人的时候，护士们是怎么对待小宝宝的。我听见爱婴室传出一声比一声尖利的宝宝的哭喊，我知道我的孩子，马上就要加入他们的行列了。

护士很温柔地对小宝宝说："跟妈妈说再见了，过几天妈妈就接你回去啦！"我知道她其实是在对我说的，眼泪止不住大颗大颗滑落，连说话的声音也哽咽起来："我明天来看你的，妈妈明天来看你。"事后，我想也许就是分别的那刻，我才从心底承认她就是我的孩子，我就是她的妈妈。妈妈两个字第一次这么不别扭地打心底里说出来。

回家的路上，猪猪吴不停地安慰我。我看不见他脸上有任何难过的表情。他的眼睛一直望着前方，我觉得，他心里也是难过的。虽然他没有和我一样哭泣，因为他是个男人。

推开门，感觉家里空荡荡的，总觉得少了点什么。宝宝的床还摆在我们的窗前，上面放着她的小枕头，她的小被子。还有我在怀孕的时候，商场特价我才会买的一个摇铃。我真的不是个好妈妈，在她出生以前，我没有打算送给她任何礼物，在她还是一个胎儿的时候，我是个多么不负责任的孕妇，我还隔着肚皮捏过她的脚丫子。可是，现在她住院了，我却醒悟了，她是我的孩子，她一直都不是猪猪吴的肉，她是从我身上掉下来的肉啊！

第二天，我迫不及待地去看她。护士从爱婴室里推出她的那一刻，我又忍不住哭了。假若你还不是一个妈妈，假若你也和我以前一样，你就无法想象，当我看到她的样子时有多心疼。

她的头被剃得乱七八糟，像荒废的田地，像被猪啃过的庄稼，左一块右一块，而头的一侧还在输液，眼皮哭得已经肿得有隐隐的紫色。我可以想象，在打针的那刻，她是多么的恐惧和无助。

现在，她的眼睛望着我，我不知道她是否知道，我就是她那个不负责任、没有爱心的妈妈。她望着我，似乎是想要我救救她。我哭着拽着那辆推车不肯放手。护士说只有5分钟的探视时间。我多么想抱抱她，亲亲她，告诉她，其实我也很爱她，就像爱惜自己的生命一样爱她。

猪猪吴见我已经有些控制不住了，笑着拉着我离开，说她很快就可以回来了。回去的路上，猪猪吴假装轻松地说："你不是说你不喜欢她的吗？为什么还那样激动？"我没有吭声。

第三天，猪猪吴没有带我去看她。他自己去看了，他说她很好，还对他笑。我想他是在骗我。

第四天，我威胁猪猪吴，如果他不带我去医院，我就会自己打车去，他便带我去了。到了医院，我没有先去看她，我去问了医生宝宝的病况。医生说要再扎脚后跟验一次血才可以知道。他说他们医院的新生儿得黄疸病的很多，每天有固定的验血时间。我非常固执地说："我现在就要验，我想马上知道结果。"

医生看着我没有说话，随后让我们自己带着孩子到另一栋楼去化验，还派了一个年轻的实习医生带我们去。那个实习医生非常负责任，他一定要抱着小宝宝。穿过走廊的时候，小宝宝盯着他看，看了一会儿就哭了。我说："你看，她是认人的。她想要妈妈抱她的。"

实习医生尴尬地笑笑，说："不可能的，她现在的视力很弱，是看不清东西的。"

"给我，我自己抱着！"我斩钉截铁地说。

我接过我自己的孩子，她就在我怀里。接过来的时候，她停住了哭声。她认识我，她真的还认识我。

检验结果还是有些不太理想。但已经不是特别的严重，至少不会因为黄疸而影响智力、威胁生命。我跟猪猪吴说，我们还是出院吧，我觉得她这样好可怜。出乎意料的是，猪猪吴也同意了。我以为猪猪吴会说还是在医院治好再回家，没想到他会同意，我真高兴。

我们兴冲冲地抱着宝宝办理了出院手续。回家的路上，我紧紧地抱着她。"小宝宝，等出了满月，妈妈买好多漂亮的玩具给你，还有漂亮的衣服，让你像公主那样的美丽。我们以后不会再分开了，是吗？我们要在一起。你是我和爸爸的宝贝呢！你快点儿长大吧！"她可能听不懂我在说什么，可是我高兴，哪怕是说给自己听的。

猪猪吴也很高兴："等她长大了你就有得头痛咯！"

2005年9月15日 星期五 天气闷热

回家后，我才发现她从医院回来以后，不再像以前那样乖，开始哭，我还觉得她撒娇，我会很温柔地哄她。后来我发现她简直是蹬鼻子上脸的那种，总想要人抱着。抱着她，看起来就很开心，放到床上就开始耍无赖，哼唧个不停。

另外，小家伙还有些不良习惯，这实在让人奇怪。一天，我突然发现她竟可以侧身睡觉。根据书中的理论，刚出生的新生儿是不会侧身的。猪猪吴得意扬扬地说："咱家孩子，智力非常！"

更奇怪的事情发生了：在出生第23天的时候，她居然可以将自己倒转过来，也就是说原本头在枕头的方向，结果我发现她的时候，她的脚丫子搭在枕头上；又过了几天，我发现她的手指头放在鼻孔里，轻轻将她的手指拿出来的时候，上边沾着些鼻屎！天！恶心吧？一个小姑娘家的居然掏鼻屎！等我上了厕所回来后，她居然死性不改，又把手指头放进了鼻孔！

这么小的家伙，还拒绝喝水。每次喝水的时候，她先尝试性地吸一口，当发现奶瓶里的东西是水之后，这个小家伙就开始捣鬼了。她不是不张嘴吸，而是一边吸一边吐，一边吐一边吸。我估计她的心理是这样的："反正闲着也难受，吸着奶嘴玩也是不错的游戏。"

我以为这是她不喜欢水才会有这样的举动，谁知道，她对同样不喜欢的奶粉，另有办法对待。在医院里，医护人员给她喝的是"多美滋"奶粉，回家我们也买了"多美滋"给她。说到这里，我真的怀疑，她或者知道我们是她的父母。她拒绝喝这个品牌的奶粉。她拒绝的方法是，含住奶嘴不吸，然后睁着眼睛貌似做了一个重大的决定，吸了一口，又继续保持原来的姿势。到最后，饿得实在不行了，我给她喝水。她在奶粉和水之间选择了水。也就是说，她宁愿喝水，也不喝这个牌子的奶粉。

看着她哭得很可怜的样子，我不免同情心泛滥，马上打电话给她爸爸，强烈要求他用最快的速度买最好的奶粉给他的宝贝女儿充饥。买回来以后，我也傻眼了。这个人真是无可救药，他居然买了三种品牌的奶粉回来！

我生气地问他："你有病啊？买这么多奶粉回来！是不是也打算跟她一起喝啊！"

猪猪吴也不甘示弱地还击我："我怎么知道什么是最好的？这三种牌子都给她喝喝看，不就知道她喜欢哪个了吗？难道你打算让我再跑一趟？"

哦，天哪！这是什么理论？为了避免再跑一趟，居然买这么多牌子的奶粉，真是太可笑了！

猪猪吴的大脑构造绝非常人，居然又继续骂我："你怎么这么笨？等我再跑去买奶粉的时候，她都哭傻了！"

根据这次历史性的对话，猪猪吴的女儿从此确认了当初我的提议，有了小名，他的女儿嘛，当然是和她爹一样了，她的小名一定得叫吴猪猪。

1776年7月4号，美利坚合众国成立了。229年后的公元2005年7月4号上午10：03，诞生了吴猪猪小姐。

我认为她是我此生最伟大的杰作，这是我无与伦比的骄傲。

猪猪吴对于我给她起了这么可爱的名字，感到特别满意："你真了不起！一个人和两头猪生活在一起。"

吴猪猪小朋友非常的勤奋，这个特点在她没有满月之前，我就发现了。每当凌晨四点，环保阿姨扫院子的声音一响起，她一定准时睁开眼，开始"咿咿呀呀"叫唤。那眼睛，贼亮。贼亮不说，还骨碌骨碌地来回滚动，四处观察。然后要求妈妈抱着。她吃着奶，听着"刷刷"的扫院子的声音，用一句广告词形容她的感受：感觉好极了。环保阿姨扫完院子，吴猪猪也不睡觉，也不肯让妈妈放到床上。看她那表情，我跟猪猪吴说："你女儿长大了，一定是环保志愿者。"

猪猪吴真的非常猪，居然得意地大笑："你懂什么？环保工人和画家那是一样的！画家还不如环保工人呢！"

我非常不解地问："何出此言？"

猪猪吴笑道："画家只能在纸上画画，那才多大点儿地方啊？环保工人就不一样啦！人家是天当染料、地当纸，那是多大腕儿！"

由于吴猪猪小朋友的勤奋，我这个做妈妈的不得不每天凌晨四点起来，和她一起感受天色慢慢变亮。结果休息不好，导致我智慧牙上火发炎，使我的脸不折不扣肿成了一个猪头。但是吴猪猪一点儿都不肯体谅她妈妈的辛苦。如果将她放在床上，她还"哇哇"大叫抗议。于是，我好言软语相劝："大姐，求你啦！拜托您能不能安静点儿？我牙好痛啊！"吴猪猪居然冲着我咧嘴笑了！真是一个可恶的家伙。

其实吴猪猪小朋友有时候也蛮可爱的。比如说，每次换尿片的时候，我只要一说："宝贝，妈妈来给你换尿片啦！"她就似懂非懂地傻笑。其他人不管怎么逗她，她都不笑。一个没有满月的小孩子，只要一听到妈妈的声音就会笑，难道每次都是巧合吗？这说明，吴猪猪小朋友真的是和妈妈心有灵犀啊！

我曾在书上看到，一个出生两个星期的孩子就可以喝些果汁什么的。由于吴猪猪不肯喝水，我把西瓜汁兑一点儿在水里，没想到吴猪猪居然很喜欢，很快就喝掉了120毫升。

快满月的时候，我把她翻过来，让她趴在床上。她刚翻过来的时候，整个脸都埋在床上，小脑袋用力左右摩擦，也许她认为这样能够让她呼吸，当她发现不行之后，也知道努力地抬头，可是她的骨头还没有长硬，摇摇晃晃地挺一会儿又趴下了。我觉得这样十分好玩，她看起来像我小时候玩的磕头虫一样。

🐼 吃、喝、拉、撒，样样都让人操心

2005年10月9日 星期日 HOT

满月之后，吴猪猪就可以经常到室外欣赏景色了。其实在没满月之前，我就已经带她跑出去几次了。但是一个产妇和一个新生儿在院子里溜达，所有的人都认为我们神经有点儿问题。我实在受不了人们投来的目光。满月后感觉就像赶上了刚解放，满月的第二天，我们一大早就

全家出动去喝茶了。

吴猪猪对餐厅里有那么多人感到奇怪极了，她在婴儿车上，小脚踢蹬着，眼珠子四处乱瞟。也有人见到这么小的宝宝，感到非常可爱，走过来逗她，她傻呵呵地对着人家笑。每当听见有人夸吴猪猪小朋友是猪猪吴的翻版，猪猪吴的嘴巴就恨不得咧到耳朵根子。

这个世界对吴猪猪的诱惑实在太大了。

猪猪吴经常带她在小区的院子里溜达，所以，吴猪猪小朋友开始有了进一步的要求，要是不想在家待，就开始哭闹。猪猪吴抱她的次数和时间相对我来说比较多，为了能在吴猪猪小朋友心目中的地位超越她爹，于是，有一天，在吴猪猪小朋友的哭闹中，我不惜顶着太阳，抱着她下楼去遛弯儿。凭良心说，为了讨好这个小家伙，好歹咱也算是她的长辈儿吧，你哭咱就抱你下楼讨好你，咱做得够意思吧？可人家吴猪猪不领情啊。

楼下的环境很不错。我走在那些芒果树底下，金黄色的阳光透过树叶，一片儿一片儿碎碎地、均匀地洒下来，我心情十分愉快，一兴奋就神游万仞了。

我说："吴猪猪，你看这阳光真漂亮！这要是金子该多好啊！"

吴猪猪躺在我的臂弯里，仰着头看了看，开始觉得还挺新鲜呢，听我这么一说，吴猪猪还真当阳光是金子了呢（并且，由此可以得出结论，吴猪猪小朋友肯定是个财迷。还是个不折不扣的精明的财迷）！我这话说了还没到一分钟，恰巧正走到两棵树的中间，因为，受不了酷热的大太阳的暴晒，我赶快多跨两步走到阴凉下。吴猪猪小朋友可不干了，人家认准了那阳光就是金子，我一走到树荫底下，她就哭。我赶紧又走到太阳底下，她就立马安静下来。

没办法，俺娘俩就开始来回在太阳底下和树荫底下折腾。反正，阳光她乐意，我不乐意；树荫我乐意，她不乐意。她不乐意可以哭，我不乐意却没办法。折腾了近半个小时，我就不耐烦了。

你哭吧！老娘可不奉陪了。

八月的广州啊！每天气温都在35℃以上，站在太阳底下不中暑才怪呢！于是，我抱着她回了家，把她交给保姆后，便使性子不管她了。没想到她哭的力气还真不小，哭了十几分钟还不停。

猪猪吴终于下班回来了，还没进门，就喊："嗨！谁惹着我女儿了？干吗哭那么大声？在楼下就听见了。"

我把事情的经过一说，猪猪吴说："你真懒！她就想下去看看嘛，你都不肯带她下去。"随即接过孩子就下了楼。

过了一会儿，他又回来了，大笑道："我女儿好聪明啊！我抱着她站在阴凉里，她就哭，一到太阳地里，她就不哭了。我就伸出手去，让她在太阳地里待着，我还站在阴凉处，人家就是不干，直到我抱着她在太阳地里逛了一圈，她才不哭了。"

我讽刺他："那可不是聪明，是因为我说阳光是金子，所以她就喜欢了。这是财迷心窍！"

猪猪吴不屑地说道："屁！她哪知道金子是什么？"

就在我们说话的时候，保姆说："怪不得哭呢！你看，她拉屎了，不舒服，能不哭吗？"

可这也说不过去啊！拉屎之后，猛晒太阳就舒服了吗？根本说不通嘛！

终于将以前的旧账补完了，接下来我要记录当天发生的事情了，好开心！

2005年10月13日 星期四 还是很热很热，怀念下雨的日子

听人家说，小孩子都要喝七星茶，用来去火排毒以防便秘。今天我也买了一盒给吴猪猪。放了十几粒冲了一杯水，她不肯喝。我好不容易按住她让她喝了两小勺，她就哭得越来越厉害。

猪猪吴说："别给她喝了，不喜欢喝就算了。"

于是，他就冲了奶粉喂她，她终于不哭了。

吴猪猪喝了几口以后，猪猪吴坐在那里一动不动，非常严肃地说了一句："她好像尿了。"

又过了一会儿，他又说："她好像放屁了。"

我笑他，说："放屁多大点儿事啊！你是她爹，难道还嫌弃她放屁臭啊？"

他摇了摇头，略有沉思，又说："好像是拉了。"

"那先别给她喝奶了呀！先把她弄干净再说。"我真不知道和这种人沟通怎么就这么难，这么简单一个问题，还弄得神神秘秘的。

"不行！她在喝奶，现在要是不给她喝了，我多不忍心啊！等喝完再弄吧！"猪猪吴非常坚决地说。

"好像不太对，我裤子也湿了。"猪猪吴一动不动。

我的眼睛不由自主地就向猪猪吴的裤裆位置看去，不看不知道，一看吓一跳："啊！你女儿在你裤子上拉屎了！"

我话音未落，那屎"噗嗒噗嗒"就往地板上落。我不得不佩服吴猪猪小朋友的镇定，人家喝奶喝得有滋有味，仿佛那屎根本就不是她拉的。我越看越好笑，憋不住开始大笑起来。在我的笑声中，猪猪吴愣是等他女儿把奶喝完了，才抱着她往洗手间里走去。

他一边走，那屎一边落，从卧室到洗手间一路都是屎。我一边笑一边捂着被扯痛的伤口跟着，还要小心别踩了屎。

猪猪吴大叫一声："你缺心眼啊！还不快过来帮忙？傻子一样站那里！"

走到盥洗盆那里，我更忍不住了，且看猪猪吴屎满全身，吴猪猪屎淹父亲！这一场景，没有用DV拍下来实在是可惜了。父女俩满身全是屎，猪猪吴连胳膊带手，就没个干净的地方。吴猪猪满脸安静，就差发表声明称这一切与她无关了。

我现在发现吴猪猪非常奢侈，她每次拉屎之前一定会哭。她哭并不是嫌我掰着她的小腿把她大便。她哭的原因是，要求换一个新的尿片，而且要把尿片打开，把她平放在尿片上，而不是像平时那样穿在身上。只要是尿湿过的，哪怕只有一点点儿，她也是不肯拉的。

她哭的时候，猪猪吴就把尿片打开放在她的屁股下边，说："这个尿片很干净的，你快拉吧！"她还是哭。猪猪吴就把一张隔尿纸又铺在尿片上，说："这次很干净了，我帮你换过了！"吴猪猪感觉了一会儿后，还是哭。

猪猪吴就在旁边说："你这样不行的啊，很浪费的！爸爸没有这么多钱买尿片给你。"他不说还好，说了以后，吴猪猪开始更伤心地大哭起来，天知道她是否听懂了。

猪猪吴不得不投降，换了一个新的尿片垫在她屁股底下，她马上停止了哭声，开始两腿绷直，脸上发红，还发出"嗯嗯"的用力声。

为此，我们不得不从超市买了些便宜尿片专供她拉屎之用。我们每次看到她拉屎就觉得很好笑，就开始笑她。后来有一次，不知道为什么，我们一笑她就不肯拉了，就开始哭。我们就说，不笑了，你拉吧，她才开始继续她的经典招式。

晚上，我在客厅看电视，听见卧室传来猪猪吴的大笑声。我走进去一看，吴猪猪正躺在床上踢蹬着小脚丫子吧唧着小嘴，貌似很悠闲的样子，小嘴周边全是融化的雪糕。猪猪吴手里拿着雪糕笑得前仰后合："我……我刚才把雪糕放在她嘴上，她还伸出舌头舔呢！笑……笑笑死我了！"

无言。怒气在沉默中爆发，我立即规定：严禁携带食物进卧室。

2005年10月15日 星期六 晴转多云

现在，经过这段时间，我已经完全认同了妈妈这个身份了。但是不知道为什么，半夜我还是经常做梦，醒来就犯迷糊。望着吴猪猪，我就会问自己：这是我的孩子吗？

我很难和吴猪猪有一样的作息时间。她睡觉的时候，我很难入睡，我困了的时候，她又很精神。这样折腾着，再加上不满两个月的时候，我忽然牙疼难忍，打了一个星期的针后，就没奶了。

吴猪猪从此开始，就只能喝奶粉了。我每天都会弄些果汁给她喝，西瓜、葡萄、哈密瓜、苹果、梨等等，每次榨了之后大费周折地洗榨汁机，然后兑上多半温水喂给她。她还是很喜欢喝的，从七星茶事件以后，就再也没有给她喝过那玩意儿。喝了果汁以后，她没有拉稀，更没有传说中吃奶粉的孩子便秘的状况。

　　吴猪猪一直都是由猪猪吴哄着睡觉的，而我哄很久她也很难入睡。最夸张的一次是，吴猪猪从早上到下午五点多就一直待在我怀里，睁着眼睛东瞅西看不肯睡觉。我说："求求你了，你快睡吧！要不，你自己在床上躺会儿，让我歇歇？"说完我把她放在床上。一着床，她就开始哇哇大哭，一直哇哇到我重新抱起她。

　　猪猪吴下班回来后，我啰里巴嗦说了一大堆。他抱着吴猪猪一边走一边摇，还一边唱："小宝宝，快睡觉，宝宝睡觉好宝宝……"这可不是什么摇篮曲，是他自己编的。不用5分钟，猪猪吴就把她放到床上，很有成就感地说："睡着了！"

　　也许就因为这个，吴猪猪对猪猪吴特别有感情。绝对超过我这个做妈的。我认为她还小，没有分辨是非的能力，所以她才误以为猪猪吴是好人。或者是因为她实在太小了，连男女都分不清楚。她以为猪猪吴是妈妈，混淆了性别才会和他那么好的。

　　因为刚得了千金，猪猪吴中午也要回家逗她玩一会儿的。当然了，主要还是哄她睡觉。到了上班时间，他就脱掉休闲的大裤衩，换上长裤。他通常都是一边换一边说："爸爸去上班了，你在家使劲折腾你妈妈吧！往死里折磨她，替爸爸报仇！"

　　今天，他正在重复这句话的时候，吴猪猪望着他换裤子的动作哭了。猪猪吴美滋滋地说："你不想让爸爸走呀？那爸爸就不走了。"说着就又换上大裤衩，吴猪猪就真的不哭了。猪猪吴觉得好玩，又再穿上长裤子，吴猪猪又开始哭，脱下来她又不哭。猪猪吴那猪尾巴就翘到天上去啦："哎哟！我女儿好能干哦！"为了证实他女儿真的很能干，那天他花费了半个小时的时间，主要用来脱裤子穿裤子，穿裤子脱裤子。

　　等他走了以后，我也假装要走了，对吴猪猪说："妈妈也要去上班了呀！我也要走了。"她看了看我，没反应。

我非常认真地找出我出门要穿的衣服，背上逛街的包，走到她的床前对着她说："我真的要走咯！拜拜！"说完就要出门。

吴猪猪"哇"的一声就哭出来了。

小样儿，你不是一样需要妈妈的嘛！

🐼 医院成了宝宝最害怕的地方

2005年10月7日 星期五 晴

吴猪猪两个半月的时候，自己躺在床上，"嗖"的一下就可以麻利地来个翻身。这绝对是我从一个月起就开始训练她翻身的成就。

据我所知，楼下几个差不多和她一样大的孩子，甚至比她大两个月的孩子，都不会翻身。因为他们都有爷爷奶奶、外公外婆，个个都娇气得很，谁舍得让一个月的孩子翻过来趴着呢？也只有我这个没有人性的妈妈，为了好玩才会这样做的。

满三个月的小宝宝已经很适应外部世界了。对她来说，三个月的年龄是阶段性的跨越。满了三个月，小脑袋就可以挺得直直的，眼珠子也灵活多了，小手也知道抓拿东西了。不过在三个月的今天，吴猪猪好像对这些问题一点儿都不在乎。因为两个月的时候，她已经可以抓住一只体温表。快到三个月的时候，给她一个摇铃，她知道可以摇晃着发出声音。

三个月一定要做的一件事情就是，必须要进行卡介苗复种。

猪猪吴在开会，没有时间陪我们去妇幼医院打针，我只得抱着吴猪猪打出租车去了医院。在路上，还发生了一件搞笑事件。我坐在驾驶副座上，抱着吴猪猪同学，那司机就说了："生女儿真好啊！"

我满脸幸福地笑了笑，点头称是。司机先生马上就说了："生儿子就不好了！生个女儿，到时候就嫁人了。生儿子就不行，还要娶老婆，还要买房子，还要供他上大学。要不上大学，以后谁跟他呀！"

被他的话搞得一头雾水，不知所以然。我连忙请教："那女孩子不用上大学吗？"

司机师傅语不惊人死不休："女孩子上那么多学干什么？反正到最后也是要嫁人的。"

我一愣，哈哈大笑："那要是你儿子上了大学，考了博士，你打算给他找个不识字的媳妇？"

司机师傅不高兴了："你这么说就不对了！我儿子真要是博士了，娶个不识字的媳妇，门不当户不对啊！"

"我听你的意思，全世界的女孩子都不用上学了，你去哪里找个门当户对的啊？"我揶揄道。

司机师傅满脸尴尬，强笑着说："呵呵，你就生一个，将来谁养你啊？"

我毫不客气地说道："找个大博士女婿养我啊！这年头，一般都是娶了媳妇忘了娘的多。"

那司机半天没说话，到了医院门口才说道："你说话真幽默！"

医院里里外外，挤满了抱着孩子的家长。吴猪猪可高兴了，从来没见过这么大的场面……全都是和她差不多大的宝宝，都在等待着打针。有的在哭，有的在睡，还有的在到处张望。排了半天的长龙，才知道原来只是做皮试，三天后，再正式打针。

一个小宝宝，从诊室抱出来的时候，正"哇哇"大哭，吴猪猪的眼睛就一直跟着这个哭的宝宝走。当宝宝经过我们身边的时候，吴猪猪突然笑了。

我也不觉得怎么样。小宝宝的神经发育不成熟，无故发笑也是很正常的。

我们距离诊室越来越近了，可每当有一个宝宝在他妈妈怀里"哇哇"地哭着出来，吴猪猪都会笑一声。弄了半天我才明白：原来她是个幸灾乐祸的家伙。

还有两个人就排到我们的时候，猪猪吴赶过来了。作为父亲，他主动承担了抱着吴猪猪同学打针的义务。前面两个宝宝的哭声逗得吴猪猪"哈哈"大笑，我和猪猪吴对着别人奇怪的眼神，一脸歉意。

　　猪猪吴在凳子上坐下来，刚要露出吴猪猪的胳膊，吴猪猪好似已经察觉，开始挣扎着百般不肯。猪猪吴拿出做父亲的威严："宝贝，你要乖，是不是个勇敢的孩子啊？"

　　这一问不要紧，吴猪猪"哇"的一声就哭出来。旁边的护士看得莫名其妙，笑道："这还没打呢，就哭了？"说着便开始消毒。消毒棉刚沾上吴猪猪的手臂，吴猪猪就开始尖利地大哭，声音之大，让闹哄哄的人群霎时安静。那动静，就好像有人要杀了她一样。

　　我在身边努力地安慰她，越安慰她，她声音越大。

　　周围的人都说：这孩子，嗓门真高！

2005年10月10日　星期一　下雨，为什么越下雨越热

　　今天，我们又带她去医院复种。刚坐上爸爸的车，吴猪猪还是蛮开心的，嘴里"咿咿呀呀"地嘟囔，好像在欣赏车外的景色。一到医院门口，她看了一下，就开始哭。抱着她上楼，等到医生那里，都哭得只剩下喘息的力气了。

　　护士问："宝宝怎么了？"

　　猪猪吴笑道："没什么，心情不太好。"

　　就这样，吴猪猪同学从医院门口开始哭，消毒、打针，再回到车上才停止。

　　猪猪吴考虑了一下，说道："你说她是不是认识医院啊？"

　　我说："怎么可能？她才三个月，怎么会有记忆能力？"

2005年10月11日 星期二 雨

今天又到吴猪猪体检的日子了，猪猪吴把吴猪猪抱到车上，刚启动，吴猪猪就开始哭。于是我就安慰道："乖，不哭。我们这次不打针，是要出去玩的哦！"

吴猪猪就好像听懂了一样，马上就不哭了。

猪猪吴骄傲地说："你看，我女儿好聪明哦！可以听懂妈妈说的话呢。"

哪知道，一到医院门口，刚抱下车，她四周观察了一下，又开始哭起来。猪猪吴就生气了："什么吗！根本就不是上次那家医院，她哭什么？是不是饿了？"

我道："胡说！出来的时候，她刚喝过奶了。"

做保健的医生我们是认识的。从生吴猪猪到现在，我们一直都是在那家医院的。虽然很贵，但由于我们觉得实在不太会照顾孩子，还是选了这家比较好的医院，而且很听医生的话。这个医生从来都不主张给小孩子吃药，娇惯小孩子。这是我们喜欢找他的主要原因。

医生看她哭得厉害，好心逗她："哟，你怎么了？小宝宝，怎么哭得这么伤心哦！"

那医生不逗她还好，一逗，她哭得更厉害了。猪猪吴和我已经被折腾得满头大汗，因为她一边哭还一边蹬脚。天热，怕太闷了，又不敢抱得紧了；抱得松点儿，又怕把她摔了。医生哪知道她是这样啊！还抱过去，来回晃动着哄她。吴猪猪小朋友满脸憋得通红，哭得那个可怜劲儿，真让人心疼。

医生帮她量了身高体重后，问道："如果你给她一个玩具，然后再拿走，藏在一个她看得到的地方，她的眼睛会看过去吗？"

猪猪吴答道："会啊！好像前段时间就会了呀！前几天，我们带她去医院打卡介苗，第一次去不怕，第二次走到医院门口就哭。今天也是，走到你们医院门口就哭了。"

医生笑呵呵地说道："这是个聪明的孩子啊！她有极强的记忆力，一定要好好培养。"

猪猪吴乐得嘴巴都快咧到耳朵了。

吴猪猪哭得凶，猪猪吴乐得紧，真是一对奇怪的父女。

2005年10月18日 星期二 晴天

人就这样，你越怕什么就越来什么。小孩子也不例外。赶巧过了一个星期，又该打预防针了。打预防针的地方，是一个很小的社区医院。走的时候，刚上车，吴猪猪就开始害怕地哭。猪猪吴说道："我们抱着她去吧！可能是坐车害怕。"

反正又不远，猪猪吴抱着，我在后边跟着，一路溜达着去了。刚走到那里，一个穿白大褂的人恰好走出来。吴猪猪同学一看到他，"哇"的一声又开始哭。

那护士问："饿了吗？怎么哭了呢？"

猪猪吴笑呵呵地说道："不是，不是，是害怕医院和医生。"

护士满脸狐疑："哈！怎么可能？"

我和猪猪吴相视而笑。

打完针，回到家，换我抱着吴猪猪。猪猪吴站在我对面，拍拍手，然后做出一个要抱的动作，说道："爸爸抱一下，好不好？"

吴猪猪看了看，"哇"的一声，又哭了。

以前，每天上班之前，猪猪吴都会亲亲他的女儿，逗她笑笑才走。从那天之后，吴猪猪只要看见她爸爸走过来准备抱她，马上就开始哭。甚至，有的时候还把头转过去，趴在我肩膀上哭。即便是我，只要带着她坐上猪猪吴的汽车，她就开始哭。总之，她坚决不肯再要她爸爸，也不要坐她爸爸的车子。

猪猪吴狠狠地对我说："妈的，以后打针你抱着她，别老让我做坏人！”

他翻着白眼，对他的女儿说道："你个小白眼狼！"

🐼 手忙脚乱的幼稚爸妈

2005年10月31日　星期一　太阳公公的假期很短，又天阴了

猪猪吴一直都是个四体不勤、五谷不分的大懒虫。吴猪猪又经常在她自己的衣服上画地图，有时候还要添加点儿臭不可闻的颜料。没想到猪猪吴下班回来后，装出一副能干的三好丈夫、五好爸爸的样子来，拿着吴猪猪的臭垫子和衣服跑到阳台的水池边上，一边洗一边幸福地嘟囔："长这么大第一次干这活儿！咳……"

看他那种酸溜溜的样子，我忍不住冷嘲热讽："你怎么变得这么勤快呀？人都说三日不见应刮目相看，这半天不见，都怀疑是不是认错人了！"

猪猪吴摆出一副我不干谁干的架势来，说："我女儿的，当然我洗了！再臭我也得干呀！"

猪猪吴自从有了孩子以后，真跟变了个人似的。以前他在客厅看电视，我在卧室看书，他喊："帮我把指甲刀拿过来！"其实指甲刀就在客厅的抽屉里，他懒得连两步都不愿意走。

以前每天晚上睡觉的时候，我们都要在床上剪刀石头布，输了的去关卧室门。什么拖地、洗碗、洗衣、做饭的事儿，全然跟他毫无关系。

有了吴猪猪，我也就跟着沾光了。猪猪吴居然改头换面地勤快起来，不但半夜主动起来帮他的女儿冲奶粉，哄她睡觉，现在连屎垫子、尿裤子他也洗起来了。这么好的事，我都觉得像跟做梦一样。

我生孩子受了多少苦，挺好一大姑娘就这么变成家庭主妇了，他干点儿活也是应该的。

我这么一想，心里就坦然了，而且还有一丝幸福的感觉。

2005年11月3日 星期四 天气晴朗

这几天，一直下雨，家里到处都是一股骚哄哄的臭味，不管在客厅坐着，还是在床上躺着，那种臭味就是挥之不去。我几次解开吴猪猪的尿片看，她都没有拉也没有尿。我问阿姨这臭味是哪里来的？阿姨说她也不知道。等到给吴猪猪洗澡换衣服的时候，一打开衣柜，我的妈呀，简直能把死人熏活了！

我把里边所有的衣服都倒出来一一检查，结果发现很多衣服上都有一圈圈的黄色，特别是那些垫子，居然还带着已经干了的屎！一抖垫子，就会有黄黄的屎渣飘飘扬扬地落下来，那个恶心劲，就别提了！没有办法，我只好帮吴猪猪随便找了几件貌似干净的衣服换上，然后把柜子里的那些衣服全部放到开水里烫。

猪猪吴回来以后，我把他的光荣事迹跟他一说，这猪居然哈哈大笑："我以前没干过嘛！"

我没好气地说："拜托！有个孩子就已经够乱了，你能不能别帮倒忙？这下雨天，衣服都没的穿了！总给她包尿片会捂出尿布疹来的！"

2005年11月6日 星期日 晴转多云

现在，只要猪猪吴一去洗衣服，我就赶紧夺过来，再也不肯劳他大驾。这幸好没让别人看见，否则人家该说："瞧，这对夫妻多么相敬如宾啊！"猪猪吴故意似的，变得特别热爱劳动，一眼看不见，人家已经麻利地把衣服洗好晾上了。

我曾经嘱咐过阿姨很多次，别让猪猪吴洗衣服，他又洗不干净，还要费二遍劲，又浪费水又耽搁穿。孩子小，有时候一天要换几次衣服，被他这么一弄，有多少衣服够穿呀？可阿姨呢，巴不得猪猪吴什么都帮她做了，她乐得偷闲。自从有了吴猪猪，她也开始偷起懒来，只要猪猪吴在家，她便忙里忙外，锅底都要擦个铮亮才甘心。猪猪吴一出家门，她马上就回房间睡觉，睡个午觉也要五六个钟头；要么就三天两天地请假，说是一下午，通常第二天上午能回来已经是烧高香了。

当初请她的时候，就因为她说她生过三个孩子，以为她一定很有带孩子的经验。小宝宝从医院回家后，软胳膊软腿的，我和猪猪吴根本没有办法完成为她洗澡这样的艰巨任务，只好请阿姨代劳。

2005年11月7日 星期一 风和日丽

第一次给吴猪猪洗澡的时候，我拿着要换洗的衣服，还有医生给的护理脐带的纱布和消毒水傻乎乎站在那里，不知道要做什么好。猪猪吴放好水，把我买的洗澡用的布兜笨手笨脚挂在洗澡盆上，像小学生等着老师做试验那样，双手下垂站在洗澡盆边上等着。

怀孕的时候，我看了两本育儿教科书，现在发现实在是纸上谈兵。书上说的和现实遇到的情况完全是两回事。比如书上说洗澡的时候小心不能感染肚脐，因为脐带还没有长好，可他也没有交代怎么护理才不会感染，只说脐带感染后很容易破伤风。这个时候，阿姨的土办法明显就有了用武之地，她说用花生油抹在肚脐处就可以了。猪猪吴一听就连忙摆手，一个劲说不行，要打电话去医院问问医生。我觉得这个可以，土办法也是有一定的科学道理的呀，水油不相溶，沾了油的地方，水的确是不会浸入的。

我说："你还号称是理科拿奖学金的呢，连这个都不懂吗？"

猪猪吴说："那也不能拿我女儿做实验吧！万一油也会感染伤口怎么办？"

我想想也是，结果我们三个人在洗手间里辩论了半天，也没有想出更好的办法。最后猪猪吴终于妥协了，说洗完澡后马上擦消毒水。阿姨这才开始解开吴猪猪的衣服。脱光了以后，她对着洗澡盆比画了半天，说道："你还是把盆子上这个布兜拆掉吧，我不会用这个。"

我和猪猪吴什么也不懂，我倒是在医院里见过护士给小宝宝洗澡。每天早上，护士们就开始到各个病房里"收"孩子，两手各夹住一个，很轻松地就抱到洗澡间。几十个婴儿整齐地码好放在台子上，然后开始分工：有的管脱衣服，有的就把孩子放在一个水池子里洗，有的管包尿片，有的管穿衣服，洗好的放一边，没洗的放另一边。动作熟练麻利，我甚至都没有机会看清她们是怎么洗的，只是看起来像是在厨房里洗螃蟹。

既然什么都不懂，还是乖乖听别人的好。于是猪猪吴就把布兜拆掉，阿姨坐在小板凳上，把吴猪猪放腿上，一只手托着头，腰微微下弯，就要准备帮她洗头。吴猪猪也好像知道害怕一样，很紧张地用力抓住阿姨的衣角。阿姨轻地松笑着说："不用怕，我不会把你摔了的！"

猪猪吴看着看着忽然说："她的肚子怎么这么鼓啊？是不是吃多了呀？"

阿姨笑他："哪呀！小孩子的肚子都是大的，等到会走路了，抽条了，就会变瘦的。"接着，又对着吴猪猪说："你看你爸爸、妈妈什么也不懂哦！"

洗完澡擦干抹净了，我和猪猪吴又像是上实验课那样，站在床边上看着阿姨给吴猪猪穿衣服。只见她把衣服铺平放在床上，然后把她抱上去，把胳膊放在袖子里，把裤腿串在自己胳膊上，拽着吴猪猪的腿就套上去了。当时我和猪猪吴看了只觉得神奇，佩服得五体投地。我们抱着都有些紧张，更别说帮她洗澡穿衣了。

好景不长，从吴猪猪出院回家不到一个星期，阿姨就开始经常请假了。

一开始我还挺开心，不为别的，就图个清静。因为她只要在家，就会嘟囔着说我生了女孩子，在她的家乡，生女孩子是被人瞧不起的，尽管她妈妈和她都是女的。

一到时间冲奶粉，她就会说："可怜哦，没奶奶吃。"说一次我不吭声，说多了我也烦。我说："我怕奶粉厂倒闭，才好心买奶粉给宝宝吃呀！那么多奶粉牌子整天打电话给我，我盛情难却呀！"

吴猪猪一尿，只要是她去换尿布，又有话说："他妈的，你怎么又尿了！"一天被她嘟囔几次，让我心烦气躁，忍不住向猪猪吴发发牢骚。猪猪吴两眼一翻："你就受着吧！谁让你自己搞不掂孩子呢！"想想也是，所以我也愿意她不在家。也许她见我好说话，越来越过分，说好晚上回来帮吴猪猪洗澡，到了晚上却不见回来。猪猪吴又不在家，我只好自己帮她洗澡了。

我先放好了水，试了一下水温。把吴猪猪换的衣服拿出来平铺在床上，又回想了一下阿姨是怎么用浴巾把她包好抱进卧室的，又觉得自己还是没有办法那样包好她。只好也把浴巾铺在床上，把她脱光光，一边脱一边说："妈妈帮你洗澡好不好？你怕不怕？等一下你不要动哦，你动我会害怕的，我一害怕手就发抖，要是摔了你，爸爸会打死我的！"

吴猪猪眨着眼睛看着我，从她脸上也看不出她有害怕的样子。也许她没听明白我的话，也许她根本就不知道怕。我颤抖着把她抱起来，慢慢地坐在小凳子上，再调整好姿势，学着阿姨的样子，一只手托着她的头，把她的身子放在我腿上。拿起洗澡用的纱布把她头发打湿，我感觉到她抓住了我的衣服。在这之前，阿姨给她洗过几次澡以后，她已经不再那么害怕地抓住她的衣服了，今天却又开始紧张起来了，难道她已经察觉了我的紧张吗？

为了消除她的顾虑，也是为了给自己打气解压，我跟她漫不经心地说："我帮你洗头了哦，我会轻轻帮你揉出白白的泡泡，然后再冲干净，再帮你洗脸、洗身上好不好？"

"嗯，宝宝好乖，知道妈妈害怕，一动也不动。对……就是这样。等一下我们洗完澡到床上穿好衣服，妈妈唱歌给你听好吗？"

我自言自语地，笨手笨脚地终于洗完了。我抱着她慢慢地站起来。因为紧张，坐了没多大一会儿腿就僵了，加上腹部的伤口还不到一个月，本来就有些隐隐作痛，洗澡的时候又弄得浑身都是水，湿漉漉的越发觉得疼痛难忍。抱着一个浑身还湿着的婴儿，她的身子滑腻腻的，从洗手间走进卧室也没有几步，可是我走得特别小心，每一步都觉得整个脚掌都落在地上才踏实。终于，我轻轻把她放在浴巾上，帮她擦干净，才长长吁了口气。我又把她抱到衣服上，才想起来还没有包尿片，又把她挪回浴巾，包好尿片又放回到衣服上，拿着她柔软的小胳膊放到袖子里。幸运的是，我找了一件连体衣，裤腿全是绑带的，不用穿进去，放平把带子系好就可以了。

大功告成！

整个过程，吴猪猪都很认真地看着我。直到我帮她穿好衣服后，她才开始慢慢地抬起她的小手，又踢蹬着舒展着她的小腿，好像她也终于解放了一样。

望着她的样子，我真的太有成就感了！我，一个在婚前连扣子都不会缝的人，在生了孩子二十几天的时间，居然成功地帮她洗澡换衣服了！我跟她说："妈妈是不是好能干？妈妈厉害吗？"她没有回答我。

我臭美了半天，才想起浑身上下几乎都湿透了，衣服黏黏地贴在身上。我赶紧换好衣服，这时猪猪吴回来了。他一进门就问："阿姨不在家呀？"

我扑过去很骄傲地说："我帮吴猪猪洗澡换好衣服啦！"

猪猪吴非但没夸我，反而睁大两只眼睛："你？你怎么帮她洗的？没摔着她吧？"没等我回答，他就快步走进卧室里，看着吴猪猪完好无损地躺在床上，才长舒一口气，"你吓死我了。以后宁愿不洗澡，你也不要再给她洗了，摔了不是闹着玩的。"

第二天阿姨回来，猪猪吴跟她说最好晚上不要出去，怕我一个人带不了孩子，她也没说什么。过不了几天，她又开始彻夜不归。我和猪猪吴帮吴猪猪洗了几次以后，我们两个都会帮她洗澡了。特别是猪猪吴，居然将洗澡变成卖弄了，一边洗澡一边逗她玩，还一点儿都不用帮忙。吴猪猪也不再那么紧张地抓住我们的衣服了，似乎很享受的样子。

出了满月没几天，猪猪吴就出差了。刚下飞机，他就打电话问我他女儿怎么样，就好像我等他一走，就要叫人贩子来似的。

有一天，我吃完饭去床上接阿姨的班，让她吃饭，发现吴猪猪的下巴颏少了很大一块皮，还往外渗着水。我问阿姨："她下巴怎么破了这么大一块皮？"阿姨不耐烦地回答："你问我，我问谁？"

新生儿经常会抓破自己的脸，但主要是抓破两边太阳穴的位置。为了避免吴猪猪小朋友自虐，自己抓脸，我帮她买了一双小手套戴在手上，但她经常就把手套丢一边了。时间一长，我也就懒得帮她再戴。但她从来没有抓破过下巴，而且那么大一块皮，也不像是小孩子自己抓的。不过这种事情是不好胡乱猜测的。不管怎么样，我的孩子受伤了，我做妈妈的过问一下也不过分吧？她居然这样回答我。

一气之下，我都没有考虑后果，用从未有过的口气说："你这是什么态度？问问你，你就这样，不想继续做下去，你可以选择离开。"

阿姨愣了一下，马上说："反正不是我，你别来问我！"

"那好，既然这样，我现在把工资给你，你走吧！"

她没有想到会这样。因为我们缺乏带孩子的经验，我们一直非常客气地对待她，她以为我们不敢辞掉她。更没有想到，猪猪吴出差了，我居然敢这样做。在她看来，我完全是自寻死路。

就这样，她走了，我一个人忽然变得轻松起来。没有了唧唧喳喳的啰嗦，偶尔只会听见吴猪猪咿咿呀呀的说话声。

我给猪猪吴打了个电话告诉他，我把保姆辞掉了。他在电话那边沉默了一会儿，叹口气说："唉，你一个人可怎么办？我想办法快点儿回去吧！"

他当然不能回来，只是干着急而已。没有了依靠，我反而变得冷静。我帮吴猪猪洗衣服、洗澡、榨果汁、煮奶瓶。打扫卫生的时候，我哼着儿歌哄着吴猪猪，也不觉得伤口有多痛，也不觉得有多累，因为我心里知道，一切只能靠自己。

吴猪猪是我的孩子，没有谁比我更有义务照顾她。带孩子虽然是累点儿，可是对孩子的了解会越来越多。现在想来，大多育儿经验都是单独和孩子相处的时候，慢慢摸索出来的。所谓实践出真知嘛！

2005年11月10日 星期四 老天有点儿生气，所以忽然又冷起来

吴猪猪两个月的时候，面肥体胖，那小脑袋简直像是安在肩膀上的——胖得脖子都找不到了。出生的时候，她只有5斤4两，到了两个月的时候却是12斤重了。她个子也长高许多，出生的时候只有47厘米，两个月后却是55厘米了。

吴猪猪在新生儿中，算是偏瘦偏矮型的。一般新生儿都是6斤以上，身高50厘米以上，吴猪猪在两个月内迅速长到和其他小朋友一样，我和猪猪吴还觉得挺臭美的。

去做了幼儿保健以后，医生说这并非好现象。**婴儿时期的宝宝，除了喝奶不能吸收其他营养，长太快了，营养跟不上会体虚多汗的。** 果真如他所说，吴猪猪的确出汗很多，热得厉害的时候，甚至可以看见她头皮上的汗珠。就是胖也是虚胖，再说了，女孩子家长太胖了以后不好减肥。医生建议我延长喂奶的间隔时间。

但是，吴猪猪小朋友是绝对不干的，她比闹钟还准，一到两个小时，连5分钟都不能等。为了不让她哭，一个小时50分钟，我就已经做好冲奶的准备了。倒不是我心疼她哭，而是因为她一哭我就心烦得要命。我在书上也看到过，两个月的婴儿，3—4小时喝一次奶才是正常的。正常小宝宝喝奶应该是一天5—6次，而吴猪猪一天要7—8次，最多的时候，一个月喝掉5桶奶粉！不但喝的次数比别人多，并且她一次120毫升，根本就喝不饱，有时候我要再多加冲30—60毫升不等。

这家伙，一个月奶粉钱就一千多了，尿片也要四五百。为了省钱也好，为了减肥也罢，我决定不再这样纵容她喝奶了。到了她喝奶的时间，她理所当然地哭起来。我抱着她走进厨房，指着正在烧开水的电热壶说："你看，水还没开呢！所以没有办法喝奶呀！"

我心里是认定她可以听懂我说的话的，她连猪猪吴一穿裤子就是要上班，一穿短裤就是在家都明白，更何况是这么简单的话呢。她只看

了一眼，又开始哼哼唧唧哭起来，我说："你越哭水就开得越慢，你就使劲哭吧！"

猪猪吴说："有你这样当妈的吗！这么小的孩子减什么肥呢！那医生怎么这么能忽悠！"我才懒得理他，继续抱着她在家里瞎转悠，好歹忽悠过了15分钟，才冲奶给她喝。第二次快到喝奶的时间，我就带她下楼。她是最喜欢看那些树呀花的。正好遇见一个妈妈也抱着宝宝在溜达，我们走得近些，让两个宝宝相互看看。我问小宝宝的母亲："你家宝宝几个小时吃一次奶呀？"

她回答说："三四个小时吃一次吧。"

看了一会儿，新鲜感也过了，吴猪猪又开始闹起来，我又抱她在幼儿园的墙上看那些颜色很亮丽的卡通画。她又看了一会儿，过了大概40分钟，开始大哭起来，我看实在是不能坚持了，才抱回家给她喝奶。

慢慢地过了两三天，她也就习惯了过三四个小时喝奶了。到了后来，已经可以五个小时内不用喝了，晚上也只起来喝一次。这是最让人欣慰的，谁半夜睡得正香的时候，也不愿意起来给她冲奶喝。

2005年11月15日 星期二 从我感冒来看，天气不咋地

去年今天，我用自己的下半辈子和自己的肚皮换了一张长期饭票。目前看来，这张饭票还不错，除了有点儿小小的烦恼以外，一切都很和谐。

今天猪猪吴和我，带着吴猪猪出去撮了一顿，用来纪念这个日子。吴猪猪看着，我俩吃着，总之，一个字可以概括今天的心情：爽！

在这个特别的日子许下一个平凡的愿望：希望下次这种特殊的日子，还是和他俩一起过。

🐼 家里养了个捣蛋鬼

2005年11月18日 星期五 晴天

四个月的吴猪猪辨别能力很强。其实从两个月开始，她已经拒绝陌生人靠近。这让我很纳闷，我可以向毛爷爷保证，我怀孕期间绝对没有看过《不要和陌生人说话》这部电视剧。只要生人靠近她，她就哭。

她是不肯在家里待着的，只要是醒着的，除非下雨，整天都要在楼下晒太阳。虽然下雨的时候她也想出去做些浪漫的事情，但那是我绝对不可能支持的。一下雨，她心情就会不好，刮大风也是如此，所以，我很惧怕恶劣的天气。

昨天外面刮着大风，她闹得实在不行，我只好让猪猪吴请假回来，开车出去绕广州转圈玩。她总算安静了，津津有味地观赏着外面的景色。

晚上睡觉以前，我对她说："吴猪猪小朋友，你今天乖乖睡觉，明天爸爸妈妈带你去超市哦！"结果晚上她很早就睡着了。

今天早上刚刚六点钟，她就咿咿呀呀地在说话，好像在叫我们起床。我醒来迷迷糊糊帮她冲了奶粉，一边抱着她喝奶一边说："还早呢，超市还没有营业，要再睡一会儿才可以。"

喂她喝完放在床上，她不肯睡，还是咿咿呀呀地说话。我发狠说："你安静一会儿！要不然等下我不带你去！"她就马上安静下来，我又可以大睡回笼觉了。

八点钟我正常醒来的时候，居然发现她没有睡，还把我枕头底下的书给抽出来撕烂了。天知道她在这将近两个小时内到底看了几页！

不要问我为什么不把她放在婴儿床上睡。前几天保姆不在家，猪猪吴也不在家，她拉屎了。这是我很讨厌的一件事，从出生到四个月，我第一次自己帮她换拉屎的纸尿片，因为每次看到她拉的屎，我就想吐。这种事情本来就是应该猪猪吴和保姆做的。我从婴儿床上将她抱到我的床上，帮她换好床单。当我再次把她放回小床的时候，却发现我的床单上——放她的那个地方，到处是屁股上没有擦干净的便便！我不得不自己换床单。当我换好床单准备拿去洗的时候，又发现我的被罩上居然也有！我只好又换被罩。

天啊！神啊！如来佛祖、万能的上帝啊，请告诉我怎么才能把被子塞进被罩使它平整吧？！我套反三次，不得已，只好钻进被罩里把被子铺平，把四个被角都塞进被罩的四个角，可当我拎起来的时候，却发现又成了一团。我只好又钻进去，心里快要憋死了，我爬出来透气，却发现满屋子的屎臭足可以让我窒息。我哭咧咧地打电话请猪猪吴回来帮忙，他没好气地说他在开会。

没办法，我只好把婴儿床推到客厅里，远离那个全部是臭味的房间。可一想到猪猪吴鄙夷的眼神，我好胜心就起来了，决定把吴猪猪的臭屎衣服先洗掉。我紧紧地捏着鼻子，再次回到房间把脏衣服拎到阳台上，走回客厅跟吴猪猪说："你乖乖地一个人待着，知不知道？我现在去把你做的好事处理干净，就带你下楼啦！"吴猪猪看着我不说话。她不说话我就认为她同意了。反正她说我也听不懂，她也不会说。

我去阳台放大水龙头，便便很快就被水冲走了。

洗一会儿，我就看一下客厅的吴猪猪，哪知道没过5分钟，吴猪猪就上吊了。我到现在都郁闷，她小小年纪有什么想不开的？不知道她怎么起来把头卡在婴儿床的护栏上了，是最上面的那条横向的护栏哦！因为周边都是布的，她是没有机会将脑袋挤进竖向的栅栏的。这个小猪猪卡在上面，憋得脸通红通红的，如果我再不充当救世主，估计她就要去找她的奶奶和外婆了！吓得我丢掉手中的衣服，跑过去把她抱起来。以后，我再也不敢把她放在婴儿床上了。婴儿床在吴猪猪同学四个月的时候应该光荣地下岗了。

事实上她也很喜欢我的大床，每天半夜给她起来喝奶的时候，她总要望望爸爸望望妈妈，然后呵呵傻笑。让她最得意的，当然是躺在大床上可以随便自由自在地翻滚。

我从电影院里拿了几张宣传海报，放在床头柜上，她拿着咿咿呀呀地念。我经常讽刺她："大姐，你识字吗？都拿反了！"

2005年11月19日 星期六 天气不错

早上，八点钟起床后，猪猪吴说要先去办点儿事才能回来带我们去超市。我对吴猪猪说："你快点儿先在家里把你的好事做完，否则出去以后我处理起来实在太麻烦。"（顺便说一句，从四个月开始，吴猪猪已经可以坐在小马桶上拉屎了，只是要人在边上扶着她）

我把她放在马桶上，在她对面冲她做出在使劲的表情，发出"嗯嗯"的使劲声。她一点儿反应都没有，我说："你快点儿拉啊，要不然我要走了！"

吴猪猪看了看我，然后做了一件让我和阿姨都笑得抽筋的事情。她冲着我发出"嗯嗯"的声音，可是节奏全然不对，不是那种正常的用力发出的闷哼，而是像唱歌那样，完全不用力的，非常轻松地"嗯嗯嗯嗯"。从那声音里都听得出完全出于应付。这太让我惊讶了！一个四个月的小孩子，居然知道作假来欺骗大人哦！她以为她的妈妈弱智？

说完拉再说吃。四个月的吴猪猪，长出两颗嫩嫩的小牙齿。一笑就露出来，还算是可爱。和周围小朋友相比，她算发育优先，因为周围的小朋友六个月的也还没长牙。

我们每个月都带她去医院做保健。其实做保健就是量一下身高、体重，以及囟门的闭合程度，再就是让医生开些鱼肝油给她吃。我觉得给吴猪猪做保健的医生非常好，他不会开很多药给她吃，也不赞成小孩子吃很多保健药品。所谓让胃口好的药呀，增强抵抗力的药呀，从来没有开过。就连鱼肝油，医生说其实只要经常晒太阳，身体会自己合成维生素D的，尽量不要靠药物来增加孩子的营养。

我告诉他，我已经用蛋黄加上剁成细细的青菜叶子蒸来给她吃，医生居然夸我真是个能干的好妈妈，对我表示褒奖，这真是让我有些受宠若惊。因为连我自己都知道，我可能是这个世界上最幼稚的妈妈了。医生只是提醒我，**要多用勺子之类的餐具培养孩子的习惯，不要单一地使用奶嘴，让孩子对奶嘴有太大的依赖性。**这个倒不用他说，本来鸡蛋羹也是不能用奶瓶来喂的。

有了医生的表扬，米粉之类的我也开始慢慢地尝试着给她吃。吴猪猪好像不太喜欢米粉的味道，每次用舌头舔舔就不再吃了，怎么给她，她都紧闭着嘴唇，生怕米粉吃到嘴里。我试过给她一两个旺仔小馒头吃，她很喜欢。看来天下的孩子喜欢吃零食都是与生俱来的，这么小也知道喜欢吃零食哦。

洗澡对吴猪猪来说是一件很快乐的游戏。她特别喜欢洗澡，因为每次洗澡我都会唱《我爱洗澡》："我爱洗澡，皮肤好好，噢噢，手心手背都是泡泡，噢噢，美人鱼……"她很喜欢这种嗲嗲的歌曲，我唱她也跟着"咿咿呀呀"唱，虽然我听不懂，但还是可以感觉到她那种自信的快乐。她可能觉得她的歌声很优美，即便没有任何曲调可言。

洗完之后，我要做每天都要坚持做的事情——帮她做操，还要唱范晓萱的《健康歌》："左三圈又三圈，脖子扭扭屁股扭扭，咱们来做运动……"刚开始的两个月，每次做完操，我都要帮她翻过来，让她趴一会儿。从两个半月开始，她自己会翻了，只要我唱完了，她自己就会翻过来接着咿呀。

每次下楼玩，楼下会有各个年龄层次的宝宝。她喜欢看很多宝宝在一起，由大人抱着，他们一起咿呀，好像他们也在聊天。有时候，我想抱一下别人的宝宝，看看她重还是别人重。可吴猪猪很小气，只要我抱别人的宝宝她就哭。即使阿姨抱着她，我两手空空，她也不允许我和别人的宝宝有近距离接触。

吴猪猪小朋友不但会吃醋，还是个好战分子。我抱着四个月的她，别的妈妈抱着六个月的宝宝，她手中拿着摇铃，那个叫玲玲的宝宝就伸手过来拿。吴猪猪使出她拉屎的经典动作，满脸憋得通红，鼻子里嗯嗯着，用力抓住那个摇铃不肯放手。那宝宝拿了几次都没有拿过去，就放手了。吴猪猪一看没了竞争对手，居然把手中的摇铃丢在地上。我帮她捡回来，她又丢。我说："既然你不肯玩，那送给玲玲玩一下好啦！"我把摇铃放在她和玲玲的中间，吴猪猪却又伸手去拿，玲玲也伸手去拿，两人拽住都不肯放手。我们两个大人坐山观虎斗，幸灾乐祸。

这个时候猪猪吴下班回来，看见我们，叫声："Cindy！"吴猪猪同学看到爸爸来了，"哇"的一声哭出来，也不肯要摇铃了。猪猪吴接过去抱着，吴猪猪小朋友委屈地趴在他肩膀上哽咽着。瞧这小家伙！还知道跟爸爸撒娇呢！

吴猪猪最棒的是，她可以自己用奶瓶喝水了！有一天，我们带她去大学城散步，因为地铁三号线刚开通，我们带她体验新地铁。到了大学城，我用车子推着她，我跑得很快，然后将车子撒手，车子跑出很大一段距离。吴猪猪在车上高兴地大叫，很是兴奋。

大学城人烟稀少，空气又好，我们三个人玩得特别开心。我把兑好的梨水放在车子放奶瓶的空格里，一边慢慢地推着她走，一边和猪猪吴说话。她自己拿着奶瓶把玩，我们也不管。

过了一会儿，我说该给她喝点儿水了。等拿起奶瓶的时候，却发现水竟然少了一些。我以为她把水洒出来了，却发现车子四处很干燥，也许是倒在马路上了，我这样想。

又过了一会儿，猪猪吴激动地拍了我一下，示意我看吴猪猪。我一看真的傻眼了：吴猪猪正在笨手笨脚地抓住奶瓶两侧的把手，抬高奶瓶对准自己的小嘴巴，然后，她成功了——她成功地喝到了水。比用石子填满瓶子的乌鸦厉害！我周围的小宝宝，有的都六七个月还不会自己拿奶瓶，吴猪猪真的是让我骄傲的猪猪！

2005年11月21日　星期一　冷了，吴猪猪小姐穿棉袄了

也许我高兴得太早了。

吴猪猪在四个月的时候，有个很让人抓狂的负面嗜好——闹觉。

每天一到睡觉时间，就开始哭，不管抱着哄，还是走来走去或者不停地晃动，都是一个字：哭。仿佛有人狠狠地掐了她大腿一把。哭得我周围的人经常问我，是不是在家打小孩子。

每天傍晚六七点钟左右，她就开始哭，哭够半个小时才能安静入睡。虽然她每天半夜只喝一次奶，喝完就睡。可她傍晚的哭声实在是给我造成了心理困扰-——我想死啊我！望着楼下的芒果树，我都怀疑如果跳下去，瘦弱的芒果树能不能够撑住我沉重的身躯？

尽管这样，我还是有时候会肉麻地说，宝贝，妈妈爱你。

我想，我已经爱上这个家伙了，不可救药地又爱又恨。

自从有了她，我和猪猪吴几乎再没有进行"贴身肉搏"，再说医生也不允许。过了危险期后，已经可以肉搏了，可惜我几乎天天忙着生病，不生病也要忙着睡觉。当猪猪吴提出他需要坏坏的时候，我却让他失望了。他的手搭上我丰满的胸部，刚要发出赞美之词，却发现手背有些湿润，细看之下，竟然是乳汁。

猪猪吴不高兴地说："你的奶该有的时候没有，不该有的时候却让人避之不及。你能不能把这玩意儿先拿开一会儿？"

"如果我变成人妖，你还会爱我吗？"

"……请你不要和我这样纯净如'娃哈哈'的男孩子讲这种肉麻又倒胃口的话！"猪猪吴真是大言不惭地说了一句很长很长的话。

"哈！靠，如果你是'娃哈哈'，我还是农夫山泉有点儿甜呢！"我毫不客气地回敬他。

猪猪吴扮个鬼脸，不以为然地说："你还农夫山泉呢！你是奶水有点儿甜吧？"说完又转过头去对熟睡的吴猪猪说："好可怜哦，没奶奶吃！"

这真是让我倍受刺激的一句话。我倒并非因没奶而自卑，刚开始奶还蛮多的嘛，只是因为生病断奶了。我只是想起，阿姨总是对着吴猪猪说这样的话。

🐼 一件让人哭笑不得的事

2005年12月26日　星期一　晴天

五个月的吴猪猪没有什么太大的变化，唯一学会的就是会张开手表示要人抱她。当然，她这种反应只是在面对猪猪吴的时候才会有。猪猪吴站在我对面，拍拍手伸开，她就会张开双手扑过去。高兴得猪猪吴一会儿假装下班回来要求抱抱，一会儿假装又走了……

这个时候吴猪猪还不会坐，我帮她摆好坐的姿势放在床上，她的腰就会前折，直到脑袋钻到裤裆也不会直起来。我跟猪猪吴说："你女儿怎么这么笨呢？小莉（我们新请的保姆）说农村的妇女们打麻将，都是将孩子放在席子上，大多数孩子五个月都会坐了。"

猪猪吴猪眼一瞪："你才笨呢！你这叫拔苗助长！"其实我很早就听老人家说过了，小孩子是三翻六坐八爬。吴猪猪两个半月就会翻了，那是因为我经常把她翻过来的原因。从满月以后，我每天都会让她趴着玩一会儿。让她学会从不同角度观察事物，好比我们大人躺着看一个站着的人，影像是倒立的，可是你只要趴着，看到的人就是正的。

可吴猪猪小朋友自从学会趴后，经常是趴着睡觉。有时候整个脸都压在床上，为此我也很苦恼，怕她会把自己闷死，结束幼小的生命。后来才发现我的担心是多余的，如果她感到呼吸不顺畅的时候，她就会再重新调整自己的姿势。她趴着的姿势实在不太雅观，屁股撅得高高的，加上包着纸尿片，看起来屁股特别的大，撅成那样的姿势，看起来像一只准备要扑食的青蛙，丝毫没有公主的样子……

我心里很明白，提前让小孩子学坐是不好的，因为小宝宝的骨骼没有完全发育好，经常保持坐姿很有可能将来变成小驼背。

唉，既然她没有上进心，我急什么？

2005年12月27日——2006年1月3日

请假条

此处空白的原因是：我没时间记录任何事情。请原谅我吧！

本人批复：OK，我原谅你了，亲爱的Cindy娘，您老人家辛苦了。

2006年1月6日 星期五 天气晴朗

冬天的广州，天气竟然还是很热，跟那谁谁似的，闷骚闷骚的。话说今天早上，我蜷缩着突然感觉屁股后边有个不明物体戳着我。我回头看了猪猪吴一眼，猪猪吴两眼紧闭，似乎正在春梦中。

我推了他一把。"喂！老大，把你兄弟夹紧点儿行不？否则马上就让你升级当总管哦！反正李莲英下台后，没有接班人了！"

猪猪吴半梦半醒之中，含糊地回答："别胡说，我可是处男！知道不？纯洁得很呢！敢与'娃哈哈'争锋纯净！"

这头非常之猪真的是有点儿过分哦！明明孩子都有了，居然还说自己比"娃哈哈"还纯净！而且每次都是这种台词！我也不是柿子捏的，马上回击他："你是'娃哈哈'，我还是农夫山泉有点儿甜呢！"

猪猪吴睁开眼一脸讥讽："甜个屁！连奶都没有！"说完还加上一句，"我要替我女儿讨还公道！你都没给我女儿吃过奶！"

说完又转过去装睡，我真那个XXOO他弟弟的！上次我说XXOO他弟弟，他居然说他弟弟在澳洲，叫我自付来回机票。装睡也就罢了，还装梦游。

他梦游的时候两只手四处乱摸，感觉我就是那条河，他就是那个黑瞎子。于是我也装睡，我也梦游。我梦游的时候总是梦见在踢球，就当自己已经加入了国足为我们伟大祖国争光呢，把床当操场，某个人的要害部位是球门。噢耶！——一个华丽的射门——球进了！"嗖"地一下，听见的不是欢呼，是惨叫。

结果可想而知，猪猪吴一怒之下强行扒光了我的睡衣……我也试图反抗来着，无奈产后虚脱未能恢复，没能躲过去。

于是，两人一场激战，喊声四起……

猪猪吴刚走进洗手间开始冲凉，我也刚准备起身，却发现吴猪猪两眼望着天花板发呆！天知道她是什么时候醒来的，我问她："你怎么醒了也不说一声呢？"

吴猪猪同学看了看我，舞动着她的小胳膊小腿咯咯直笑，然后做了一件让我吐血的事。

只见她咬住被子的一角，然后开始："哦……啊……"非但如此，她还自我陶醉地笑两声，继而再开始："哦……啊……"

我的脸立刻像被烙铁烙红了："姓吴的！你赶紧给我滚出来！你家熊孩子真让人受不了！"

猪猪吴从洗手间出来以后，听我又学了一次，强忍住笑，假装严肃地教训她："以后不准再这样了啊！醒了要告诉我们，知道吗？"

2006年1月26日（腊月二十七） 星期四 天气还好

吴猪猪六个半月大的时候，要过春节了。这是吴猪猪小朋友来到人世间的第一个春节。猪猪吴出差去浙江，到年三十晚上才能回来。小莉也回老家了，剩下我跟一个屁孩斗智斗勇，可想而知我有多痛苦。

我一直在想一个问题，如果这个世界上真的有鬼，那么过年的时候他们为什么不肯放假回家看看？特别是我的妈妈和我的婆婆，我好希望她们回来帮我带孩子哦！我发誓，我说的都是真心话，我不会害怕的。反正她们绝对不会害我，对不对？

我用那种前背式的背带背着吴猪猪下楼去晃悠。

在楼道里，我遇见一个邻居带着她四五岁的女儿，她们亲密地说着话，把我羡慕死了。于是我也过去搭讪聊起来。

自从吴猪猪从肚子里出来，我每夜都做梦梦见她会走路、会说话，不用我带她……她还能给我买点儿早点什么的。临分别的时候，那小女孩挥着手跟我说拜拜，吴猪猪突然也扬起她笨拙的小手说了两个字：拜拜！

哦！上帝，虽然我不信，可是你听见了吗？她会说话了！会说话的同时，还会挥手表示！我马上掏出手机给猪猪吴打电话："你女儿会说'拜拜'了哦！我让她说给你听！"

我才不管猪猪吴有什么反应，管他是在开会还是在干嘛，总之，我女儿会说话了，证明她绝对不是哑巴！

"宝贝，说'拜拜'给爸爸听！快点儿说呀！"她不肯，我就对她招手，说拜拜，她终于看明白了，对着电话一个劲儿拜拜。

🐼 不爽！居然先开口叫"爸爸"

2006年1月31日（正月初三） 星期三 天气还好

年三十，家里什么都没买，因为猪猪吴说："你不要去买，我回来再买，你就帮我带好孩子，我就很感激你。"妈的!说得好听，他没回来，怎么买呀！猪猪吴警告我很多次，不准买学步车给吴猪猪坐，他说会把腿弄坏的。他撒丫子跑了，留下我一个人在家，我拉屎屎尿尿都没时间。趁他不在家，我连学步车都买好了，因为去不了超市，就在门口买了一个。

我弄完这些，又忙活了半天搞卫生。我觉得学步车真是个好东西，吴猪猪一坐上去，马上用双脚一蹬，车子就滑了出去，想去哪里就去哪里。让她兴奋的是，她终于可以触摸到她梦寐以求的电视机啦！只要画面有人出来，她马上就会过去敲打。这种行为让我想起了打田鼠的游戏。

晚上天都黑了，猪猪吴才胡子拉碴回到家。

猪猪吴抱着他的宝贝女儿一顿猛啃，啃完还说："我的小女儿呀！我的小宝贝啊！你叫我一声爸爸好不好？嗯，叫爸爸！"

我被干晾在一边儿，酸溜溜地说："拜托！老大，她才七个月啦！人家小孩子都是先会叫妈妈才会叫爸爸的呀！"

话音未落，吴猪猪开口："爸爸！"

我的妈！这到底是不是我的孩子？我之前怀疑过很多次，她那么能闹，怎么可能是我的孩子，很有可能是医生抱错了孩子。我整天喂她吃饭，管她拉屎，她一点儿谢意都没有，猪猪吴一回来她就叫他爸爸！

猪猪吴还有些不相信："你说什么？你叫我爸爸，是吗？你再叫一次！再叫一次爸爸！"

不可思议的事情再次发生了，吴猪猪居然直愣愣地看着他，清晰地吐出两个字："爸爸！"

猪猪吴含糊地答应一声，把孩子塞给我就出去了，我看到这个没出息的家伙转过身去擦眼睛。

我老家在山东，猪猪吴的爸爸去了澳洲，基本上我们在广州没啥直系亲属了。年夜饭是早就订了的，没什么意思。广州的年夜饭每次吃的时候都像加里森敢死队在执行命令，还没等消化一下，人家就等着要翻台了。

我们吃完就回家了。我把吴猪猪放在学步车里，收拾猪猪吴的脏衣服。吴猪猪居然莫名其妙地在学步车里拖着猪猪吴的裤子慢慢移到洗手间，丢进她洗澡的大盆里，然后再进来拿一件，再丢进去。最后把仅剩下的一只袜子也丢进去，才觉得圆满完成任务。

做完这些以后，她就盯上了那些新买来的花。之前我买了花以后就放在阳台上，图个好看，除夕夜就挪进了客厅。这些花好可怜，吴猪猪用一只手拖着花朵，恶狠狠地掐着带动着花盆四处乱跑，一边跑还回头看看她手里的花，得意地笑。等我强行夺下来的时候，她已经把花踩躏得奄奄一息了。第二天早上，也就是大年初一，叶子就开始慢慢地枯萎了。

当然买来的橘子也难逃厄运了。

吴猪猪很狡猾，摘了一个橘子放在嘴里尝了尝，眉头皱得紧紧的，估计是被酸坏了。猪猪吴说，小孩子这个阶段什么东西都想尝试，你让她吃一次亏，她以后就不敢了。她咬了一口后，果然不再吃，但是手下毫不留情，一个个地摘下来，瞅准花盆全部丢进去。有些跳出来的橘子，她还企图再把它们追回来，可惜她有心无力，追不到。

2006年2月6日 星期一 气温25℃

自从有了学步车，猪猪吴不在家的时候，我经常会把吴猪猪放进去。她自己也特别喜欢，想去哪里就去哪里，想干啥就干啥。

这不，猪猪吴刚出门，我就把她塞进去，然后打开电脑开始打牌。吴猪猪小朋友还是不改她勤奋的好习惯，总是把床上她能拿到的东西搬到洗手间她的浴盆里。我发现她还特别热衷于探索，不管什么东西，她都感到好奇。特别是墙上的电源插座，吴猪猪总喜欢把她的小手指头伸进插座里去掏，没有办法，我只好封锁了家里所有她能触碰到的插座。当然厨房门也要关紧，因为有一次，她居然把冰箱打开了……

为了能及时感知她的行踪，我在她的学步车上绑上一个摇铃，这样她去了哪里摇铃就响到哪里，我就可以一边带孩子一边玩电脑了。

我对着她喊："吴猪猪，你去门口那里等着，一会儿爸爸回来开车带你出去玩呢！"

我打一局牌就出去客厅看一次，吴猪猪一会儿瞧瞧这，一会儿看看那，更多时候就是对着防盗门发呆。我才懒得理她干什么，只要不吵我，我就觉得很开心。

过了一会儿，估摸着猪猪吴快回来了，我就把吴猪猪从学步车里抱出来放到床上。把玩具飞机放得离她远一点儿，让她自己来拿。她看到飞机却拿不到的时候，一边兴奋地大叫，一边用肚子顶着床向前爬。我坐在旁边恶作剧地帮她助威："吴猪猪，加油！吴猪猪，加油！你没吃饱饭吗？用手和腿一起爬嘛！"

　　猪猪吴回来看到后，把飞机放到吴猪猪面前，训斥我："你以为你是杂技团训练狗的啊？你这么小的时候会爬吗？"

　　我看着这头实在笨得不知所以然的笨猪，慢慢告诉他："小孩子快到会爬的月龄，就是要这样训练的嘛。书上说学习爬行可以提高四肢平衡的能力，还有助于大脑的发育呢！"

　　吴猪猪看到爸爸，连声地叫："爸爸——爸爸——爸爸！"

　　猪猪吴就会变得很兴奋，马上就会重复他很老套的台词："哦，我的小女儿，我的乖女儿，爸爸想死你了。"然后就会抱住吴猪猪，开始大猪嘴对小猪嘴地亲。每次看到这样肉麻的场面，我就作出想呕吐的样子。

　　过了一会儿，吴猪猪就开始往门的方向挣扎，一边挣一边发出很大的声音。猪猪吴问我："她这是要干吗，是想出去吗？"

　　我说："是啊，我刚才跟她说你会开车带她出去玩的嘛！"

　　猪猪吴说："你这个人真是，谁让你帮我乱应承事情的？我好不容易找到车位停下，我一开出去，马上被人占了，等下回来停哪里？开上来吗？"

　　吴猪猪的声音越来越大，已经有点儿要哭的样子了。猪猪吴说："爸爸带你到楼下转转好吗？"

　　于是，我们带她下楼转悠。

　　在楼下她还是很不耐烦。

　　我说："你看，她大概是不满意只在院子里转。平时我没说这话的时候，带她下来，她是很高兴的。"

　　猪猪吴瞪了我一眼："都是你干的好事。"接着又对吴猪猪说，"爸爸带你去一个你从来没有去过的地方玩一下，好吗？"

我们从小区里走出来，走到后边一个小操场上去。那里有的人在打羽毛球，有的人在练习投篮。

吴猪猪看了一会儿，我们见她已经不再闹情绪了，才抱她回家。

从踏进家门的那刻开始，吴猪猪先开始小哭，继而大哭。起初，猪猪吴还很有耐心地哄她，后来便失去耐心，把吴猪猪交给我不管了。

吴猪猪更加歇斯底里地大声哭喊，哭得我也不耐烦了。猪猪吴开始大声吼她："我都告诉你了嘛，爸爸的车不在家，改天一定会带你出去玩的！你再哭我就把你丢到垃圾桶里！"

吴猪猪向来是最怕威胁的。她不睡觉哭闹的时候，我恐吓她，说要把她塞回我肚子里。每次她听了都哭得更加厉害，也不知道是因为恐惧，还是因为她知道最基本的人体构造。这次也不例外，她哭得连气也上不来了。

猪猪吴突然一个箭步冲上来，从我怀里把她抢过去，打开衣柜就把她放进去，还指着她说："你哭，你再哭，我就把衣柜门关上，哭死你个小王八蛋！"

吴猪猪躺在衣柜里，依然没有停止她的哭声，哭得更加凄惨。猪猪吴"嘭"的一声就把衣柜门关上了。我听见吴猪猪在里面发出沉闷的哭声，开始有点儿心疼了，问猪猪吴："你说会不会憋死她了？"

猪猪吴一声不吭，又把衣柜门打开了，抱出吴猪猪，又开始哄她："小宝贝，爸爸不对，爸爸错了，爸爸不该把你放进衣柜，你打爸爸好了。"

我真是哭笑不得："你有神经病吧！刚才那样吓唬她，现在又一副死皮赖脸的模样，我看了都烦，我女儿更烦！"

吴猪猪已经哭了将近两个小时，也许她已经没有力气了，只能发出抽搐的声音，后来累了，眨巴着她哭肿的眼睛，慢慢地睡着了。睡着了以后，她的身子还有些抽搐。这次，她可是真的生气了。

我跟猪猪吴说："她很伤心，睡着了那口气还没顺过来。"

猪猪吴说："跟你一样，气性真大。以后我们再也不要骗她了，也许就是因为你说要开车带她出去玩，我没有做到，所以她就生气了。"

2006年2月7日 星期二 气温26℃

今天，一下楼，就有邻居问："昨天你家宝宝怎么了呀？哭得满院子的人都听见了。孩子还小，别打她！"

我真是有理说不清，难道我说，因为我们答应的事情没有做到，她伤心了。别人相信吗？她才七个月，有谁会相信？

🐼 啥时候才会叫俺妈妈啊？

2006年3月18日 星期六 下雨，有点儿小冷

吴猪猪已经八个月大了，今天我们带她到新买的房子里参观。刚刚装好新床，猪猪吴就把她放在上面："宝贝，这个床漂亮吗？"吴猪猪趴在床上，透过落地玻璃窗看到外面的景色，她开心得手舞足蹈。

我在客厅里看师傅在装窗帘，只听见卧室里传来"扑通"一声，我心里说坏了坏了，一定是吴猪猪掉到地上了，赶忙跑进卧室。果然不出所料，沉闷的声音过后，吴猪猪似乎反应慢半拍，隔了几秒钟才"哇"的一声哭起来。

猪猪吴抱起来哄她："哦，小宝贝吓坏了吧？不怕不怕，爸爸在，爸爸保护你！"

我一把抢过吴猪猪，埋怨猪猪吴："真是的，你把她放在床上为什么不看好她呢？她一个人翻来翻去很容易跌到地上的！"

我抱着她说："不哭了，妈妈替你打爸爸好吗？都是爸爸好笨，才让你掉下来的，对吗？"说着佯装打猪猪吴。猪猪吴也假装很痛地叫唤，吴猪猪这才破涕为笑。

猪猪吴见她不哭了，伸过手来要抱她，哪知道这样小的孩子也是有脾气的，转过头去不看他。猪猪吴一个劲地给她道歉，她才回过头来，撅着嘴望着他，似乎气还没消的样子。猪猪吴又说要抱她，她又把头扭过去不肯看他。晚上回到住处，她也不肯让猪猪吴帮她洗澡。

猪猪吴说："你为什么总记恨爸爸呢？你妈妈还打你呢，你也记恨她！"

"我哪有打她，我只是吓吓她而已，从来没有真的打她！"我辩解道。

"对！你没打过她，你只是咬过她而已。"猪猪吴向来都是这么坏的。

"宝贝呀，以后你要学会叫妈妈，知道吗？以后你只叫妈妈，不要叫爸爸！"

唉，说起来，真伤心，好多和她差不多大的宝宝，都是先会叫妈妈才会叫爸爸的，而吴猪猪小朋友六个月就会叫爸爸，还会说拜拜，就是不会叫妈妈，无论我怎么教她，她总是叫我爸爸。难道我长得很像她爸爸？有时候我都在怀疑她是不是智障儿童。

2006年3月25日 星期六 天又开始慢慢地热起来了

我最近一直在劳动，今天不想劳动了，也给自己放假。趁吴猪猪小姐下楼了，我赶紧坐下来继续唠叨唠叨她的丑事。

搬家以后，吴猪猪对新家只好奇了几天，就在家里待不住了，还是喜欢在楼下玩。

过了年，我们的保姆小莉没有回来，打电话问，她说她不来广州了。没有办法，我们只好又找了个保姆，我们姑且称她小燕子吧！

小燕子是个特别喜欢与人交流的人，来到新家不到一个月，就认识了小区内很多保姆，她们之间也许更有话题。她也很喜欢下楼，所以她每天一打扫完卫生，就带着吴猪猪去小区里玩了，中午我做好饭她们才回家，睡过午觉又出去，直到晚饭也做好了，喊她们，她们才回来。

昨天，小燕子回来以后说："猪猪好喜欢人家的三轮车，在后边有个把手可以让大人推的那种，坐在别人的车子上不肯下来。"

猪猪吴马上就说："那我们也买一辆给猪猪吧！人家都有的话，就她没有实在太可怜了。"

我说："人家还有飞机呢，你有钱买吗？真是的，凭什么人家的孩子有什么你女儿就一定有什么？人家老婆有车，还有大把的存款，我就没有！你怎么不比？"

猪猪吴说："那当然了！人家的老婆自己会赚钱，你若有本事赚钱买，我也不会反对的！"

真是欺人太甚了！当初是谁说保姆一个人带孩子不放心要我在家一起带的？我口不择言地大声吼："那你为什么不让猪猪去自己赚钱买车呢？"

说完以后才发现自己口误，忍不住自己都笑了。猪猪吴说："你这么大一个人为什么还要跟你女儿吃醋，跟你女儿攀比呢？"

今天中午我们就带吴猪猪去买三轮车，我觉得女孩子就应该像公主那样，粉红色最合适了。我对吴猪猪说："这个粉红色的车车是不是好漂亮？我们买这个好吗？"

猪猪吴抱着她问："吴猪猪小朋友，你最喜欢哪一个呢？"

我在一辆黄色的三轮车前面蹲下来，吴猪猪哪知道什么样儿的漂亮什么样儿的不漂亮——离得最近的先能让她摸到的就是最漂亮的。她摸着车子，着急地打算爬进去，嘴里也发出咿咿呀呀的声音。

店主说："小朋友坐进去试一下吧！"

吴猪猪理所当然进了车子。她居然轻车熟路，知道用手按哪个按钮可以听到她喜欢的音乐。她还会用手扶住车把扭来扭去，激动的时候还会站起来用手猛拍那个半球。

店主在后边把那三轮车轻轻地推了一下，指着车头处对她说："小朋友，你看，这样一走，乌龟的头和尾巴就露出来了，好玩吗？"

的确，我也看见了，那个半球原来是乌龟壳！不行！绝对不买！

不是要做公主的吗？做公主为什么要与乌龟同行？我又指着那辆粉红色的三轮车对吴猪猪说："看，那个更漂亮！我们去坐一下好吗？"说着就要抱她出来。吴猪猪紧紧抓住车把不肯放松，还一边抗议地尖叫着。

猪猪吴说："你干什么？为什么不能让她自己选？你连女儿喜欢什么东西都要管，你大她大？"

"不是，这个乌龟好难看！车子颜色也不好看！"我辩解道。

"又不给你坐，你管好看不好看？我女儿自己喜欢就好了！就买这个了。"

猪猪吴付了钱，对吴猪猪说："宝贝呀，这个车就是你的啦！我们拿回去坐好吗？"说着就要抱她出来。吴猪猪死活不肯，拼命地抓住车把，吴猪猪抱着她，她把三轮车都提了起来。店老板笑着说："哇！你小孩力气好大。"

猪猪吴把吴猪猪的手掰开，吴猪猪哇哇大声哭起来。猪猪吴哄她："你看，阿姨把你的车放到爸爸车里边了，我们要拿回家去啦！"

小燕子赶忙把车提着放进猪猪吴的车里，吴猪猪才停住了。

回到家后，吴猪猪坐进三轮车不肯出来，不停地按那些可以发出刺耳音乐的按钮，一边按还一边大叫着拍打那个乌龟壳。

猪猪吴说："你看，我女儿就是喜欢这个车，你不要总要她按照你的想法来做。"

"她今天晚上打算在里边睡觉吗？"

让她爬，爬是一种有益于大脑发育的运动

2006年3月28日 星期二 太热了，God，浪费电的日子开始了

自从买了乌龟三轮车，吴猪猪更加不喜欢回家了。每天除了吃饭、睡觉的时间，她都坐在这辆车里四处乱逛。回来以后，小燕子就会

很无奈地告诉我，吴猪猪同学非常的好强，只要有其他小朋友摸她的小乌龟，她就会拍人家的脸。最夸张的一次，她站在那里跟人说话，有个小朋友摸吴猪猪的车，吴猪猪居然在车里站起来捏人家的脸蛋蛋。那小孩子也不哭，等大人发现的时候，那嫩嫩的脸蛋蛋不知道被吴猪猪捏了多少次，已经通红通红……

由于大多数时间都是在车里度过的，吴猪猪八个多月了还是不会爬。我为此也很头痛，在她面前放个东西，她很兴奋地蹬着腿，用肚子在床上匍匐着，就是不会四肢撑起身子爬。我也趴在床上，示范过给她看，她还是不会。我和猪猪吴说："她是不是坐乌龟车坐傻了？怎么这么大还不会爬？"

没等猪猪吴骂我，小燕子说："很多小孩子都不会爬的，没爬就直接学走路了。"

猪猪吴说："听见没有？不是我女儿笨，是我女儿不屑于爬！爬起来多难看，简直有损我女儿的公主形象！"

"你知道个屁！爬是一种有益于大脑发育的运动，可以让小孩子练习四肢平衡能力！"我还是换各种办法教她爬，帮她摆好姿势，双手支撑，屁股撅起来，再帮她挪左手挪右手，还要在后边顶住她的脚丫子，让她往前挪动。明明是我用力顶住她，她才会前进的，我还要违心地夸奖她："吴猪猪好棒哦！快点！加油！会爬了就不用做吴猪猪了，就可以做回你自己了！"

猪猪吴在旁边捣乱："不要听你妈瞎说，会爬的才是猪！"

吴猪猪最喜欢大人的手机，只要把手机放在她眼前，播放她喜欢的铃声，她就会很努力地前进。我把我的手机、猪猪吴的手机、小燕子的手机都放在她眼前，在她旁边唱："向前进，向前进，手机真好看，猪猪快点儿爬！"

在我"美妙"的歌声中，吴猪猪终于如愿以偿地拿到了手机，虽然还是我用肚子顶着她爬过来的，不过总算是拿到了。吴猪猪拿到后，就会望着手机咯咯笑。我把床上的两个手机拿更远一点儿，说："猪猪，还有两个呢，你想要吗？"吴猪猪就看看前面的手机，又看看手中的，又兴奋起来。趁她不注意，我一把抢过她手里的手机，又放到手机堆里，说："猪猪加油！GO!GO!猪猪加油！猪猪加油！"

猪猪吴在旁边看了，骂我："你以为我女儿是杂技团的动物吗？要你这样来弄她！"又对吴猪猪说："宝贝不要去拿！你妈骗你的！"

他嘴上这样说，却不会动手把吴猪猪抱起来。我就知道，其实他心里也渴望他的宝贝女儿快点儿学会爬。

一次，两次，三次……吴猪猪在我的艰苦训练下终于出师了，只是经常会违反规定，时而手脚并用爬，时而用肚子挪动。每次到了吃奶的时间，我把奶瓶放在地板上，距离她很远的地方，吴猪猪就来个饿猪捕食，努力前进。拿到奶瓶后，她会非常有成就感地先拿着奶瓶看看，才会坐在地板上喝起来。我问她："怎么样？是不是自己拿到的奶特别好喝？"她才懒得理我。听见她发出"咕嘟咕嘟"的声音，我就知道她很快乐了。

2006年4月18日 星期二 天气十分好

学会爬的吴猪猪已经不喜欢在学步车里了。学步车都没用过几次就这样可怜地下岗了。在吴猪猪的眼里，在地上爬比在学步车里更容易达到目的。渐渐地，我就开始为她的爬行运动感到后悔了。

起先，她爬到电视柜下面，打开抽屉，把里边所有的东西都玩遍，一件一件粗暴地丢到地板上；然后，她爬进抽屉里坐着，两只罪恶的小手兴奋地拍打着电视机里出来的人，发出快乐的叫声。紧接着，她又爬进厨房打开冰箱下面的冷冻盒，玩够了还不关冰箱门，导致冰箱里的雪糕纸漂浮在一片水里……

最让我痛苦的是，有时候我坐在书房里会感觉脚下有窸窸窣窣的声音，低头一看，吴猪猪小朋友正在机箱处踩点探索。她几次踩点之后，已经发现了电脑的秘密，经常在我玩游戏玩得兴起的时候，忽然黑屏。低头一看，吴猪猪正望着我发出狰狞的咯咯笑声。自从她发现了电脑的电源按钮，电脑就开始渐渐出故障。

我已经对她的这种嗜好感到恐惧了，为了惩罚她的这种行为，我还是决定把她发配到楼下去玩。吴猪猪已经玩腻了她的乌龟三轮车，乌龟基本也失去了原有的形象，早已被吴猪猪弄成半残的模样了。她的新游戏是爬滑梯，她不会沿着有楼梯的那面爬上去，她是从滑道的那面往上爬的，一开始爬到半道就又慢慢滑下来，由于她的刻苦练习和坚持不懈，九个月的时候，已经可以很快速地爬到滑梯顶，然后，学着那些大小朋友的样子，再趴着滑下来。

猪猪吴每次看到吴猪猪这样做的时候，就会很骄傲地说："你看，我女儿好棒啊！那些会走路的小朋友都不能做到从这个滑道面爬上去呢！"

"切，有什么了不起的！你女儿都不会叫妈妈！"我说。

猪猪吴就更乐了："哈哈哈，因为我女儿不喜欢你，所以不想叫你咯。"

🐼 泪奔，终于叫"妈妈"了

2006年4月20日 星期四 晴朗

有时候晚上睡觉之前，我会躺在床上，露出肚子上的疤痕对吴猪猪说："猪猪，你看，你就是从这里被医生拿出来的。医生用刀子割妈妈肚子，妈妈好痛哦！妈妈这么辛苦地生你，你还不肯叫我妈妈？"

吴猪猪就会望着我的肚子呆看一会儿，然后嘻嘻笑着用她的小手打我的肚子……

今天早上，我迷迷糊糊被吴猪猪吵醒。我一看，她望着天花板，嘴里含糊不清地在叫："燕燕燕燕……奶奶奶奶……"我听了以后，差点儿气得背过气去。她才九个月，居然知道叫小燕子帮她冲奶。

我没好气地说："你叫我妈妈，你要是叫我妈妈，我马上就给你冲奶！"

吴猪猪看了看我，笑嘻嘻地说："爸……爸……"

我跟小燕子说，吴猪猪会叫她的名字，会说"奶奶奶奶"，小燕子不信。晚上，我们在看电视。吴猪猪在地板上玩了一会儿，爬到小燕子身上，说："奶奶奶奶……"小燕子大吃一惊，才相信她真的懂得要奶喝，并且还知道向谁要。

2006年5月22日 星期一 让暴风雨来得猛烈些吧

小区里有亲子活动，是爬行宝宝的比赛，第一名可以获得一个厂家提供的婴幼儿保健产品。我和猪猪吴商量，打算让吴猪猪也参加。

昨天，比赛在小区的会所举行。我带着吴猪猪去报了名，之后去比赛现场看了看。场面果然壮观，好多宝宝都在爸爸妈妈的陪同下来参加比赛。

我试着让吴猪猪在铺好的地毯上爬，但是一放到地毯上，这个家伙就开始不合作。我在前面喊她，让她爬到我面前，该小朋友却无视我的存在，居然爬到右边的小朋友那里，看了看人家手中的气球，就开始强取豪夺。

那个小宝宝已经会走路了，毫不客气地向吴猪猪的脑门来了一个本垒打。这时的吴猪猪已经拉住了气球的球杆，一拽就把气球和球杆分离了。被抢的宝宝一边大叫着示威，一边抢夺。吴猪猪看了看他，就把球杆丢到另一个方向去了。

我怕她再遭到袭击，赶忙跑过去抱起她，抱到墙角对她说："猪猪！你是来参加比赛的选手，不是来抢别人东西的，知道吗？抢别人玩具的孩子就是强盗。等你赢了，妈妈帮你买一个漂亮的气球好不好？"

吴猪猪才不理会我说什么，向有气球的方向用力挣脱。我为什么跟一个强盗讲道理呢？没办法，我只好向工作人员要了一个气球。我手里拿着气球再次跑到地毯的另一边，示意吴猪猪爬过来。小燕子刚放下吴猪猪，她就嗖嗖地往我这边爬。

本来周围就有很多家长在带自己的宝宝热身，看到吴猪猪爬得飞快，都发出惊讶的感叹："哇！这个小朋友爬得好快哦！"

比赛是分年龄段的，有的宝宝已经会走路了，看见爸爸妈妈在对面叫他们，他们就会不记得比赛的规则，小跑着跑到爸爸妈妈的怀里。有一个小宝宝，只有九个月，居然站得很稳。我和猪猪吴说："你看看人家的孩子，就知道你女儿是很笨的了。"

猪猪吴说："那有什么用？现在是爬行比赛，又不是比谁站得好。"这个人就是这样，从来都认为自己的孩子什么都比别人的孩子强。即便在事实面前，他也不肯承认自己的孩子差。

一喊比赛开始，我马上夺过吴猪猪手中的气球跑到对面站着，猪猪吴早就在那里蹲着叫吴猪猪："快过来，过来爸爸这里！快来！"

我笑着说："你根本就不用喊的！她只要看到我手中的气球，不用喊，她自己就会过来啦！"

果真是知女莫若母，吴猪猪看到我抢走了她的气球，抗议似的叫了几声，就又一次表演了她小飞猪的特技，嗖嗖地爬过来，理所当然拿了第一名。她爬到目的地的时候，有的小朋友还在原地，有的还在半途中，有的已经走神去了别的地方，会走路的小朋友也已经快跑到了妈妈的怀里。

猪猪吴抱着拿了第一的吴猪猪一顿乱啃，口里乱叫着："我的小女儿，我的小宝贝好能干哦！"这么肉麻的旁若无人的赤裸裸的夸奖，使站在旁边的我鸡皮疙瘩都起了一层，"好啦，不要恶心我了，下一步我们应该回家训练她学会站立，学会走路了！"

猪猪吴立刻翻脸："你是不是人？我小宝贝女儿刚比赛完，很辛苦的！再说了，她多大你就要叫她走路，你这么大的时候会走路吗？"

2006年5月27日 星期六 今天是个值得庆祝的日子

时间过得真快，又到我生日了。在这一点上，猪猪吴是一只可爱的猪，我每次生日他都记得很清楚。早上起床，他就说："哇！你今年贵庚了？"说完就装模作样地摆弄着手指掐算："嗯，你今天正式26岁啦！孩子她娘啊，这是你当了娘以来第一个生日吧？哎哟，都这么大岁数了，虽然你平时干啥啥不行，但还是很感谢你帮我生了一个这么聪明的女儿，我们去庆祝一下吧！"

吃过早饭，我们一家三口和小燕子就直奔长隆游乐场。吴猪猪这个小土包第一次进这么高档的场所，有些不知所措。在音乐广场那里，有老外走到她面前拉小提琴，她就吓得趴在我后背上，不过还是有点儿好奇，忍不住回过头看看老外，之后又迅速地贴在我肩膀上。

我带她去坐小乌龟转转，她刚开始坐上去有点儿害怕，我就在远处逗她，她很勉强地给了我一个笑脸。坐旋转木马和一些很低级的空中部队的小飞机的时候，她开始兴奋起来，在上面不停地到处乱摸乱按。带她坐稍微刺激的疯狂巴士，我都有点儿晕了，她却一点儿都不害怕。我们去坐碰碰船，碰碰船的工作人员问："你家小孩子有没有1.1米？"我毫不含糊地张口就说："当然有啦！你看，都这么高了，至少都有1.3米！"那个工作人员看了看，就拉了一只船上来，我和吴猪猪就上去了。那个工作人员，我太佩服他了，十个月的吴猪猪能有1.3米？他为什么不认为吴猪猪的爸爸是NBA的球员？

从游乐场出来后，我们去自助餐厅吃饭。吴猪猪在餐厅里大玩铺张浪费。小燕子抱她去朱古力喷泉那里玩，用一根一根串好的棉花糖蘸朱古力，玩得不亦乐乎。也许食物太多了，她不知道吃哪个好，咬一口就丢掉。她坐的宝宝凳下面狼藉一片。

从自助餐厅出来以后，在车上我特别感慨，一年就消费这么一次大餐，总算吃舒服了，烤生蚝我一个人就吃了三四十只。吴猪猪也很开心，我跟她说："猪猪呀！你看，今天妈妈生日哦！你能不能叫我一声妈妈？如果你还是不肯叫我的话，我就把你丢到垃圾桶里，到时候会有一个背着尼龙袋子的老太婆把你捡走，以后你就不能去游乐场了，也不能吃自助餐了！你怕不怕？"

有人会不相信我会和一个这么小的孩子说这样的话，事实上，平时在家里，我对她说得更离谱。吴猪猪似懂非懂地看了看我，小燕子在旁边说："快叫妈妈吧，你看，你妈妈都生气了。"

"妈妈！妈妈！妈妈！"吴猪猪一连开口叫了好几声，激动得我热泪盈眶，一把就将她从后边拽到副驾驶座上，搂住猛亲，亲得她的小脸蛋子满是口水。

猪猪吴一边开车还一边骂："什么玩意儿，敢威胁我女儿！刚才还说我们浪费，你岂不是更浪费？挺好个孩子你要丢到垃圾桶！"说完又捏着鼻子学着老太太那样说，"这城里人真浪费，崭新的孩子就丢出来了，回家洗洗没准卖个好价钱！"

我搂着我的小宝贝儿亲了又亲，从生她到现在，从来都没有觉得她如此可爱。她一直都不会叫妈妈，一直到今天才开口，也许是为了给我一个生日的惊喜吧！这还真有点让我受宠若惊。我很想很想吐，是因为我吃多了，再加上惊喜也算一种刺激……

🐼 小朋友第一次出远门儿

2006年6月14日 星期三 一如既往的热

吴猪猪小朋友已经11个月大了，笨得很像猪猪吴。人家孩子11个月都会站了，她一点儿也不会，连三秒都站不住。不但如此，暴力倾向还很严重，她把一个会跳舞唱歌满地爬的假娃娃脑袋给扭下来了，只剩下个身子满地爬；有时候抱着她，她会笑着望着我叫："妈妈！"我只要一答应，抬手就给我一个大嘴巴子，打得我眼冒金星……

她虽然不会站，但很会爬。她的爬行技术已经炉火纯青了，玩累了知道爬到床上睡觉，早上我还没有睡醒，她可以从床上下地，爬到小燕子的门口拍打门，一边拍打一边叫："燕燕燕燕……"还有一次，我见她爬得兴气冲冲，好像在追什么东西，到她身边低头一看，天啊！她正在笨拙地用她的小手捏蟑螂……幸好她不会飞，要不然还能捉蚊子。

每天晚上，吴猪猪睡着后，我就像被解放的奴隶一样迫不及待地奔向书房打开电脑。可是，几乎每晚，我都会听见扑通一声，过几秒钟，就会听见吴猪猪尖利的哭声。她的爬功虽然不错，但天知道她怎么又从床上掉下来了。我真担心如此笨的家伙，多摔几次会不会变成傻瓜。

猪猪吴让我在床边放上被子，我也照做了。但吴猪猪摔得非常有个性，大概是一三五摔右边，二四六摔左边，遇到周六或者周日会摔床尾那边，我铺的被子总是多余。最夸张的一次，她居然摔下来还在床底。床底那么矮，我根本不可能钻进去，无奈之下，我只好扯着她的腿硬生生把她拽出来。

每次听到"扑通"的声音，我的心脏就感觉到了承受极限，甚至都不能快速反应过来，一定要等到哭声。每天晚上我都要静静地等着"扑通"的声音来临，每天白天我还要随时做好心理准备承受她给我带来的意外刺激。电脑已经更新了，如果有一天电视也被她折磨坏了，我是否考虑要买一台悬挂式的？我都害怕和这个家伙相处了。有保姆的时候，我心情没那么沉重，如果保姆休息或者是辞工，我就感觉吴猪猪在虐待我！我甚至甘心把小燕子该做的所有的事情全部包揽了，让她带这个小家伙出去玩。

2006年6月18日 星期日 晴天

我准备回山东老家一次，目的是带她回去让家里人见见，另外顺便赚点儿红包，因为家里人还没见过她，红包一定都很大。于是，我请小燕子先回她家待几天，我自己带她两天，先演练演练，结果今天——

　　事情的过程是这样的：吴猪猪精神头很好，不喜欢睡觉。可我困了，我很想睡。于是，我就让她在床上自己玩，我躺在那里看着她。吴猪猪把床头柜的纸巾盒子搬到床上玩。过了一会儿，她看了看我，爬过来把我的头发弄得乱七八糟，然后还用那小猪爪用力拍我的脸，用我的头发挡住我的视线，然后掏出纸巾塞进自己的嘴巴。

　　我好心劝她："猪猪！谁教你纸可以吃的？纸能吃吗？"我这话一说，吴猪猪小朋友以迅雷不及掩耳之势劈头盖脸就把我一顿猛打，一边打还一边吱哇大叫，接着又拖过被子盖住我的头。她还以为自己很聪明，盖得很严实，其实就只盖住我半张脸。

　　一切搞定，她又悄悄拿着纸巾往嘴里塞。我又说："猪猪，你怎么又吃纸？"这下她恼羞成怒了，爬过来打了我几下就开始大哭……打了我，自己还哭，还真是无赖！

　　我打电话告诉猪猪吴，他女儿有多么无赖，他居然很开心："哇！我女儿太不一般了，这么小就有这么多心眼，吃纸的时候还知道盖住你！"

　　好吧，我老实交代，以下几篇是补上的，因为前段时间我回山东老家了，由于没有电脑，所以我没有坚持。我倒是想坚持，比如说去网吧玩玩什么的，但由于吴猪猪不让妈妈离开，所以……

2006年7月14日 星期五 天气很热

　　我们一家三口经过大量的前期准备，预想过很多突发状况，保证应急措施全部到位以后，便登上了回山东的飞机。

　　吴猪猪登上飞机后，对这么多人都安静地坐在那里感到奇怪，竟然也文明淑女似的，坐在她爸爸腿上一动不动，只是眼珠子四处乱瞅。

100

原来以为飞机起飞时，她会紧张害怕，谁知道当飞机发出"轰隆隆"的声音慢慢起飞的时候，她的脸上一直都很平静。看来还是猪猪吴比较有办法，每次开车下到停车场的时候，我就故意大喊："我好怕怕哦！"吴猪猪看了就得意地笑。这个时候猪猪吴就会说："爸爸在，爸爸保护女儿。"这次也不例外，飞机刚开始滑行，猪猪吴就抱着她说："乖女儿不怕，爸爸在，爸爸保护你。"

　　回到山东以后，吴猪猪理所当然地受到热情款待。吃桃子都是一只手拿一个，咬一口这个，再啃一口那个。完全不认人，仿佛知道这些人都是爱她的，一会儿要这个抱，一会儿要那个抱。把她放在床上，她把我奶奶的被子全部掀开，躲在里边等别人去找她，别人还没有去找她，她又自己爬出来哈哈大笑。

　　我以为家人会像在电话里那样，说我有多么厉害，竟然自己可以把孩子带这么大。谁知道全然不是这样，他们除了夸吴猪猪多么聪明多么好玩以外，只是顺便说一句："嗯，她妈那么笨，居然把孩子养这么好。"对于这评价，我也只好全当是夸我了。

　　最让我气愤的是，我在广州已经习惯了叫她吴猪猪，可是回到山东以后，只要我叫她吴猪猪，我奶奶就以为我在骂她，马上就变脸了。

　　吴猪猪小朋友对我奶奶的满头白发特别感兴趣，经常用手去拽，高兴了还给她两个大嘴巴子。我大声呵斥她，我的奶奶，我慈祥的奶奶，居然抬起她的拐杖就打我！我也不敢开口叫"奶奶"两字，只要一叫，吴猪猪就以为喝奶的时间到了，就开始嘟囔："奶奶奶奶奶……"

　　也许天生的血缘关系，吴猪猪对我爸爸的感情特别深。每次看见我爸爸，她就撒娇，张开双手要他抱。只要我爸爸一离开，她就哭。每次她一哭，我爸爸就心疼的要命。她知道用笨拙的小手抓着一个小馒头往我爸爸嘴巴里送，还一定坚持看着我爸爸吃了才会罢休。

　　我爸爸对她说："小宝贝，叫姥爷！"

　　吴猪猪小朋友叫："姥姥！"

　　我爸爸说："我不是姥姥，姥姥没了，我是你姥爷，你得叫我姥爷！知道吗！"

吴猪猪说："姥姥！"

我爸爸还傻呵呵地答应着："哎！好孩子！"

吴猪猪以为自己做了一件非常引以为傲的事情，便不停地叫："姥姥，姥姥！"

我爸爸就连声地答应："哎！哎！"

一家人都笑着，笑出泪水。

我们去医院看我爷爷，病危的爷爷看到我们，尽管激动，却装出一副严肃的样子责备我们："怎么把孩子带到医院来了？"说着伸出他瘦骨嶙峋的手，轻柔地摸摸吴猪猪的小脸，摸摸她的小手和小脚丫子。我知道他有多么爱她，他也许仿佛看到了我小时候。看了不一会儿，他就开始催促我们离开，说医院不干净，别吓着孩子。第二天又去的时候，爷爷拼命地吃饭，对他来说，吃饭是一件很痛苦的事情。

他辛苦地吃完饭，说："过来，让我抱抱。"

我对吴猪猪说："猪猪，太姥爷要抱你了，你要乖，太姥爷生病了。知道吗？"

爷爷抱过去的时候，吴猪猪果然一动不动，只是注视着爷爷。那刻，我好感动。可我害怕流下眼泪，我不能在一个病危的老人面前做出悲伤的表情。

爷爷抱一会儿就很吃力了，我接过吴猪猪。爷爷说："好好待她，别打她，别骂她。"

2006年7月15日 星期六 天气很热

我接着昨天的继续写，很让自己感动——我是多么坚持不懈啊。

第二天，爷爷就迫不及待地出了院。大家都知道他的意思，他就是想回家看着吴猪猪，看着我们，享受最后的天伦之乐。

爷爷坐在沙发上，吴猪猪对着他，用很温柔的类似安慰的语调，咿咿呀呀说了一堆话。谁也没听懂，可谁都明白她的意思。因为自从她回到山东对谁也不会用这样的态度。尖叫和大笑是她的强项，我们都已经习惯了，从来没有想到她还知道关心别人。

她的这种行为，现在想来，总是和我一直注重培养情商有关。因为我一直都在教她感恩。虽然概念是模糊的，可是她是明白的。

回山东之后，吴猪猪大多数时间都是跟着我小姑姑或者大姑姑在一起。

这都是两厢情愿的，大姑姑和小姑姑任由她祸害或者调皮捣蛋，她们俩都支持。就说我小姑姑吧，她家养了一只蝴蝶犬，叫点点。吴猪猪就喜欢拿棍子打那只狗，打得小狗一声声惨叫，而她还开心地拍手大笑。点点吓得只要看见她，马上就四处躲藏，怎么叫都不肯出来。

吴猪猪一哭，小姑姑就急得拿棍子把小点点往吴猪猪那里赶，点点宁死不屈。吴猪猪试图以美食相诱，哪知点点非常挑食，吴猪猪喝剩的牛奶，吃剩的水饺、火腿肠、肉，只要是她给的，一概不吃。点点馋死不投降的态度，真让人佩服！

我问小姑姑："你家狗怎么还挑食啊！还是一个兜唇狗。"

小姑姑哈哈大笑，说："小点点已经被吴猪猪小朋友吓着了，她就算给它燕窝、鱼翅，它都不敢吃了。"

吴猪猪快一岁的前一天，2006年7月3号晚上，我和小姑姑带着她去河滨公园散步。

广场十分热闹，有刚学会走路的小宝宝高兴地跑着，有大一点儿的孩子潇洒娴熟地展示着自己的溜冰技巧，还有穿着裙子的小姐姐在臭美地转圈圈……吴猪猪看得不亦乐乎，在小姑姑怀里兴奋地叫着，耸动着自己的肩膀，一副跃跃欲试的样子。

小姑姑扶着她的两只手学走路，可是她笨得连迈步都不会。

我蹲在她对面，用非常非常夸张的语气说："宝贝，明天你就要一岁了，你要学走路了。一岁的小孩子都要学走路的，爸爸明天来要是看到你会走路了，会很开心很开心的。"

吴猪猪看着我，腼腆地笑了。

我说："过来，过来妈妈这里好吗？"

此时，我距离我小姑姑也就只有一步之遥。吴猪猪看看我，又回头看看小姑姑，两只脚在原地跺着。我知道她的意思，她已经开始心动了。于是我说："过来，不要怕，小老姑在后边扶着你呢，妈妈在这里也会扶着你的。猪猪好勇敢的，对不对？"

这个时候，奇迹出现了！吴猪猪忽然放开了小姑姑的双手，用很快的速度挪动着她的小脚，一下子走出五六步，然后扑倒在我怀里！要知道，在这之前，在别人牵着手扶着走的情况下，她都不会迈步，现在忽然就迈出五六步，这多么让人惊讶！此后，我又试着让她走到姑姑那边，她又走了一次，但没有上次走得多。

第二天，猪猪吴一到我老家（猪猪吴每次送我们回到老家就回广州上班了），我就跟他说："我给你一个惊喜！"

我把吴猪猪放到他怀里，然后自己跨出去一步，蹲下来向吴猪猪示意："宝贝，走到妈妈这里来，给爸爸看看！"猪猪吴满脸疑惑地把他女儿放在地上，手臂张开拦着，生怕她会摔倒。吴猪猪看着我，一脸紧张，噌噌几步，就扑到了我怀里。我亲亲她："宝贝好棒哦！再走到爸爸那边去，让他见识一下！"

吴猪猪又表演一次，当她扑倒在猪猪吴怀里的时候，猪猪吴拼命地搂住她乱啃。谁也没有想到，吴猪猪小朋友居然是这样学会走路的。她还没有学会站立，在别人的引导下还不会迈步，就这样忽然会走路了。

她总是这样给我们无限的惊喜，一如她当初开口叫爸爸妈妈。

坚决不能让她用哭来达到各种别有用心的目的

2006年8月3日 星期四 天高云淡

尽管我也看过育儿书，也仔细研究过婴儿食谱，也略懂得了一些基本的科学育儿的方法，可是我发现在一周岁以前，几乎谈不上什么教育问题。除了吃喝拉撒睡，其余纯属扯淡，根本就是纸上谈兵。

怀孕的时候，我就看过很多关于胎教的实例：日本有个孕妇，特别注重胎教，她生的孩子都特别棒，是天才儿童。我也很想吴猪猪变成那样聪明的孩子，于是我学着她那样，每天都坚持听那些胎教音乐，还用力幻想"1"像小棍棍，脑子里就浮现一个棍棍；"2"像小鸭子，脑子就浮现一个在水上游来游去的鸭子。可吴猪猪长大以后，从一岁我就开始教她数数，她会跟着念，也会自己数，但用的都是跳跃性的思维方式，从"1234567"直接到"10"。要么就把"678"去掉，从"5"直接到"10"。

我跟猪猪吴说："你女儿怎么这么笨？教了N遍，还是这样的！"

猪猪吴说："那证明我女儿有音乐天分，你见谁弹钢琴整天就只按'哆来咪发嗦啦西哆'？"

到最后我发现，其实胎教的功能就是让孕妇听些比较平和健康的音乐，让心态平和，心情平静，对于胎儿没有太大影响。孩子的智商高低，大多数还是取决于父母的遗传基因和后天开发（也不排除有先天性的，像爱因斯坦那样的天才，不过这种几率很低哦，微乎其微）。当然怀孕时期的心情的确很重要，因为过于激动会导致流产。

吴猪猪出生以后，我每天都和她说很多话："爸爸快要回来了！"、"妈妈给你换尿片啦！"、"你怎么还不睡觉？想什么呢？"、"你拉屎怎么不说一声，搞得这么臭，快把妈妈臭死了！"、

"我今天心情不好，身体不舒服，你能不能不要那么多毛病啊！"……

尽管我知道她不会回答我，但我每次做什么之前还是会告诉她。不到一个月，她已经很熟悉我的声音，只要我对着她说话，她就会微笑，感到很幸福的样子。两个多月的时候，一些很简单的话她都可以理解了。包括我们说她拉屎臭，她拉屎用力的样子，我们笑她，她都会哭表示她不高兴。

吴猪猪两个多月大的时候，我跟家人打电话，说她不好、爱哭或者其他的话，她就会哼哼唧唧表示不高兴，可我一停下来说别的，她马上也跟着停止。这充分证明她的确能听懂我的话。说来好笑，其实我觉得这种道理很简单，人之初和小动物差不多，那些马戏团的人训练动物也是从小开始，动物就很快可以熟悉训练师的各种语言表达。

由于猪猪吴整天很臭美地跟吴猪猪说"爸爸好喜欢你，爸爸带你出去玩"之类的肉麻话，我也慢慢在心里接受了她，真正地投入了做妈妈的状态，很自然地自称是她妈妈。

但这个时候猪猪吴已经先入为主，占领了她心里的高地，大概她的脑意识里最多的是爸爸，所以她只有六个月就会叫爸爸了。从八个月到十个月，我都一直不停地教她叫妈妈，直到我生日那天，她才第一次开口叫了我妈妈。为了证明我这个妈妈也很伟大，在她心目中也很重要，我跟猪猪吴说："因为爸爸是B开头的，M是排在B后边的，所以她就先会叫你爸爸了，没什么可炫耀的！只是按照字母顺序来而已。"

在北方，孩子在婴儿时期，老人经常会将小孩子放在床上，两脚并拢，胳膊放在身体两侧，对他说："捋捋长（zhang）长，顺顺长（chang）长……"，这样一边嘟囔一边按摩小孩子，据说这样孩子腿长得直，个子长得高。

我觉得这也不无道理，现在的育儿教科书上也这么讲，在婴儿初期也很重视帮助孩子舒展四肢按摩。所以，我也经常帮吴猪猪小朋友舒展筋骨。每天洗完澡以后，都要帮她轻轻地甩甩小胳膊、抻抻小腿、翻过来趴趴，再让她两脚并拢，"顺顺长长"。这样能不能长高我不知道，我可以断定的是，活动一下关节，增强关节的活动能力，这样长大了胳膊不容易脱臼。因为小宝宝在一两个月的时候，靠自身的能力活动是有限的，就好比我们大人整天用一种姿势躺在床上也很累是一个道理。

刚生完还在医院里的时候，一个同时生产的产妇，她的小宝宝刚生下来几天，就整天抱着，因为她家人多，奶奶、外婆、爸爸、妈妈轮流抱。从医院回家以后，几乎24小时需要抱在手里，一放下就哭，于是全家人轮流换班抱，每每看见她睡着很久了，一放到床上，她马上就开始哇哇大哭起来。

吴猪猪就没那么幸福，因为家里人少，我不可能整天抱着她。新生儿黄疸住院后，我喜欢上了她，愿意做她妈妈，就有了母爱，这种母爱的表达方式就是只要她一哭就想保护她，保护的方式就是抱在怀里。

结果发现，小孩子也很会欺负人，看客上菜的，抱惯了以后，她发现只要她哭就可以威胁别人来抱她，经常用哭来达到各种目的。直到吴猪猪两个月大，因为她的这种"小人"手段导致我的胳膊痛得都抬不起来，每次下车都要假装自己是名媛贵妇……连车门都拉不开。很长一段时间内，我的胳膊都伸不直。看新闻报道说张柏芝非常爱她的儿子，最高纪录抱了连续7个小时不放手。

我就没那么好脾气，也没那么伟大。我也会玩小心眼，只要她哭，不是因为饿了，我一般都不会抱着她。我会告诉她："妈妈好累哦，妈妈好辛苦对不对？你看，我要帮你冲奶呀、煮奶瓶呀，又要帮你榨果汁呀，还要洗榨汁机，还要给爸爸做饭呢！你不是很喜欢你爸爸吗，等爸爸回来没有饭吃了怎么办？"

我觉得这个办法很好。我说话的时候，她就盯着我，发现我说完话并没有抱起她，她还哼唧两声表示不满。次数多了，她就会听着我说话，然后思考问题一样发一会儿呆，接着咿咿呀呀开始嘟囔。我才不理她是不是在埋怨我这个做妈妈的不合格。这样，她无所事事，也只好无聊地在床上学翻身，她两个半月就会翻身，原因就在这里。

🐼 从吐奶到长牙

大家都知道，刚出生的小宝宝都会吐奶的。吴猪猪第一次吐奶时，我特别害怕。看见她嘴巴里大口地吐，鼻孔里竟然也有奶喷出来，满脸都是奶，一股酸臭的奶味熏得我只想吐。我吓坏了，不知所措地大哭起来。

猪猪吴去上班了，保姆说吐奶是很正常的。我在书上也看见过，说小宝宝吐奶很正常，也很清楚地知道是因为新生儿的胃呈水平状态，并且贲门部位（胃部入口）还比较松，收缩性不强才会吐出来的。可是，我还是特别紧张，她吐完以后，还吸一口冷气，咳嗽了几声哭了起来，我不顾她还没有满月，抱着她就打车去了医院。

在医院，医生说，有的吐奶是正常现象，像这样喷出来的不是正常现象，需要住院观察。我一听又要住院，抱着她就回家了。我实在不能忍受，也不愿意让护士照顾她，我不放心。

回家之后，我又打电话给一个认识的医生。她说孩子刚喝完奶的时候，要竖着抱起来拍拍后背，抱一会儿再放下，一定要让孩子打嗝。

我试过了，每次喝完奶都会把她抱起来，轻拍她的后背。可该打嗝的时候，无论我拍多久她都不打嗝，放下不一会儿她还是吐了。有时候到了她便便的时间，她会忽然不停地打嗝，还会有屎嗝。

后来我发现把她放在床上，垫高她的头部，在旁边陪着她说说话，唱唱歌，吸引她的注意力，她就不会吐奶。我想了想，其实这个道理很简单，就是让她的胃部从水平状态变成垂直或者倾斜状态，她就不会吐奶。关于拍后背，虽然是医生说的，但最终无效的道理也很简单。打个比方说，在我们大人呕吐的时候，别人帮助我们拍后背，是想让我们全部吐出来会觉得舒服一些。但是拍小宝宝的后背，力度很难掌握，每个宝宝的受力程度不同，肯定是轻轻拍才会让奶慢慢地流到胃里去，可是程度怎么把握呢？太轻了没用，就好像我们从一个瓶子里往另一个瓶子里注入洗发水一类的慢流动性液体，经常明明刚灌进一点点，却堵塞了瓶口，这个时候我们就会拍打瓶子让洗发水加快速度流进瓶子，拍打的力度轻了有用吗？所以就会用一点儿力气。

可是宝宝不一样，他们都娇嫩，如果用力拍，会适得其反；拍得过于轻了也的确没有用，很难掌握。

并且我们在抱着宝宝的时候，新生儿的头还没有那么硬，不能挺起来，所以我们要让她靠着自己的身体，这样会不经意地挤压她的胃部，如果抱得久了，也会因为胃部受到刺激引起吐奶，倒不如把她放在床上，呈静止状态，抬高她的头部，让她的胃稍微倾斜，在奶缓缓地流入胃的过程中消化掉，又可以利用这个时间和她"交流一下"。这种交流一定要掌握好情绪哦，千万不能让她太兴奋，也不能唱一些很欢快的歌，因为她一兴奋就会手舞足蹈，结果可想而知。

Cindy（我想我还是叫她Cindy比较好，如果等她长大了，忽然记起来我经常管她叫吴猪猪，她会不会恨我？）就有好几次因我唱的歌节奏快了，所以她就手舞足蹈不老实，弄得吐奶了。一般来说，我都会把一些歌很慢很慢地唱，或者说一些不会让她兴奋的话，不做一些很夸张的表情。

Cindy吃母乳没有多久，就开始奶粉生涯了。奶粉最大的缺点就是很容易导致便秘，于是喝了十几天之后，我就试着用吃饭的小铁勺添加两勺西瓜汁兑在90毫升的水里给她喝。因为她不肯喝水，只喜欢喝有味道的东西，没想到她特别喜欢西瓜的味道，破天荒地居然喝了很多。这让我很兴奋，因为育儿书上也说要给宝宝榨一点儿果汁喝可以缓解便秘。本来Cindy也并没有便秘的现象，可长久喝奶粉总是会出现便秘症状的。从那天开始，我每天都会加一点儿果汁放在水里给她喝，从两勺变成三勺、四勺……从10：1变成5：1，再慢慢变成4：1，到了四个月已经是2：1了。

五个月以后，她可以喝全果汁了。从西瓜到哈密瓜、苹果、梨、橙子、葡萄、奇异果……只要能榨果汁的水果我全都试过。这既可以补充维生素C，又可以缓解便秘，又解决了她不喜欢喝水的难题，一举三得。不过每天都要用牙刷一点点刷榨汁机里残留的水果渣，让我有点儿不耐烦。

　　Cindy四个月就长出了两颗小乳牙，这在同月龄的孩子之中算是早的。她并没有像传说中那样，长牙就会发烧，会流口水。刚开始我看到两颗小白点的时候，以为是上火长的疮，于是跟Cindy的阿姨说。Cindy的阿姨是生过小孩子的，眼神也比我好。她笑嘻嘻地说："哪是疮了？明明就是两个小牙嘛！这么早就长牙了！"

　　从她长牙开始，我就试着喂她些米粉。刚开始她不太适应勺子喂食，以为用勺子吃的就是药，只要勺子放到嘴边上，她就会紧张地闭紧嘴巴，怎么逗她都不肯吃。我怕引起她的反感，以后会讨厌吃东西，没敢强迫她吃，便自己吃了起来，她看了几次，便抢着吃起来。我把鸡蛋黄和蛋清隔离开，把蛋黄蒸了给她吃，她很喜欢，第一次就把蛋黄吃光了。后来试着喂鱼腩（北方人不习惯这样称呼，鱼腩就是鱼腹的那块，刺比较大，肉比较软滑），她也很喜欢，并从此爱上了吃鱼。喜欢吃鱼是好事，因为鱼的营养价值很高。

　　一开始她吃一点点，到了六个月已经可以吃掉整条鱼的鱼腩。我和猪猪吴最喜欢吃鱼腩了，自从Cindy开始吃鱼，我们俩就不知道鱼腩是啥滋味了。有时候猪猪吴在外边应酬回来，躺在床上摸着肚子说："哎呀，鱼腩真是美味呀！今天这顿饭整条鱼腩都被我吃掉了！"

2006年9月18日　星期一　东边日出西边雨

　　在广州生活，煲汤是必须要学会的。以前我就很喜欢喝汤，来到广州以后，学着做汤已经变成一种爱好。从我怀孕到Cindy出生，我已经变成了一个煲汤高手。所以，Cindy还没有吃饭，已经开始试着喝一点点汤了。猪骨汤、鱼汤、鸡汤……只要能做汤的，我几乎全都试过，对于煲汤也有了一点儿经验。

广式的汤水补充钙质、去火排毒的功效比较好些。例如煲猪骨冬瓜汤，先把新鲜的猪骨洗净，然后用瓦瓷一类的汤罐盛足够的水，将猪骨放入，加姜片大水滚开，先不用着急关小火，继续开着锅盖滚15分钟左右，调小火，这样煲出来的汤色泽比较浓稠，口感也比较好。把冬瓜洗净切大方块，注意，不要把冬瓜皮去掉哦，因为冬瓜的皮有去湿热的功效，在夏天喝又可以防暑，可算是一道有保健作用的汤呢！

在猪骨煲开一个小时后，放入带皮的冬瓜块再煲一个小时就可以了。又可以去湿热，消水肿，顺带着还补充了钙质，妈妈喝了又美容，宝宝喝了又健康！还可以把冬瓜换成胡萝卜、海带、白萝卜、马蹄、玉米……再添加些枸杞、大枣、桂圆一类的。只要你喜欢，换成什么都可以。我是从来不会单独给Cindy煲汤喝的，她喝那么一点点，要煲那么久，浪费人力浪费煤气，一般都是煲一大锅，一家人一起喝。

小宝宝在一岁以前，除了奶粉，经常喝的就是粥。Cindy也不例外，经常喝粥。小米粥很有营养，可她不是很喜欢。有时候买到新鲜的小米，混合着少许绿豆煮了给她喝一点点粥水，她还可以接受，但喝到小米就会往外吐。

夏天，热的时候，不能给这么小的孩子喝太浓的绿豆水，怕喝多了拉肚子，只能给她喝小米绿豆水解暑。剩下的就是喝大米粥了，还是用煲汤的锅，放大米放水，滚开以后调小火，慢慢地熬，一直熬到大米粒几乎看不见了，很黏很软烂的时候，可以加入百合、瘦肉、猪肝等等。不过加入生的肉类时一定要在开始的时候放姜片或者姜丝，因为肉类很腥。我们最常喝的就是皮蛋瘦肉粥，虽然美味，但我认为不适合给小孩子喝。皮蛋（松花蛋）是含铅量很大的食品，大人经常吃也是不好的，铅过量会让人中毒的，所以我从来不煲给Cindy喝。

我很少专门给她单独做饭吃。很多婴儿食谱上的小宝宝饭菜都特别的麻烦，要准备一大堆的材料，做出来只有一点点给孩子吃，万一孩子不吃，很是浪费。通常我给Cindy吃的饭都是大人也可以吃的，做好以后大家一起吃。像汤和粥一类的，一定不能放太多盐，因为小孩子的肾功能还没有发育全，盐过多会增加肾的负担。

Cindy从会坐开始，我们吃饭的时候，就让她坐在宝宝椅子上，有时候给她吃粥，有时候吃面条。这样会慢慢让她感受吃饭的气氛，习惯和大人一起吃饭。

经常看到小区里有很多父母或者是爷爷奶奶，端着饭碗追着小宝宝喂饭吃。我很不赞同这样的做法，一是这样吃饭，孩子四处跑着对胃不好；二是小宝宝一边跑一边吃，也很危险，吃饭注意力也不集中，万一被勺子叉到喉咙后果不堪设想；三是有风的时候，会让宝宝受风以后腹部发胀不舒服，有沙尘一类也很不卫生。

吃饭和我们一起吃，这样会让她不养成过于霸道的坏习惯，让她明白所有的食物都是大家一起分享的。

🐼 谁说我孩子不好，我就跟谁急

2006年9月22日 星期五 很热

如果你在大街上遇见我，你说："你长得可真丑，还很胖。"我肯定愿意认同你的看法，没准咱俩还能做朋友呢！但是不管你认识Cindy多久，如果你贬义评价她，我可真跟你急。我没开玩笑，我很严肃。

广州的夏天极其不厚道，总是喜欢以闷骚示人，让人烦躁得窒息。Cindy由于大部分时间都是在户外活动，再加上猪猪吴经常带她去露天游泳，她的皮肤都晒成了小麦色。我戏称她是"小黑妮"。

睡醒午觉喝了点水，Cindy和小燕子就急匆匆下楼了。一般情况下，都是我做好饭再去找她们。可我这里都没开始择菜呢，小燕子撅着嘴就回来了。我问她怎么了，她气鼓鼓地说："刚才在楼下玩，那个经常抱着小孩子散步的女人问我'Cindy妈妈的老家是哪里'，我说是山东的，她就说'怪不得小孩子又土又黑，原来是山东妹！'"

听到这里，我顿时火冒三丈，拿出我梁山母夜叉孙二娘的脾气，气冲冲下楼去找那厮理论。

到楼下，小燕子就指着一个戴眼镜的女人，说就是那个人了。我不动声色地走过去，那女人正好也抱着一个几个月大的孩子在那里站着。我望着她友好地笑了笑，她也笑了笑。

我见她穿着一条大肥裤衩子，一件白色T恤衫（就是一般人到街上游行穿的那种），夸道："啧啧，你这个人气质真好哇！穿着这么朴素，看起来也很有味道。"

那女人立即笑颜如花："哪里！在家带孩子，随便穿的。"

我又问："你一定是大城市来的吧？瞧你这气质！"

女人说："上海过来的呀！"

我点点头，摸摸她孩子的小手。孩子的小手上挂着一根红绳子，上面叮叮当当挂着24K纯金的小花生，很是可爱，我羡慕死了。

"哟，你这个小孩子好乖的呀！你看她满嘴还吐泡泡呢！"我强忍着口水夸她家孩子。

那女的笑笑没说话。我又问："你多大了呀？看起来这么年轻就有孩子了！"说这句话的时候，我真害怕天上雷爷发怒，不小心把我给劈了。

哪个女的不愿意听见别人说自己漂亮，她听到我又赞美她，马上摆手说："什么呀？我今年都整40岁了！"

"啊？你都40了呀？那你还生孩子？我说你家孩子眼睛怎么有点儿斗鸡眼呢！"我说的是实话，她家孩子真有点儿斗鸡眼。

那女的本来高兴得都不知所以然了，一听我突然说出这样的话来，一时间没转过弯来，愣道："你……你这是说什么呢？"

我又大声重复了一遍："40岁算是高龄产妇了，你还敢生孩子？我说你脸上怎么跟生锈似的！斗鸡眼不是大问题，关键是脑子别有问题就行！"

那女人这下明白过来了："你有病啊！我招你惹你了？"

我这次原形毕露："你没招我，也没惹我，你说我女儿黑，我女儿黑关你什么事？那是日光浴晒黑的，你知道吗？你还敢说我们土，就你们洋，上海洋你还待不下去了呢！估计掏大粪的都不要你！"

这会儿围了一群人来看我们吵架，那女的也有些困惑，对着众人说："你们看，我在这里好好的，她莫名其妙就过来骂我一场！"

小燕子抱着Cindy走到我面前，她才明白过来："哦，原来你是她妈呀！我也没说什么啊！"

我白她一眼，挑衅道："对，你是没说什么，你不就说我们是又黑又土的山东妹吗？你他妈的是不是想找抽呀？嘴巴这么贱！"

旁边很多认识我的人见大事不好，就拉我走，都说算了，一点儿小事不要太计较。我恶狠狠地丢下几句话，她也没怎么说话，我只好就回家了。

猪猪吴晚上下班回来，我跟他说了发生的事情。

猪猪吴看了看Cindy，叹口气："唉！你长大了，千万别和你妈那样！出门就吓唬人。"

事后，小燕子跟我说，楼下的保姆跟她说，以后在外发生什么事，千万别回家说，Cindy的妈妈实在太猛了，动不动就将袖子露胳膊地和人家摆擂台呢。

我的人气实在不旺，闹得怨声载道。不知道吴猪猪长大以后，会不会体谅我深爱她的一片苦心。如果她也恨我的话，那我干脆买块豆腐一天撞十回，撞死算了。其实啊，我做人也是有原则的，你说我不要紧，我很有自知之明的，知道自己丑，向来轻易不出门吓人。但你说Cindy就不行，成心惹我犯老毛病。我这个毛病世界罕有，叫做常年更年期综合征。

当Cindy一摇身变成吴跑跑的时候，她的妈妈在被逼无奈的情况下，只好变成了泼妇。是的，我承认，我的确很像个泼妇。十足的，真正的泼妇，会骂街，并且十分恶毒。除了变成一个泼妇，我不知道我还能怎么样来保护我的孩子。我不想用过多的理由为自己开脱，泼妇怎么啦？泼妇耍泼那也是为了保护自己的孩子。

2006年9月28日　星期四　微风熏人醉

今天我看了前几天的日记，觉得自己确实很泼妇，可是……难道我要继续我的泼妇人生吗？

其实，我很虚荣，我很愿意在别人眼里是个优雅而有涵养的妈妈，我很想让他们父女两人以我为傲。

Cindy自从会跑以后，就有着一种过人的天赋，她无师自通地学会了官兵捉强盗的游戏。当然她是身手矫捷的强盗，我就只能是那个笨蛋官兵。

做这个游戏，她向来都是无时无刻、不分场合的。只要把她放在地上，她马上就开始和我玩这种让人头痛的游戏。从她学会走路的那天开始——错了，直到现在她也不是很会走路，因为一开始她就是跑的。

猪猪吴说："她跑你别追她，正因为她知道你会跟在后边，所以她才越跑越开心。"

天哪！这简直是放屁！放猪屁。

试想，一个一岁两个月大的孩子，她离开妈妈跑得远远的，我这个当妈的就站在原地不动？如果有车过来，她知道躲吗？万一有突如其来的灾祸怎么办？小区内曾经有两个儿童玩耍，一个小朋友用食物里边的干燥剂撒在另一个小朋友的脸上，这时另一小朋友的父亲惊急之下，拽了这个小朋友的耳朵，于是双方父母各自召集亲朋，差点儿就引发一场群殴。所以，不得不说带孩子是一个责任重大的问题。

晚饭后，她出门又和我玩官兵捉强盗，跑到滑梯跟前就忘记了游戏规则，站在滑梯边上呆看起来。我这个笨官兵刚刚赶到，站在她身后距离不到一米的地方。

突然，从滑梯上下来一个四五岁的小男孩子。他看了看发呆的Cindy，以迅雷不及掩耳的速度，拿着手中的玩具汽车就向Cindy的后脑勺拍去。我根本就来不及把Cindy拉开，我大喊："你干吗啊你！"

我承认，我喊的声音特别大。那个小男孩吓得浑身一抖，有些要哭的样子。这个时候，从滑梯的另一侧出来两个老太太，冲我大骂："你有病啊！你把我孩子吓着了！你年纪轻轻的，素质怎么这么差？"

超级无语。这算什么？恶人先告状？倒打一耙？我居然幼稚地说："你家孩子拿着玩具汽车要打我小孩呢！"

其中一位老太婆（我实在是不愿意开口称她为老大妈）语不惊人死不休："打着了吗？又没打着你叫唤什么？再说了，我小孩子要打的话，我会拉住他的嘛！还用你来管？"

我站在Cindy身后不到一米的位置，我都来不及拉住他，因为那玩具汽车就已经距离Cindy的后脑勺没有五厘米了。这位老太婆站在滑梯的另一侧，距离她的孩子有三四米之遥，试问她有多快的速度可以阻止她的孩子？难道真人不露相，该老太太是"乾坤大挪移"的高手？还是"凌波微步"的传人？

我的脸憋得通红，一肚子气没地儿出。我总不能和一个老太婆斤斤计较吧？算了吧，反正还没打到，于是我灰溜溜地走了。

🐼 当她受了欺负，你不能让她示弱

2006年10月30日 星期一 晴空万里

事隔不到一个月，吴跑跑小朋友又在官兵捉强盗的游戏中忘乎所以了。今天，她又站在滑梯边上发起呆来。我太了解她了，她每次想玩滑梯之前，都是先欣赏一下别人的玩法，然后效仿之，抑或她认为她可以创造出其他别出心裁的高级玩法？

一岁三个月的Cindy，绝对有做王军霞接班人的潜质，速度相当快，她都开始发呆了，我却还距离滑梯有很长一段距离。

真的非常不幸，这次从滑梯的另一侧冒出一个小男孩，目测年龄大概两三岁，二话不说，上去照着Cindy的脸就是几个大嘴巴子。他看了看Cindy没有反应，又抢了几个大嘴巴子。Cindy还是没有哭，我正在跑过来的路上，我正在亲眼看着自己的孩子被人家打嘴巴子。清脆的响声，一直回响到我的心脏，每一声都那么痛，痛到我的腿迈不动，嘴喊不出。那个男孩子的旁边不知什么时候突然站了两个面无表情的大人，我确信其中一个就是他妈妈。

小男孩一直都在审视着自己的杰作，Cindy脸上开始泛红了。当他再一次抬起手来的时候，我头脑一阵迷糊，喊出一连串的话："你他娘的打谁呢？你找死啊！你不想活了？"随着喊叫，我也已经走到了Cindy身边。

这时，旁边站出一个长发披肩的年轻妈妈（果然不出我所料，原来她一直视而不见）。她说："你刚才说什么呢？你知不知道我们这里是文明小区？"

我咬牙切齿一个字一个字地说："我刚才说的是，干一你一娘！文明小区兴打人就不兴骂人吗？谁规定的？"

这位年轻的妈妈指着我，对着众人说："你们看看这个人，怎么这样的？我小孩子打人是我小孩子不对，可她也不能骂人呀，是吧？我们都是受过高等教育的人，怎能这样子？"

这位受过高等教育的人并不打算给我赔礼道歉，其实如果她因为孩子的过失道歉了，我还能怎么样呢？只能是哑巴吃黄连了。并且，还显得她是个大方有修养的人，恰好和我这个泼妇形成鲜明的对比。

周围没有一个人开口说话。

我已经失去理智了。我为什么要和她讲道理？她一直都站在她儿子面前，难道她儿子打了Cindy将近十个耳光，她完全看不见？那如果别人打她儿子十个耳光，她还能继续这样保持受过高等教育的姿态吗？这些全部是废话，我不和她玩这个。我气得满脸通红，而她居然拿高等教育来约束我。我非常无赖地说："我他妈的不识字，我没受过高等教育，我就喜欢骂人，我还想打你呢！"

年轻的妈妈摊开双手，耸耸肩膀自嘲道："那你打算怎么样？那你打吧！你也别拿孩子出气，你打我好了！"接着她对众人说："大家都有孩子，都是知道的，两岁半的小孩子处于叛逆的时期，打人都是无意识的。我们楼上一个小孩子三岁了，还经常打我小孩呢！"

太好了！这就是充分的理由！打人都是无意识的。

太可笑了！

我忍不住大笑起来："是，你说得很对。患精神分裂症的人还杀人呢！也是无意识的。杀人还不犯法呢！你家孩子被打了，你觉得无所谓，所以他打别人，你也觉得无所谓，那别人觉得有所谓怎么办？"

她不否定，也不肯定。我当她是默认的。既然这样我还客气什么，我拿着Cindy的手照着小男孩脸上就甩了几巴掌。那小孩子"哇"的一声哭了。

年轻的妈妈马上就惊叫起来："你干什么！你这个人简直不可理喻！疯子！"

"你不是无所谓吗？这么激动干什么？我只是按照你理解事情的方式去做而已。为什么现在青少年犯罪的几率越来越高？就是因为有你这种不负责任的父母！从这么小就开始纵容小孩子打人，长大以后岂不是要杀人？"

年轻的妈妈也涨红了脸大叫："你打我好了，你有种打死我！"

她说着就冲我撞过来。

这时周围已经聚集了很多人，也有些热心的观众开始劝解了："算了，大家相互让一步。"

年轻的妈妈牵着自己的孩子，一边走一边说："以后不要跟这样的小朋友玩！素质太差了！"

我当即冷笑："是，我们素质很差，不过我们也不愿意和你这种人为伍，一看就是挨枪子的玩意儿！"

我此时的姿势是这样的：袖子撸上去，双手掐腰，完全一个泼妇的形象。当女人原形毕露的时候，最不想让谁看到？

你猜得很对。

这个时候猪猪吴就从大门那里走过来了，而我还没来得及恢复我贤淑优雅的样子。

猪猪吴问："你干吗呢？"

"吵架呢，没看见？"反正已经被看穿了，干脆痛快淋漓地剖开自己，让他看个够得啦！

"Cindy脸怎么红了？"猪猪吴抱起一脸茫然的Cindy。

"被人打的。"

我的眼泪慢慢地滑了下来。当一切恢复宁静的时候，我又想起来，此时我正依偎在男人的怀里，我不需要假装坚强。

也许我很无礼，很粗鲁，很混蛋，不管你怎么评价我，如果还有下次，我想我还会这样做。

在情急之中，我只记得我是一个母亲，我是Cindy的妈妈，我的正常反应是像老母鸡护小鸡，其次才会想到文明和礼貌。

2006年11月2日 星期四 天阴沉阴沉的

我是不是应该自我反省一次？为什么我一直在扮演泼妇的角色？这极有可能是遗传的。

记得三岁的时候，我在自己家门口玩耍，不记得为什么，只记得一个上学的女孩子很粗鲁地问候了我的母亲，我也毫不犹豫地同样问候了她的妈妈。这个女孩子就照我的脸甩了个大嘴巴子，鼻血顺着我的嘴巴滴到衣服上。我妈帮我清理了鼻血去她家理论，那家的妈妈说："这孩子我们也管不了，她连我都骂，我说她也没用。"我妈很生气，叫那个女孩子道歉，那女孩子连我妈也骂了，而她的妈妈站在旁边无动于衷。我妈就揪住她甩了她一个耳光，她鼻子也立马流血了。她哭着骂我妈，我妈牵着我就走了。可平时，只要是和我同等年龄的孩子，打架吵闹我妈向来置之不理。

这件事我一直记得特别清晰，对我影响很大。我的大脑里一直就有这样的意识和观念，当自己的孩子遭遇了不公正的待遇，且对方家长不闻不问的情况下，潜意识里的影响自然而然就会体现出来。

我母亲从小就教育我做一个好人，做一个正直的人，做一个不欺软怕硬的人。但前提是，不能被气势汹汹的人吓倒。不管做什么，都不能建立在别人的痛苦之上。我也这样教育着Cindy，就像妈妈当初教育我一样。

家庭教育影响深远，不单单是影响一代人。从Cindy学会走路开始，几乎每天我都告诉她："别人的玩具不可以拿，必须要经过别人同意才可以。如果你拿了别人的玩具，别人会打你的。"所以，Cindy从来都没有拿过别人的玩具。当别人抢Cindy手中的玩具的时候，她理所当然会争夺，会打人。我不认为这是错误的，就连猫啊狗啊都不允许别人夺取自己的食物，何况是人？反之，如果Cindy拿别人的玩具，被打了，我向来不吭声。因为她需要知道这样做的后果。如果她实在喜欢别人手中的玩具，那么我会让她学会交换，用自己的玩具和别人交换。

我们一直都是这样做的。

但是，我绝对不能接受Cindy无缘无故挨打。她没有妨碍任何人，她只是静静站在那里，两次都是这样莫名其妙被打了。我不能让她形成那种逆来顺受的意识，不能让她以为别人打她是理所当然的，更不想让她变得懦弱。

因为我爱她，所以我想保护她。我只是做了一个母亲该做的事情，so,我其实是一个山寨泼妇？不知道是否可以这样安慰自己，虽然我极度不情愿扮演泼妇这样的角色，可又不能拒绝，我也不知道如何是好了。在条件反射之下，相信每个爱自己孩子的妈妈，只会记得自己是母亲，而不是淑女。有很多人会选择其他的方式，要么静静地走开，要么告诉孩子说：不要和这样的小朋友一起玩。

可是，亲爱的妈妈同胞们，我也试图这样做过，我也不想当着孩子的面原形毕露。粗鲁、恶俗的形象也许会带给孩子不好的记忆。可是当我发现，在人生的旅途中，会遇见很多很多这样的事、这样的人。我们不可能一再地忍让。**忍让是一种纵容，也是一种懦弱。当我的孩子没有错，而且被别人欺负，我要教会她自强。**

🐼 什么样的保姆才是好保姆

2006年12月23日　星期六　晴朗

这段时间我一直都是一个人在照顾孩子，打扫卫生。偶尔猪猪吴帮我洗碗，但第二天还发现菜叶子在碗边跳舞。他偶尔帮我擦地板，干了以后我才明白原来他是个很写意的艺术家。明天就是平安夜了，可和我又有什么关系呢？

天啊！赐给我一个保姆吧！

2007年2月17日（除夕）　星期六　阴

马上就要迎来新的一年了，有很多有趣的话有趣的事，我却没有时间一一道来。年前还有人想请保姆吗？别做梦了，明天就是新年了。Cindy快要醒了，我赶紧打两把锄大地（一种游戏）关机吧。

2007年3月6日　星期二　阴，咯有小雨

小莉老家出了事，她只好回去了。

没办法，我们又带着希望去中介公司找保姆。这次中介公司的老板娘给我找了一个很年轻的保姆，1983年出生的，长得虽然算不上美女，但不缺鼻子不少眼，看起来也很干净的样子。我认定她是个好保姆，如获至宝马上把她请回家。第二天猪猪吴就出差了，剩下我和她在家带孩子。

121

她叫阿华，干活很利索，擦得地板亮得能照出人来。Cindy叫惯了阿姨，管她叫阿姨。她就不高兴了："我还没结婚呢！你要叫我姐姐。"我好不容易才请个人回家，哪敢让人家有半点儿不开心。我严肃地告诉Cindy："你以后要管她叫姐姐，知道吗？没有结婚的叫姐姐，结婚的才叫阿姨，姐姐没结婚呢，所以要叫姐姐。"

阿华对我很关心，只要我坐在电脑前，她就会说："对着电脑不好的呀！你要近视眼的。"

人家刚来，我也不好冷落了人家，就坐在客厅里陪她看电视。阿华就问："你们家这个电视还这么薄，是不是真的数字电视？"

我说："是呀！刚搬家就买了。"

阿华似信非信地望着我："你要小心的呀，现在很多假货的。"

电视里正在播电视剧《给我一支烟》，阿华很喜欢这部电视剧，特别爱那个男主角。只要男主角一出来，阿华就激动地双手捂脸："我好爱你哦，你好帅啊！我嫁给你算了！"那个演反面角色的女的一出场，阿华就激动地站到电视机前指着她骂："你个贱货，人家都说了不喜欢你啦！你干吗还老缠着人家！你去死了算了。"

她的激动让我紧张，特别是每次看到她的手指指到电视屏幕的时候，我就害怕她会突然发脾气把电视机砸了。到播放广告的时候，阿华就玩弄我的手机："你这个手机是真的三星的吗？看起来很贵，要两千多块钱吧？"

刚开始她问我电视机的时候，我还能勉强回答，现在又拿着手机问，我就有些不太高兴了："才五百买的，我哪有钱买那么贵的呀！"

她又问："你们家房子还不错，不过我看你和你老公都不像有钱人哦，一定是租的吧？"

我哭笑不得："是呀，是呀，是租的。"

阿华就更开心了："我就说呢，一看就能看出来。我以前在的那家，人家都是公务员，人家的孩子用的是'帮宝适'，喝的奶粉全部是香港买的。奶瓶都是'新安怡'的。"

我问："哇！真的呀！那家人好有钱哦！"

阿华："是啊！她们家的孩子都会说英语的，Cindy会不会呀？"

我开始自卑了："她连中国话都没说明白，英语就更不会了。"

阿华又问："你会英语吗？"

我说："我不会。"

我心里暗笑：她为什么没有问我，不懂英语怎么还给cindy起个英文名字？cindy是什么意思？我想着，默默在心里说，cindy象征勇敢、美丽聪明的姑娘。

这个时候Cindy正在拿着她的小提琴玩具在沙发上手舞足蹈地做音乐家，一不小心就打在了阿华的肩膀上。阿华痛苦地低下头，按住肩膀哭起来，吓得我慌乱不已，追着Cindy要打她，又忙问阿华到底打伤了哪里。

"呜呜……从小我爸爸、妈妈都没打过我，她……"阿华指着Cindy，梨花带雨煞是可怜，"她居然打我！呜呜呜……"

"你哪里痛啊？我带你去医院吧！"我真吓坏了，没想到一个小小的塑料玩具居然把一个大人给打哭了，一定是伤得很严重。

"她打到我肩膀啦！我好痛！"阿华一边哭一边指着Cindy说。

真是气死我了！一个捣蛋玩意儿!还不如打死算了！我拿起拖鞋逮住Cindy，隔着大棉袍睡衣狠狠地打她，一边打她，她还一边咯咯笑。大冬天的，打她打到我一身汗，她居然还笑（Cindy再次证明了她的确很勇敢，越揍越笑）！

我没好气地望着阿华："你看，我打得也挺狠的，可她就是不哭，我有什么办法？要不你打我一顿好了！我很抗打的！你把那个小塑料提琴打烂了我也不会喊疼的。"

阿华擦了擦眼泪，摆摆手："算了吧！她也不是故意的。"

好在电视剧又开始了，阿华看到自己的梦中情人，这才平静下来。

哎，我算是又明白了，我错了。居然请了一个这样的保姆回来……我认了……一切等猪猪吴回来再说吧。

2007年3月7日 星期三 晴转多云

今天，我还在被窝里呼呼大睡，迷迷糊糊感觉有个人在看着我，睁眼一看，阿华坐在床头柜上。

我问她："你有什么事吗？坐这儿干吗呀？"

"就是没事才过来看你的呀！"阿华看见我醒了，显得有点儿兴奋，好像我根本不是在睡觉，而是得了重症昏迷。

我感觉真是幸福极了！猪猪吴在家也从来没叫我大早上就起床，你看人家阿华才来家一天，就这么勤快地把我叫起来。

我起床后就和阿华带Cindy去菜市场买菜，路上阿华跟我说："不用买鱼，我不喜欢吃海鲜类产品！"

你看，人家多知道帮我省钱！我客气地说："那不行呀！你多少吃点儿吧！我要求Cindy一个星期要吃两次鱼的。贝壳类海产品还是不要给她吃好，因为微生物比较多。"

"也不要买带了肥肉的猪肉，我不吃。"阿华小姐又命令我。

"要多买些水果，多吃水果对皮肤好。"

"买鸡的时候，让卖鸡的把脑袋脖子屁股全部剁掉。"

我都一一答应，心里还是嘀咕："我要忍，我一定要忍。好不容易请个人来，我吃什么都行，只要有人给我带孩子。"

回到家，我在厨房里收拾买回来的菜，阿华指导我："嗯，你要把鸡毛拔干净呀！吃到嘴里好恶心的，每一块都要仔细检查。"

"花菇要泡软，多冲几次水。要轻轻地冲啊，不要用力捏，把营养都捏没了。"

唉！我就跟受了气的小媳妇似的，吓得大气不敢出。Cindy跑到厨房抱着我的大腿，要妈妈抱抱。阿华说道："你乖啦！妈妈在干活。"

我收拾完，坐在沙发上歇会儿，阿华拿起我的手，问："这个戒指是真的钻石的吗？看起来好假哦！"

我嗫嚅着说："嗯，是假的。我老公穷，没钱买真的，看人家有钱人都带这个，就领我去批发市场花25块钱买的。"

阿华很是同情，拍着我的肩膀安慰我："算了，你知足吧！你老公这么穷，还给你请工人带孩子。再说了，你又不是靓女，能找个有钱的吗？"

这话倒是说到我心里去了，我长这么丑，有人要已经不错了。找有钱的人要花钱去修理脸蛋子，关键是我的脸蛋子需要改造的地方太多了，基本属于无药可救型的，再改也就这样了。不过，我心里还是很羡慕有钱人家的日子，问阿华："你这么漂亮，现在有男朋友了吗？"

阿华想起她的往事，滔滔不绝地说起来：以前有个香港佬追过她，给她买了一条9999元的金项链，她锁在银行的保险箱里了。他还带她去过新疆，坐过大灰（飞）机，还带她去过云南，住过五星级酒店。但是，后来她嫌他不是太有钱，就放弃了。现在那个男的找了个女的，比她丑，倒做上了阔太太。还有一个花都的工厂老板，有好几栋别墅，可是她嫌弃他头发少，所以也拒绝了。为此那个男的还痛苦了好久，一见到她家人，就说没福气娶她为妻一生遗憾。

我听了阿华的故事，不屑的同时，越想越对自己不满意，对猪猪吴更加不满意。凭什么人家就能这样，我就一定在这个小狗窝里憋屈着？人家见过那么多世面，而我在家除了围着Cindy就是转锅台，还整天为了多省几毛钱和菜贩子吵半天，多么的不幸，多么悲惨的一生呀！

阿华看了看我又说："其实你打扮一下也许会不错的呀，你可以穿得洋气点儿，再化化妆就会好看很多了。"

我说："不行了，就这样的黄麻子脸，就算头发边上插朵花也变不成杨二车（杨二车娜姆）呀！"

阿华问："杨二车是谁？"

我说："国际大腕，你都不知道呀？章子怡出场费都没她高！"

阿华说："章子怡算什么呀，我觉得我都比她靓。"

我连忙称是。好说歹说的，阿华为了显示她的人脉广博，晚上一定要请我去白天鹅饭店吃饭，说让那个花都的款爷带一个比较帅的大老板给我认识。

我故意问："真的吗?白天鹅好贵的呀!"

阿华轻蔑地说："不要大惊小怪啦！我以前经常去的，一盅炖汤才一百多块钱!"说完想了想又说："如果你觉得那个款爷好，你就好好和他聊聊，大家做个朋友嘛!"

我不解风情地问："做个什么朋友?"

阿华打了我一下，语重心长地说："你真笨！你老公这么穷你还跟他干什么？当然是找个有钱人好啦！到时候人家摸摸你什么的，你可别扭扭捏捏的！"

我故意装糊涂："他摸我干什么呀?"

阿华实在是不耐烦了："你真是笨到家了！人家摸了你觉得好，才会和你去开房间呀！"

我跟她说："我看还是算了吧，再说Cindy在家也没人带。你看我实在是丑得出不了门呀，这老公还是我死乞白赖黏上的，好不容易混个长期饭票，我也就心满意足了。"

阿华只好叹我没福气，也就没再说什么。到了晚上，又开始播放《给我一支烟》，她又开始坐立难安，一会儿起来指着电视骂，一会儿又坐下唉声叹气。我也不敢打搅她，偷偷到卧室给猪猪吴打电话："猪猪，我和Cindy好可怜，你从来都不心疼我们的。"

猪猪吴电话那边没好气地说："你又犯什么毛病啦！打电话找我吵架吗？你说吧，我听着。"

我说："人家阿华以前在的那家，从来都是从香港买奶粉喂孩子的，人家的尿片和所有的用品都是名牌的。我的Cindy从来没有过一天这样的日子。我好对不起她，你不觉得我们很对不起她吗？"

猪猪吴不吭声，估计是心里开始自我反省了。

我又接着说："人家动不动就能去'白天鹅'吃饭，我呢！我连广州大排档都没吃过，有你这样的吗？"

猪猪吴在电话那边嗤嗤笑起来："我不是给你买过糯米鸡、牛肉粉吗？结婚的时候我爸爸还请你吃过大龙虾呢！"

不听则已，一听就来气："我不管啦！我也要去吃'白天鹅'，我还要吃鲍鱼、鱼翅、燕窝，你快点儿买给我吃！"

想想，我还是觉得不解气："人家阿华说了，我跟着你没好日子过，她要给我找大款呢！"

猪猪吴一听比我火气还大："你他妈的快去吧！别在这里跟我瞎掰乎！"

"去就去！你以为我不敢呀！"说完我"啪"就挂上了电话，去客厅看电视。

阿华看得很投入，Cindy也很忙，忙着把她所有的玩具统统倒在地上，然后自己坐到玩具箱里，扶着箱子当马骑，用力晃动着箱体。就是一般的整理箱，箱体下边有四个滑轮，她只要一用力，就可以滑出去一点点儿。她们谁也不理会气鼓鼓坐在沙发上的我。

好不容易等阿华看完电视，我对Cindy说："你快点进去睡觉！都几点了呀！"

Cindy就从箱子里爬出来往卧室走。阿华说："Cindy，你还没有和姐姐说'晚安'呢！"

Cindy看了看她，说："拜拜！"

阿华："不是拜拜，是晚安，要说姑奶……"

我听得一脸困惑，问："'姑奶'是什么？"

阿华看我一眼，说："你又没上过多少学，这样教不了小孩子的！'姑奶'是英语，以前那家都是这样教小孩子的，每天睡觉前都要说，就是晚安的意思。"

我像发现新大陆似的问："哎，你是不是会好多英语呀？"

阿华反问我："你什么毕业呀？"

我说："小学五年级。"

阿华高傲地说："我比你文化水平高，我初中三年级没念完，以后我教Cindy说英语好不好？"

我问："能不能也教教我呀？以后我见了人也好卖弄卖弄。"

阿华见我一副谦恭的样子，爽快地说："好！今天就学'晚安'，说'姑奶'！"

我和Cindy一起："姑奶……"

阿华很满意，竖起大拇指夸我们："好棒！"

我又问："有姑爷吗？"

阿华说："没有！只有姑奶。"

我还是不死心："有大姨妈、二大娘吗？"

阿华有点儿不耐烦了："今天就学到这里，不要问那么多，明天早上我们再接着学'早上好'！"

呵呵，真是搞笑死了，她还真以为我小学毕业的。晕倒。

说了半天，Cindy又不肯睡觉了，站在电视机旁，不打算动了。我只好拎着她的胳膊进了卧室："看什么电视！你就知道看电视！你赶紧和姐姐说'姑奶'，然后以最快的速度上床睡觉！否则我打得你满地找姑爷！"

2007年3月18日 星期日 小雨淅淅沥沥

第五天，阿华说她要回老家办点事儿，问我能不能等她回来。我说我正打算带她回一次老家呢！她走了，我就把她送回老家。阿华说，这样也好，先让我带Cindy回山东，等她办完事就给我打电话。

就这样，我和阿华byebye了。一周后她又给我打了几次电话，问我回来没有，我说我们老家什么都便宜，回广州还要租房子，消费又高，就在老家不回去了。

今天，她给我打电话，说她和一个大款在'白天鹅'吃饭，问我去不去。我说家里穷得都揭不开锅了，买不起机票呀！

🐼 动手就是最好的智力开发

2007年4月1日 星期日 天气很不好，阴云密布

今天是愚人节，由于天气不好，Cindy的心情也不好。由于Cindy的心情不好，所以导致我的心情也非常的不好。

所以，本来该乐呵呵的一天，过得很压抑。

不过我还是坚持写日记，虽然断断续续的，但是要知道，整天被折磨着还能有毅力坚持，已经是多么不容易的一件事情了。

我曾经偷偷地"研究"过美国育儿方式、日本育儿方式，以及中国特有的育儿方式，发现各有利弊。当然，我这种研究只是个人私底下的小小观察，不能算具体全面。毕竟，我还没出过国，只是从一些材料上了解的。

美国的家长在照顾婴儿方面，可以用粗心来形容。只要孩子们吃饱喝足，不生病就可以了。我们经常会在电视上看到，美国的妈妈抱着孩子和朋友们大聊特聊的情景。我们会看到，他们的长子或者长女在家扮演保姆的身份来照顾弟弟妹妹，会看见三四岁的小朋友还带着纸尿裤到处跑。他们的孩子很小就会懂得一些体育活动最基本的规则。在他们读书以后，父母会一次性支付整个月的零花钱，18岁成人以后，孩子们也不会再跟父母要钱。

日本的孩子们在婴儿时期，可以受到父母很细心的照顾，他们很小就懂得很多礼节。不得不承认，日本的确是世界上最重视礼貌的民族。小朋友入园以后，他们注重情商的开发多过智商的开发，比如组织很多很多户外活动锻炼身体，以及各种赛事。

2007年6月12日 星期二 天气很热

　　我觉得，在一岁以前，照顾孩子吃好喝好，少生病，能按照月龄正常发育，该翻身的时候翻身，该坐的时候会坐，该爬的时候会爬，该走路的时候会走路，这就是对孩子最好的教育。

　　不能认为晚点儿没什么大不了的，不锻炼他，没有给他创造好的学习条件，是大人的过错。好比该到学习爬的时候，大人整天抱着，或者整天让孩子坐在学步车里，那他爬得比别人晚是正常的。这一点，不是小宝宝笨，而是大人耽误了小宝宝学习的最佳时机。

　　我曾经看过一个科教片，通过实验来辨证耗子天生会打洞的天性。把一只刚出生的老鼠放在四壁光滑的玻璃罩内一个月以后，再放到老鼠队伍当中去，发现它并不和其他老鼠那样会打洞。而在老鼠洞里的老鼠出生不多久，自然而然就会挖土打洞了。这就是环境影响。就像我们看的《人猿泰山》，主人公从小跟着猿猴在山林里长大，所以他的四肢十分灵活，习惯了半爬行式的走路方式。

　　在一岁以前，你不需要刻意去教他文化知识。我觉得这很没必要，因为小宝宝的大脑还没有发育成熟。用老人的话说，就是到什么时间学什么话，到什么日子做什么事。我不太相信早期教育在孩子的大脑皮层里会产生记忆这种说法。因为在Cindy两岁的时候，她会背很多首诗，到了三岁全部忘记了。当然，也许Cindy是笨的，但据我观察，大多数孩子都是这样的。

　　都说现在的孩子变聪明了，然而我恰恰发现现在的孩子变笨了。我们的父母大多数都是上世纪五十年代左右生人，在他们儿时，连口白面都吃不上，大人经常把孩子丢在炕上，三岁的哥哥带着一岁的妹妹，孩子们很小就学会照顾自己，四五岁的孩子可以站在小板凳上刷锅洗碗，这对现在的孩子来说是不可思议的。

　　到了我们儿时，我们三岁的时候还需要大人照看，虽然没饿着肚子，可也没能吃上像现在这样五花八门的营养食物，只能玩一些很简易的玩具。

再到了现在的孩子，他们从小吃着昂贵的奶粉，玩各种各样的益智玩具，进行早期教育……乃至一家老少都围着一个孩子团团转，可是他们呢？有哪个孩子可以三岁自己穿衣的？最简单的吃饭都需要有人在旁边督促，甚至还需要大人喂，三更半夜还要大人叫起来撒尿（很多都是抱起来，尿完抱回床上）。他们不懂得关心别人，理所当然地享受着一切照顾，小则哭嚷吵闹不止，大则动手打爷爷、奶奶、爸爸、妈妈。他们很小的时候都在受着早期教育，可真的管用吗？

我们的父母八九岁才上学，一样很优秀。我们小时候也没有早期教育，我连幼儿园都没有上过，直接上学前班、一年级，一样跟着比我大的孩子朗诵a、o、e，算1+1=2，照样上大学。

我三岁可以自己满街玩，帮妈妈买酱油，可是Cindy三岁的时候在做什么？在摆弄她的玩具，看电视，看着看着还要问："妈妈，那个男的是不是喜欢那个女的？"这不是聪明，这只是受到不良影响后的早熟现象。

我并不是刻意去丑化自己的孩子，其实每个孩子在那个年龄，都会懵懂地知道一些这样的事情。这是我们没有办法改变的，因为我们不可能改变环境，让她完全与社会隔离，唯一的方法就是她在家的时候，我们不看任何成人台，只是不停地看儿童台或者是体育频道。

其实我想要说的是，为什么现在的孩子自理能力这么差，该学的没有学会，不该学的却不经意间学会了。这到底是谁的错？唯一的答案是：父母。

最好的智力开发不是无休止地灌输知识。

什么是知识？什么是智力开发？这是个辐射面很广的概念，每个人的理解不同，每个人都有自己的解释。

我的解释是，**生活就是最丰富的知识，动手就是最好的智力开发**。生活中的知识很多，对于孩子来说，穿好衣服的窍门、亲情感恩的方式，甚至是走路不摔跤、遇事应对处理的方法，都是知识。动手做一些力所能及的家务、穿衣吃饭系鞋带都是智力开发。在这个过程中，他自己会找到窍门，慢慢地从笨拙学会到精通掌握，都是很好的智力开发。

80后的小家长们都非常注重培养孩子的兴趣，懂得尊重孩子的选择。因为他们都看过很多育儿书，他们爱自己的孩子，都希望自己的孩子能成龙成凤。我也不例外，不管是出于爱还是出于虚荣，将来孩子成才了，自己也有成就感，出门对人说："我家宝贝现在是画家、科学家、教授……"

🐼 别禁止她说怪话，说怪话也是一种思考

2007年7月10日 星期二 "下很大很大的水。"

每次下雨的时候，Cindy就会说：下水了！下水了！有时候我在想，要是可以下饮料就更好了。

从Cindy会说话开始，她只要醒着，就开始啰嗦个不停，假如听不到她说话了，那就是睡着了。她常自言自语，过家家就和玩具说话，和阿姨聊天，和爸爸妈妈聊天，内容十分雷人。有时候她说一句话，会让我笑到抽筋，有时候她说了我想笑还不敢，还要装出很无聊的样子来。因为，如果她说什么我都笑，她就会觉得这件事情十分有趣，会不停地重复。

由于她还分不清什么该说什么不该说，什么是好的什么是不好的，如果她说什么我都笑，她就会变本加厉地说，这样就变得让人反感了。

Cindy两岁以前，总是一个字两个字地向外蹦。结果前些天我们又回了一次山东，一回广州，她忽然就变得很会说话。她总是这样，从长牙齿到走路、说话，都是很突然地就学会了，没有任何前奏。

我出去玩了一会儿，回到家她就大喊："妈妈，你回来啦！"

要是出去，人家问她："你妈妈呢？"她会说："在家股票！股

票涨啊涨！”

到吃晚饭的时候，猪猪吴还没有回来，Cindy就会说："你爸爸呢。"我就会回答她："我爸爸在山东！"Cindy马上大发脾气："你爸爸上班了！你爸爸上班！山东是我的！"

另外，一看到电视里蜡笔小新唱"大象，大象……"Cindy马上就会把裤子脱下来，蹲在客厅里尿尿，或者找出我的胸罩套在自己身上。都说蜡笔小新是个坏孩子，当初我怀孕的时候，觉得他好可爱，好好玩，还连续看了好几天，结果我生出了个女蜡笔小新。

天一黑，她就安静地坐在沙发上等待那两只恐龙出来晃悠。看到紧张处还用双手捂住嘴大喊："怕怕，我好怕怕！"整得自己跟港台明星似的，十分让人反胃。那两只恐龙的名字叫奇奇和颗颗，配音的估计至少四十有五。我一听见那只母恐龙说："颗颗，姐姐会保护你的！"我身上的鸡皮疙瘩马上就哗啦哗啦往下掉。

Cindy十分爱好歌唱事业，最喜欢唱的就是《世上只有妈妈好》："世上只有妈妈好，有妈的孩子像根毛……"每当她的歌声一响起，我就有股想撞死的冲动。

这段时间，电视上经常播出光头李进的脱发广告，Cindy就跟着唱："你的头发还好吗？"一边唱还一边用力揪自己的头发，大概是想变成和她偶像一样的秃头。

还有个电视台，总播放彩铃音乐《粉红色的记忆》。Cindy也会唱："压死你，压死你，把你放心底……"我和猪猪吴一致认为这个孩子有虐待倾向，十分担心她将来的老公是否能够承受。

我心里知道，**她说话的同时，也是在思考，所以我从来不禁止她，让她想说什么就说什么，说错了，我再去帮她纠正。**

2007年7月18日　星期三　老天想下雨就下雨，想暴晒就暴晒

最近这段时间，Cindy的舅舅来广州玩。Cindy很热情地帮舅舅洗隐形眼镜，用了整整一瓶子保养水，洗了眼镜还怕浪费，把自己的小脸蛋也洗了洗，最后眼镜也找不到了。

舅舅很生气，对Cindy做着鬼脸说："你个小傻瓜！"

Cindy说："你个小傻瓜！"

舅舅又指了指她说："你是个小傻瓜！"

Cindy跟着说："你是个小傻瓜！"

舅舅指了指自己说："我……是小傻瓜！"

Cindy指了指自己也跟着说："我……是小傻瓜！"

舅舅走的时候，很沮丧地对我说："姐姐，你什么时候把'你我他'三个字教会了她再带回家去，实在太笨了！"

但有时候，她还是很聪明很可爱的，比如说，走到电梯门口，她忽然和我说："妈妈，我以后不喝奶了。"

我问她："为什么？"

她说："喝奶会上火的！上火喉咙就会痛的！"

我乐了："你知道喉咙在哪里吗？"

她指了指自己的脖子说："就在这里喽！"

两岁的Cindy也会背一些诗。但我实在没有耐心教她，只要你一念，她就说："我不学！我就不学！"过几天莫名其妙自己就会了。后来我逐渐发现了这种现象，我只管念，不管她是否学，过几天她就会唠唠叨叨自己念，很是好玩。

让我哭笑不得的是，她的诗是这样的：春眠不觉晓，白日依山尽，一岁一枯荣……猪猪吴幸灾乐祸地说："你看，我女儿多聪明，一次可以背好几首诗。"

后来我想到一个绝招，但这和常理性教小朋友是不一样的，也许放在别的小朋友身上就不能适用。由于Cindy是个好动的孩子，她是不能安静地听别人说话的。这其实也是正常的，普通小朋友在一岁多的时候只有五分钟的专注时间，两岁可以到10分钟，三岁可以到15分钟。

晚上睡觉的时候，我就权当是减肥了，我们俩躺在床上，我会把一些简单的诗用一些非常简单的动作和语言表达出来。

比如"白日依山尽"，我就用双手比画成一座大山的样子，然后再双手合起来贴在面部。接着给她解释说：太阳距离山很近很近，紧紧地挨着山。"黄河入海流"，我就会用手比画成水流的样子，解释说：黄河里的水都流到大海里去了。"欲穷千里目"，我就要学着孙悟空的招牌动作，把手放在眼睛上方，再告诉她：想要看得更高更远。"更上一层楼"，就要爬得高一点儿看得远一点儿。最后一句非常容易给她造成困惑，她也许会爬到阳台或者窗户上去，这十分危险。所以我要加以说明，就说小朋友小的时候不能爬得太高，否则掉下去就很危险，会死掉，会看不到妈妈，会流很多血，很痛很痛。

她对数字的理解能力非常的差，差到让人崩溃。我告诉她，"1"像铅笔，"2"像小鸭子。"1"是记住了，"2"教多少次她都记不得。每次进电梯，我都会指着'2'告诉她。今天下午遇见一个楼上的女人，她开口叫人家："阿姨好！"那女的一看，笑着回答："啊，小朋友好乖哦！"人家又问她："小朋友住几楼啊？"

Cindy说："8楼。"接着她也问："阿姨，你是住在鸭子吗？"

阿姨就有点儿懵了："什么鸭子？"

Cindy解释说："小鸭子，嘎嘎！"

2007年7月20日 星期五 天很热

现在的Cindy明显长大了。她会主动和我们聊天。但是她不肯睡午觉，让她躺在床上乖乖睡觉，她就会说："爸爸，你快去上班！"

猪猪吴问："上班干什么？"

Cindy回答："赚钱呀！要赚很多钱。"

猪猪吴又问："赚很多钱干什么？"

Cindy："买'益力多'呀！"

猪猪吴："买'益力多'给谁喝？"

Cindy："给Cindy喝。"

猪猪吴："Cindy是爸爸的什么？"

Cindy："是爸爸的女儿。"

猪猪吴："女儿是爸爸的什么呀？"

我想，他在说这句话的时候，一定会以为Cindy会说是爸爸的宝贝，可是Cindy回答说："女儿是爸爸的妈妈啊！"

其实她的目的是赶爸爸去上班，那样她就可以在家为所欲为了。反正她妈妈已经被她降伏了，就算我打她一顿，她也就老实那么一小会儿，然后开始她的疯狂报复。

这段时间，股市四处红旗招展，猪猪吴每天回来，必定会问："怎么样？涨停没？"

Cindy回来以后，也会站在书房门口，学着爸爸的样子问："涨停没？有钱买'益力多'吗？"

刚开始炒股的时候，我每次都会电话交易买卖股票。我只要一打电话，Cindy就会跑过来抢电话，抢到以后，跟着里边的语音说："您的股票市值……"

股市有时会有大规模的绿化调整，只要调整，我的股票在跌，我就会打电话骂猪猪吴，怪他瞎指挥。猪猪吴心情好，就会安慰一下我，心情不好，就会很烦躁地挂电话。提高交易印花税，我亏了一点儿钱，猪猪吴的也大亏特亏，我又打电话发脾气。他正在和客户谈合同，很不耐烦地挂掉了电话，我一次次拨，他一次次挂。最后他关机了，Cindy抢到电话听了一会儿，说道："我找我爸爸，我不找你！你走开！"我拿过来一听，原来是移动关机提示："对不起，你拨叫的用户已关机，请稍后再拨。"

今天，我们出去吃饭。因为好久没有出去，Cindy高兴地大喊大叫，在车上也是爬来爬去。猪猪吴大吼："你给我坐好！再乱动就把你扔出去！"

Cindy拿起车上一本书，看了一会儿，嘟囔："哼！我再也不要你了！我要换一个新爸爸！"

猪猪吴问："你要换谁做你爸爸？"

Cindy拿着那本书，指了指封面的那个人说："就是这个！"

我哈哈大笑，心说这个孩子还是很会选的嘛！

猪猪吴问我笑什么，我说："她要王石做她爸爸！"

猪猪吴鄙夷地说："他做你爷爷还差不多！再说你也不看看你妈长什么德行！"

到了饭店，刚点好菜，服务员端茶过来，Cindy拿着菜牌跟她说："靓女，埋单！"

这是她一贯伎俩，从一岁多开始，到了饭店，不管有没有吃东西，看见服务员过来，就跟人家说埋单。

🐼 要勇敢地向孩子承认自己的错

2007年7月23日 星期一 雨后的闷热

这几天我们在山东一个朋友家做客，住在朋友的一幢房子里，房子里只有我和Cindy。

说实话，平时在广州，我除了要做饭外，其余打扫卫生一类的活是向来不干的。可住在人家的房子里，处处一定要给人家整得清洁整齐，况且人家也没有小孩子，不习惯被小孩子搞得一团糟。

我今天扫地、拖地、抹窗户、擦桌子，手上都磨了几个水泡，还要做饭、洗衣服。两岁的Cindy一天不停地要换衣服，有时候一天换四五套也是正常的，除了弄脏的就是尿湿的。

我告诉她："现在住在别人家里，你千万不能不经过妈妈同意就乱拿东西玩，不能到处玩水，知道吗？"她点点头，继续玩她的积木。

我一边拖地一边想：就快干完了，干完了我就可以直起腰来歇会

137

了。等我刚把拖把放到阳台，走进客厅却发现Cindy在饮水机旁注视着水管里的水流到小小的污水槽，已经溢到地上了。

我不由得恼火起来，大声喊："Cindy！你为什么不珍惜妈妈的劳动成果？你不知道妈妈很累的吗？我很讨厌你这样的小孩子！"

也许是我的突然发作打搅了她的专注，Cindy被我的声音吓了一跳，继而说出了一句让我难过至死的话——她一副恼羞成怒的样子，大喊："你去死！！！"

我当时竟惊呆了。

我从来没有想过一个刚满两岁的孩子会说出这样恶毒的话。我是她妈妈呀！我是生她养她的母亲呀！

瞬间，我的泪水无声地滴落下来，我不知道该打她还是骂她。那句"你去死"在我大脑里一遍又一遍回响着。

我不再去理她，随便她干什么，她要玩水随她，她要尿裤子也随她，她饿了又与我何干？我无力地躺在床上，任泪水从眼角慢慢流到耳边，落在枕头上发出滴答滴答沉闷的声音。

Cindy也没有再说话，不知道她心里在想什么。难道是后悔了？还是害怕了？抑或无所谓？她还是在摆弄她的那些玩具，自己玩了一个小时居然没有说一句话。

这太不符合她的性格了。她向来以话多著称，只要没有睡觉，嘴巴就不会停，哪怕是自言自语。我甚至还听见她自己坐在小马桶上尿尿的声音。

我不想理她。我那刻的绝望，就像被人捅了一刀。那刀子锋利得居然没有让我的心滴血。我居然还想象，她是不是武侠高手转世？没有哪部武侠小说里的大侠，可以捅人一刀一点血都没有的。她是叶孤城还是中原一点红？

我觉得我已经死了，她玩玩具发出的声音，那么空洞和遥远。

她不是我的孩子！我不要这样的孩子。她是一个比恶魔还恐怖的妖怪。她居然叫我去死？！

我从来不迷信，可是我觉得她像鬼片里那种婴儿，我满脑子都是

Cindy变成的各种各样的鬼怪，还在向我狞笑。

她一直都没有主动过来和我说话。我想她不是不知道犯了什么样的错误。我以前生气的时候还会罚她，打她。可我现在连骂她的力气都没有了。她知道她错了，可也许她没有意识到她错得有多严重。

也许我不应该和一个孩子较真。

也许我当初不应该生她。

这就是我——一个27岁的妈妈。一个多么失败的母亲。世界上有哪种动物在出生后把自己的妈妈吃掉的？我不知道，也不愿意去想。

手机响了，我没接。

门铃不停地响着，我不去开。

门外的人很执著地按着门铃。我听见Cindy走过去拍打着门，乱扭转着门上的开关。

就算来个人贩子又怎么样呢？抢劫也无所谓。

她终于把门打开了。此刻我想，赶紧来个恶人把我杀了吧！

"Cindy，你干什么呢？妈妈呢？"熟悉的声音问。

"阿姨妈妈（Cindy的干妈）！"Cindy叫。

她阿姨妈妈走到床前，摸了摸我的头："你怎么了？生病了？"

我的眼泪一直在流，不知道什么时候会干涸。

"你怎么了？干吗哭呀？谁惹你了？我替你出气！"她阿姨妈妈安慰我。

不知道为什么，忽然控制不住，我竟然毫无顾忌地大哭起来，像个孩子那样哭得很大声。

她阿姨妈妈慌忙抽出纸巾帮我擦眼泪，转身问Cindy："你妈妈怎么了？"

Cindy腼腆地依偎在她阿姨妈妈的怀里笑了，并不回答她的问题。

我哭了一阵，总算觉得自己又活在这个世界上了。等我平静了以后，她阿姨妈妈问我："你这是怎么了？吓死我了，到底发生什么事了？你这么伤心？"

我淡淡地说："Cindy叫我去死。"我以为我已经淡然了，谁知道眼泪又不争气地溢出了眼眶。

她阿姨妈妈呆了一下，看看我，又看看Cindy，那种惊讶的表情，绝不亚于发现了奇迹。然后，她用怀疑的语气问Cindy："是这样吗？你刚才说了这样的话？"

Cindy笑了笑表示确认。那种笑有些羞涩，又有些紧张。

我忽然像火山一样爆发，像祥林嫂那样开始唠叨："你是知道的，我没有妈，猪猪吴也没妈，我从生她养她到现在，我多么不容易？我不分昼夜没有黑白地照顾她，从什么也不会干到现在累死累活，我有多么不容易？猪猪吴隔三差五地出差，来回换了几个阿姨了，两年了，我没有过一天舒心的日子！谁知道我有多累？可她居然叫我去死？我生这样的孩子干什么？干脆掐死，我赔她一条命，都死了也倒干净！"

她阿姨妈妈安慰我："你看你，自己都跟孩子差不多。她几岁？你几岁？你和她一般见识？"随后又跟Cindy说："你为什么叫妈妈去死呢？妈妈死了你怎么办？"

Cindy还是嬉皮笑脸地赖在她阿姨妈妈身上，说："阿姨妈妈，我错了。"

她阿姨妈妈依然板着脸。Cindy从来都没见过她那样严肃，从来都是她阿姨妈妈疼她。就算我和猪猪吴在广州批评她，她也会很不服气地说："我不理你，我要找阿姨妈妈！"打电话的时候也会说："阿姨妈妈，我好想你。"阿姨妈妈总是溺爱她的，何况在山东，只要她要的，她阿姨妈妈从来都会买给她。

此刻的阿姨妈妈却推了她一把："你跟我说有什么用？去给妈妈道歉！"

Cindy走到我面前，低着头小声说："妈妈我错了。"

我不理她。

她阿姨妈妈又严肃地问她："你哪里错了？跟妈妈说清楚！"

Cindy："我不应该叫妈妈去死。"

她阿姨妈妈终于憋不住，"噗"的一声笑出来："人家小Cindy已经认错了，你就别端着架子了。"

我还是不理她，我还没有想好是否应该原谅她。我不是个小肚鸡肠的人，可是我真的不能接受，一个两岁的孩子，让自己的妈妈去死。两岁的时候叫我去死，等二十岁的时候会不会轰我出家门？现在报纸成天刊登那些不孝的子女让自己年迈的父母流浪街头，甚至住在地下室里，住在猪圈里。我真的不敢想，要一个这样的孩子，是不是养虎为患？

　　她阿姨妈妈说："这样吧，我带Cindy出去玩一下，你在家清静一下，可能是干活累得心情不好了。你以后别干了，我以后每天都过来给你打扫卫生，你别再干活了。"

　　她阿姨妈妈帮Cindy穿戴好出门了，剩下我一个人在家里。我从来没有这样让人单独带过她，就连偶尔逛街，也是和保姆轮番抱着她。猪猪吴以前说我太累了，让我把Cindy放在家里给保姆带几天，带我出去旅游一下，我都没敢。尽管我很想去，可是为了Cindy，我不去。我不放心，我怕她被人拐走了，虽然保姆很可靠，我知道她家，可我还是不放心，万一人家对她不好，给她吃不饱，穿不暖，没盖好被子。无数次做噩梦，梦见我失去了她，在半夜哭醒。我以前端不动锅，拿不起针，为了她，什么都干，再苦再累都觉得心甘情愿，家里所有的人都觉得我太不可思议了，可是她竟然叫我去死？！

　　猪猪吴打电话来，这是他的习惯，只要不在一起，他一天总要打四五次电话的。我接通电话没有任何寒暄，直接就说："你女儿叫我去死呢！"

　　猪猪吴问："你说什么？"

　　我笑了，笑得很苦涩："我是说，刚才你女儿叫我去死！"说完眼泪哗啦流出来，哽咽得无限委屈。

　　猪猪吴也呆了半晌。他也不会料到两岁的孩子叫自己的妈妈去死。然后恨恨地问："她呢？"我估计如果当时他也在场的话，一定会把Cindy打个半死。他做得出来。

　　"出去了。"

　　如果平时我开玩笑说Cindy不和我在一起，他就会紧张地问："和谁出去了？会不会哭啊？"这次他居然没问，也不知道说什么好。我们俩就这样在电话里沉默着。

"挂了吧。我想休息了。"我说完就挂了电话。

猪猪吴过了一会儿又打过来:"我说说看,你想一想我说得对不对啊,你先不要生气。是不是以前我们吵架的时候,被她听到了,所以她一着急无意中说出来了?"

是了!

猪猪吴一语道破。

我想起有一次猪猪吴给一个客户打电话,Cindy那时才一岁多一点点。猪猪吴的客户是东北的,猪猪吴在电话里称呼对方大哥,Cindy那时觉得好玩,跟在猪猪吴屁股后边,不停地喊"大哥,大哥"。当时我还觉得好笑。

Cindy说的这句"你去死",其实我只要一和猪猪吴吵架,就必定会说。

我感慨万千,心里就像打翻了五味瓶。刚才我还理直气壮地对Cindy绝望,一副半死不活的状态,原来是我自己错了!这可真是自食其果。这就是孟母择邻最好的实例,跟什么人学什么样,跟着一个整天叫人去死的妈妈,又怎么能说出好听的来呢?孩子就像一棵小树,小的时候没有扶持她的好支撑,她又怎么能长得直?

Cindy没有错,错的是我!活该我自食其果。

绝大多数人从来都不敢面对众人承认自己错了,更不用说面对自己的孩子,那样会失去做父母的尊严。知道错了,就要承认自己的错误。

亡羊补牢,为时不晚。

现在Cindy才两岁,我现在就要改正。我要敢于面对自己的错误和缺点。我敢对着所有的人说我自己错了,对着Cindy说自己错了。Cindy只是鹦鹉学舌而已,罪魁祸首是我自己。我还有什么好理直气壮?还悲悲戚戚地跟人诉苦?

一旦想通了,Cindy那可爱的小脸蛋又幻化出无数个可爱的样子来,我觉得她怎么离我去那么久?我拨通她阿姨妈妈的电话,叫她们赶快回来。

门铃刚一响，我就马上打开门。Cindy站在门外，仍然羞羞地看着我，因为她还不能确定妈妈是否已经原谅了她。

说起来轻松，面对着她的时候，我忽然发现不知道怎么开口说，总不能冷不丁就说："Cindy，妈妈错了，妈妈以前不应该说脏话。"这不适合和一个两岁的孩子交谈，因为她的小脑袋根本无法理解事情的变化为何这样快。刚才妈妈还要死要活的，为什么出去转了一圈就变了？那样也许以后会更加嚣张。

我只得让她们先进来。她阿姨妈妈坐着，有一句无一句地安慰了我一顿，看着我不太伤心了，才放心地离开。

她阿姨妈妈走了，我还是不知道怎么开口。Cindy看着我，试探地叫了一声："妈妈？"

我答应好还是不答应好呢？以前答应起来很顺口，现在觉得好别扭。我答应了应该说什么呢？

Cindy的小脸蛋有些红红的，额头上布满了细细的汗珠。她讨好地笑着，站在我面前，眼里带着一种渴望。我知道她渴望什么，可我心里却有些难过。明明是自己错了，Cindy这样小的一个孩子，讨好地望着自己的妈妈，我为什么还难以迈出第一步呢？我想一把把她搂在怀里，却觉得双手那么僵硬，难以伸出去。

我站起来走了。我知道她一定转过身望着我的背影，我甚至感觉到她清澈的眼睛里满是失落。

心，又在痛了。折磨着自己，也折磨着Cindy。

从客厅的沙发走到洗手间的距离很近，我却走了很久。我在洗手间里绞了一把毛巾，磨蹭着走出来，一抬头看见了那双眼睛。那双像我自己的眼睛，充满了失落和惊恐。

我没有打她骂她，我却在精神上狠狠地惩罚了她，当然，也惩罚了自己。我的心像针扎一样，一根一根地，慢慢地扎在我心头上。

我恨我自己。那是一种非常奇怪的悔恨。

我走到Cindy的身边，蹲下来，用毛巾擦着她的小脸蛋。她木讷地站在那里，我擦得那么慢，只是因为我不愿意再看那双无辜的眼睛。她从小到大都没有这样怕过我，也从未这样惊恐过。她是个胆大的女孩子，即便找不到爸爸妈妈了，也没有这样过。

擦完脸，拿起她的小手，仔细地用毛巾擦着。她低着头看着妈妈的手在她的小手上动作着，虽然没有抬头看她，可我感觉到她在偷偷地瞄着我，她在观察我的表情。

我不能哭。我要坚强。我不能再流下羞耻的泪水。

"Cindy，你刚才出去和阿姨妈妈玩什么了呀？"我开口了。可我明明要说的是，"妈妈以后不会再说脏话了，你以后也不要说脏话了，好吗？"

"妈妈，我错了。"Cindy没有回答我。她又一次承认错了。明明是我自己错了，还要让一个孩子替自己担负这样的错误，还要摆着这样的姿态。

我没有说话，把她拉进怀里，抚摸着她的头，让她的紧张消失。

"Cindy说让妈妈死，不是故意的，是吗？"

Cindy不说话，趴在我怀里一动不动。

"以前，是妈妈先对爸爸说了这样的话，是妈妈不好。爸爸工作很辛苦，妈妈还这样说他，如果爸爸真的死了，我和Cindy就会很难过的了。所以，刚才妈妈跟爸爸打电话，告诉他，妈妈错了。以后再也不这样说了。"

她还没说话。也许两岁的Cindy还没有足够的语言能力表达她内心的想法。

"妈妈也不能死，如果妈妈死了，Cindy就永远失去了妈妈。爸爸工作很忙，那谁来帮Cindy做饭呢？谁帮Cindy洗澡呢？爸爸上班以后，Cindy就只能一个人在家里了。别的小朋友都有妈妈，Cindy却没有妈妈了。那怎么办？"

Cindy"哇"的一声哭了。她在释放她整整一下午的恐惧和紧张，我知道。我轻轻地拍她的后背。

Cindy抽噎道："妈妈，我要你。我喜欢妈妈。我不要妈妈死。"

我点点头，告诉她："妈妈不会死的，妈妈要看着你长大，看着你上大学，看着你工作。"

晚上睡觉的时候，我们俩躺在床上，她抚摸着我的脸，看着我，笑容绽放在小脸上，那是比天使还美的笑容。

她说："妈妈，我爱你。"

我也爱你，我的孩子。永远地，无止境地爱你。

🐼 告诉她，她是从哪儿来的

2007年8月13日　星期一　晴转阴，阴转晴

过了两周岁的Cindy语言能力飞速发展，经常会说些不着调的话，让我们哭笑不得。

今天她居然一本正经地说："妈妈，我感觉吃海苔。"

我问她："你是不是很想吃海苔呢？"

她说："是。"

我狂晕不止。想吃就是想吃嘛，干吗还要感觉？

"妈妈，我爱你，你爱我吗？"

"妈妈当然爱你啦！"我回答说。

"那你爱爸爸吗？"Cindy又问。

这种问题实在不好回答，爱情怎么能跟亲情相比呢？在没有生孩子的少女时代，我以为爱情大过天，有爱饮水饱。当我有了Cindy以后，渐渐我发现没有任何感情可以比得上母爱。为了她，我已经改变了很多。猪猪吴最经典的话就是：男孩子娶了老婆就变成男人，女孩子做了妈妈才变成了女人。

有时候，爱情在亲情面前显得弱不禁风。就像我，有了孩子以后，整天窝在家里变成了十足的黄脸婆。以前连厨房的门我都懒得扶，生怕沾一手油腻，现在就算Cindy要吃满汉全席，我也要在厨房里帮她做，虽然是夸张了点儿，但总会想很多办法，做出各种适合小孩子吃的东西来。

俗语说：儿不嫌母丑，狗不嫌家贫。自己的妈妈长得再丑，孩子也是爱自己的妈妈的。但有一次我在电视上看到，过六一儿童节，幼儿园的小朋友都要让自己的爸爸妈妈去参加节目。一个小朋友的妈妈知道以后，早上起来特意穿上自己心爱的衣服准备和孩子一起去幼儿园。小朋友看着妈妈，奇怪地问，你要去哪里？妈妈当然是说要去参加节目啊。小朋友就不高兴了："我们班小朋友的妈妈都很漂亮，你长得这么丑还去干什么？"小朋友的妈妈伤心地哭了一整天。

Cindy经常会说她喜欢我，爱我。可是有一天我和她面对面躺在床上，她目不转睛地盯着我的脸看了一会儿，说："妈妈，你的脸怎么长了痘痘？"

天啊！她才两岁居然还知道青春痘这种事？看来以后非但不准看大人看的节目，连广告也要有选择地看了。

我问她："那妈妈长了痘痘是不是很丑了呀？"

Cindy摸摸我的脸，小脑袋摇得像拨浪鼓："不是，妈妈好漂亮，我喜欢妈妈！"

虽然她这样说了，可我还是很担心她会不会像那个虚荣的孩子那样，嫌弃我丑，一直耿耿于怀，有事没事就问她："妈妈丑不丑？"

她每次都会说："妈妈不丑，妈妈好漂亮。"我问了很多次还是不放心，又有一次问她，结果她说："我告诉你很多次啦！你要讲道理嘛，你烦不烦啊！"

就地一分钟狂晕60秒！这是什么态度嘛……

我应该选择性地欺诈，应该告诉她，妈妈脸上不是青春痘，是美人痣。只有美人才有的特权痘痘。

每天猪猪吴下班回来，一进门就喊："Cindy，爸爸的女儿呀！过来，让爸爸抱抱！"我是最讨厌他俩演这种肉麻戏的，又不是N年不见，哪来这么丰富的感情？可是他俩每天都会演这种无聊的戏，还乐此不疲。特别是Cindy会说话以后，变本加厉地折磨我的呕吐承受能力。

但是，今天他这样喊，Cindy坐在沙发上，理都不理他，正聚精会神地看《神探威威猫》。看了一会儿后，才说："爸爸，你能给我买一个礼物吗？"

猪猪吴问："什么礼物？你连爸爸都不肯叫，我为什么要买礼物给你？"

Cindy："爸爸！爸爸！我要那个礼物，就是祝你生日快乐的那个礼物。"

猪猪吴："哦，你说的是不是生日蛋糕？"

Cindy猛点头："是呀，是呀！要吹火的那种哦！"

我真的很无语。这人真是太土气了，连个蜡烛都不认识，还嗲嗲地说："要吹火的那种哦！"我想，要是猪猪吴暗示她是礼炮，那就好了，弄一个回家来让她吹吹，那真是太爽了，反正我也想换大房子。

2007年9月3日　星期一　晴

虽然很热，可我觉得很舒服。那是因为我把Cindy送去了小区私人开的一个托管所。一天上3个小时的课。我才不管她可以学到什么，最起码，这3个小时我是清净的。

让我欣慰的是，她很高兴地去，非常高兴地回来了。而且一回来老远就喊："妈妈你回来了！"

我如果头脑还清醒的话，我根本就没出门，为什么我回来了呢？笨蛋吴猪猪，又把"你"和"我"给搞混了，是"我回来了！不是你回来了！"

2007年10月27日　星期六　热

Cindy非常喜欢看电视电影。我不太干涉这个问题，只是有选择性地给她看。我发现很多家长不让小孩子看电视，小孩子反而对电视的好奇心特别大，只要有电视看，就会目不斜视地盯着屏幕。这其实就是一种好奇引起的叛逆雏形，越不让看的她越想看。

可Cindy每天都有机会看电视，所以她早就腻歪了，通常开着电视玩玩具，半天也不抬头看一次。我只是每次打开电视就帮她调到少儿台，渐渐她也习惯了，有时候我们看电视剧或者是新闻，她就会特别烦，会要求换台，等你帮她换了，她也不看。

她最喜欢看两部电影，一部是《宝贝计划》，一部是《长江七号》。这两部电影她百看不厌，一天看三遍，每次看到古天乐飙车那段，她就要和古天乐异口同声地说那句台词："你去吃屎吧！"看《长江七号》的时候，她就会兴奋地站在沙发上跳："我爸爸是民工！我长大了要当穷人！"

有时候为了怕麻烦，我会跟她一起洗澡，她看见我肚皮上的疤，就会说："妈妈你好胖好丑啊！"然后摸着自己的肚子说："看，我好白的，我好漂亮。"

我说："你知道妈妈肚子上的疤是怎么来的吗？是因为Cindy还在妈妈肚子里的时候，医生用刀在妈妈肚子上切了一道口，就把Cindy从妈妈肚子里取出来了。妈妈当时很痛，如果不相信的话，我在你肚子上切一刀试试好不好？"

Cindy大笑。等我们一家躺在床上的时候，她会掀起我的衣服，露出我的肚子，轻轻地抚摸着对猪猪吴说："爸爸，我就是从这里拿出来的。医生割了妈妈的肚肚！"骄傲的神情里带着一点儿怜惜。

我们的婚纱照在山东照了之后一直没有拿回广州，她每次去别人家，看到墙上挂了婚纱照，就会说："好漂亮哦！"

前段时间，家人寄了过来。还没来得及挂到墙上去，Cindy看了一会儿就不高兴了："这上面怎么没有我？你们照相不带着我！哼！"说完还扭着小屁股，试图挤进相片中间的位置。

我只得告诉她："那个时候爸爸刚把你放到妈妈的肚子里，你还很小很小，所以看不见。"

今天，她对她阿姨说："看这个照片，我就在妈妈肚子里，爸爸把我放进去的！"非但如此，见到人就说："爸爸把我放到妈妈的肚子里，后来我就变大了。"

晚上睡觉的时间，Cindy还黏着我不肯走，猪猪吴说："Cindy！你去你房间睡觉。"

Cindy会说："我要和妈妈睡觉！你自己去那边睡觉！这么大了还和妈妈睡在一起！"

猪猪吴很无奈地撒谎："爸爸和妈妈有事要说。"

Cindy学着我的语气说："你要懂事嘛，你要讲道理的嘛！"

🐼 请注意，你的每一个细节都在影响她

2007年11月3日 星期六 有点儿冷

小孩子变得可爱都是从学会说话开始的，因为他们学会了表达，表达自己的情感，表达自己的喜好与厌恶。但同时，也开始变得让人头痛起来。因为从开始说话的那刻起，他也学会了顶嘴。**当他开始探索的时候，他也学会了捣乱。所以，你要多和他交流，要注意一些生活细节，这些都可能影响他。**

洗澡的时候，是我与Cindy同志交流最多的时候。自从她开始讲中国话开始，我想她已经可以称作是同志了。因为她经常会和我探讨一些问题，或者不停地问我为什么，问到我抓狂。

嗨，这个同志不简单呀！

我平时可能不教她些什么，可是洗澡的时候总是要有点儿话题说。有时候我会念《三字经》给她听，她会跟着一起念，有时候我念我的，她玩她的。

有一天我们在浴室洗澡，我念："人之初，性本善……"

Cindy接着就开始往下念："性相近，习相远。苟不教，性乃迁……"一直念到"养不教，父之过，教不严，师之惰"，她忽然停下来说："妈妈，我给你起个名字，你以后就叫'父之过'，爸爸以后就叫'师之惰'。"

这真叫做悔不当初呀！以前每次Cindy顶嘴的时候，我就和猪猪吴说："你看，'父之过'呀！"

这本是一句玩笑话，谁知道无意中被Cindy听去以后，我居然得了这样的外号。

幸好她只是个孩子，她不知道什么叫做"父之过"，什么叫做"师之惰"。如果哪个大人给我起了这样的外号，这不是找架掐吗？

这也怪猪猪吴，当初Cindy开始学着背唐诗的时候，我每次都要做一些动作来形容诗里的意境，可猪猪吴认为，小孩子背诵就可以，不需要理解。Cindy没别的优点，就是记忆力特别好，一首诗大人念了两三遍以后，她自己就可以背了。

我原来认为背诵只是一种机械性的反应，对一个孩子来说，没有什么太大的作用。如果她可以理解诗的意境，渐渐长大了，就可以养成一种气质，一个女孩子具有一种书香诗意的气质，那种美就会由里而外地散发出来，将来咱也好钓个金龟婿不是？这当然是句玩笑话，即便将来不奢望做一个诗人，那么做一个内涵深蕴的女子也是好的，毕竟具有东方传统美的女孩子越来越少了。

哪知道偷鸡不成蚀把米，什么狗屁气质没培养成，反倒给我这个做妈的起个外号叫"父之过"。敢情我爸爸没把我教育好似的，这要让我爸爸听了，还不得气个半死。

今天又是在浴室里，我刚把她的衣服给脱下来。Cindy忽然说："妈妈，你'啊——'"

我也没闹清她要干什么，于是我就跟着她："啊——"

她很认真地看着我，然后又露出自己的小牙说："妈妈，你这样，说'Z——'"她可不知道什么是"Z"，只是龇着牙发出这个字母的音标而已。

我莫名其妙地跟着她做了，她皱了皱眉头说："妈妈，你牙上有个菜，好恶心呀！"

……

帮她洗着澡，我就开始哼起偶像的歌："全赖有你，在我身边，心中憧憬，好比火……"

Cindy也跟着瞎哼哼，哼了一会儿之后，她问："妈妈，这个歌是谁唱的呀？"

我说："是张国荣。"

Cindy："哦，他是你的朋友呀！"

我就笑了："不是，他是一个大歌星，妈妈怎么会认识呢？"

Cindy又问："那他死了吗？"

我说："嗯，他已经去世了。"

Cindy打破沙锅问到底："他怎么死的呀？"

我一想，这个倒是可以做一个好的教育题材，虽然这样有点儿损我偶像的形象，不过教育一下Cindy也好。于是我回答她："他有一次呢，趴在阳台上玩，结果不小心掉下去摔死了。所以你以后千万不能再爬阳台了，知道吗？"

Cindy很用力地点点头，说："我以后再也不爬阳台了，掉下去就死了，看不见爸爸妈妈了。"

我赞赏地看着她，心想这孩子开始懂事了。

洗完澡穿衣服的时候，Cindy忽然问我："妈妈，我要是爬阳台掉下去了，救护车就来了，医生就把我救好了，我又可以和妈妈一起睡觉了！对不对呀？"

晕，教育了半天，她压根就不明白死的意思！

🐼 怎样回答孩子的"为什么"

前几天，我感冒了，吃完药躺在床上，猪猪吴帮我盖严实被子，让我发汗。Cindy一会儿走过来问："妈妈你喝水吗？"

我说我不喝，我就想睡一会儿。她就爬到床上来，一会儿拍拍我，一会儿摸摸我。猪猪吴恰好看见，对Cindy说："你不要吵妈妈，让她好好睡觉！"

Cindy："我想和妈妈一起睡觉！"

猪猪吴把她抱起来，强行抱到客厅。可他这个人只要一看NBA就跟入定似的，雷打不动。Cindy趁他不注意，又跑进来。

我一看见她走进来，就假装睡着了。她蹑手蹑脚地走到床边，掀开我的被子，把她的玩具听诊器挂在脖子上，学着医生的样子用一只小手拿着另一端在我肚子上滚来滚去的。滚了一会儿后，又拿出玩具针筒，照着我的手打了几下，用一张小小的动画贴纸粘住鞋带子的一端贴在我手背上。

这些做完了以后，又开始扯我的眼皮，抠我的耳朵，弄得我感觉自己就像实验室里的小白鼠。我是十分不敢跟她说话的，如果我忍不住跟她说了一句话，她就会不停地缠着我说。

猪猪吴在客厅里喊Cindy，我掐指一算，肯定是NBA打完一节了，要不他才不会发现Cindy早就不在客厅里了。他气冲冲地跑进来："我不是说了叫你不要吵妈妈了嘛！谁叫你又进来的！"说着就拎小鸡一样把她拎出去了。Cindy委屈得大哭，接着猪猪吴又不耐烦地让她在那里玩玩具。

过了一会儿，门响了，一听见门响，我就知道比赛又开始了，猪猪吴又入定了。Cindy好像终于逃脱魔掌一样，抽抽噎噎地哭着进来抱着我的头，小声地说："妈妈，我爱你！你快好起来！我不喜欢爸爸。"

我知道她一直是好心，她是想照顾自己的妈妈，想让妈妈好起来，只是她以为她那些玩具真的可以和医生的那样有效。看着她受了委屈，我也很温柔地说："嗯，妈妈没事的，妈妈很快就好了。"

Cindy说了一句比感冒药还有效的话，让我的体温迅速降到正常温度，兴许比正常温度还低，她说："妈妈，你不要死，你还要给我和爸爸做饭吃。"

这些事情，也只是让我哭笑不得罢了。有时候想想也会觉得她很可爱，尽管她的问题在大人眼里很无知。可是**一个知道提问题的孩子，是值得我们赞赏她、表扬她的，虽然嘴上不说，心里还是会表扬她。因为她在提问的同时，也学会了思考，学会了观察和探索。**

2007年12月27日 星期四 阴冷

有时候，她的问题实在是让人头大。比如说，她在玩水的时候，我说："我们要节约用水，因为水是有限的，等把所有的水用光了的时候，我们就没水喝了，没有水洗澡了。"

她会说："让爸爸去买呀！"

我又告诉她："因为全世界都没有水了，爸爸也买不来。"

她又问："为什么呢？"

我又得要告诉她："因为水都被你这种不知道节约的人给浪费掉了呀！"

她又问："为什么浪费掉了呢？"

……

有时候，她问："今天星期几？"

我说："星期三。"

她又问："为什么不是星期五呢？"

我问她："为什么要星期五？"

她不回答，又问："什么时候星期九？"

我说："没有星期九，过到星期五就是周末了，星期天就是星期七，到了七就又开始星期一了。"

她又会问："为什么没有星期八？"

……

猪猪吴生日那天，我买了一个蛋糕。

她好开心："妈妈，我也要过生日，我天天都要过生日！"

我说："不可以的，每个人每年只能过一次生日。"

她又问："为什么只能过一次？"

隔了几天又问："那我下个星期可以过生日吗？"

……

"妈妈，月亮为什么在走？"

我告诉她："不是月亮在走，是云朵在动，所以你看上去，就好像是月亮在动。"

"为什么呢？"

……

"妈妈，等你变小的时候，我给你买奶粉喝。"

我只得很无奈地说："不可以的，妈妈只会变得像太姥姥那样老，不能变小的。"

"为什么呢？"

……

天啊！能不能掉下一个铅球砸死我啊！面对这样的孩子，不崩溃不抓狂，简直是太困难了。我又不是超人，怎么能够回答她这么多问题？

如果我不回答她，她就会不停地问，最后我只得借口说去楼下买东西，狼狈地溜掉。无论什么都要问个为什么，我还不能因为这个发脾气，谁叫咱回答不上来呢！

就为了这十万个"为什么"，我冥思苦想，终于想到一个绝妙的办法。

孩子在小的时候，会很崇拜自己的爸爸、妈妈或者老师，总觉得他们是无所不能的。因为站在这种像神一样的高度上（在孩子的眼中），我们也许是虚荣，也许是不想让孩子失望，努力地想办法回答孩子的各种问题。

可是孩子总有让你回答不出的时候，因为这个世界上的问题的确太多太多了。与其这样，还不如老老实实，**换一个角度，让自己蹲下，最起码让自己的眼睛和孩子的眼睛在一条水平线上，非常认真地告诉他："真对不起，这个妈妈也不知道，等你知道以后，可以告诉我吗？"**

今天，Cindy在托管所学了一些关于动物的英语单词，她非常兴奋地回家教我："妈妈，大象是elephant。"说着还用一只手捏着鼻子，另一只手从胳膊内侧伸出来，表示大象的长鼻子，接着又一边说一边比画出猴子、狮子、狼等动物给我看。

我知道这是因为前些天她问我很多英语单词，恰好我英语水平超级烂，很难回答她，我只好用了这招："等你知道以后告诉我。"于是她就记住了，她就开始学会了来教我。

我觉得这样很好，因为她可以很骄傲地教妈妈来学习，这样她也记得更清晰。我不想做Cindy心目中的神，我只想做她的妈妈，所以我不需要她崇拜我。

让她早点儿住她自己的房间

2008年1月9日 星期三 阳光很舒适

因为苗苗同学（我们新请的保姆）对Cindy非常尽心尽力，我也乐得清闲，每天都要睡到日上三竿才起。经常是猪猪吴都回来吃午饭了，我还没起床。今天中午我还在梦里和我的情人缠绵着，一双冰凉的手就伸进被窝里，无情地把我的情人吓跑了。我睁眼一看，猪猪吴恶狠狠地瞪着我："别装了！你他妈的赶紧给我起来！"

"你更年期综合征又发作了？"

"你还装！我包里的钱呢？！"

"你包里的钱我是不知道，你的包皮我倒是知道。"

"谁和你嘴贫？你知道你让我丢多大丑？我刚才在饭店吃饭没带钱，是人家客户付的！"

我不耐烦地转过去继续睡，不愿意和秦桧级别的人物说话。猪猪吴又过来掰我肩膀："我不是和你开玩笑的！你快说，到底是不是你拿的？你没拿的话会不会是苗苗拿的？"

"不可能！她在我们家好几个月了，我从来都没丢过钱。人家干吗拿你的钱？我的钱比你多多了，人家都没拿过！"我真的懒得理这种无理取闹的人，整天以娘们儿之心度君子之腹。

"你看！你还说没拿！我装钱用的信封还在你身子底下压着呢！还狡辩！"

猪猪吴竟然在我翻身的时候找到一个信封。

这下我跳到黄河也洗不清了。难道我有梦游的习惯？我做梦的时候也没梦到要召男妓什么的呀？我还付钱给我梦中的情人了？

我拿着那个信封，满脸困惑。

猪猪吴一脸鄙视地看着我，意思好像是说，这下看你怎么解释？

正在我努力回忆梦里到底有没有找情人的问题，Cindy推门进来。猪猪吴问："Cindy，你看见妈妈把爸爸的钱藏哪里了？告诉爸爸，爸爸买'益力多'给你喝。"

Cindy一听"益力多"三个字，马上就拖着猪猪吴的手往外走："爸爸，我给你钱！我有好多钱呢！"

猪猪吴跟着她走到苗苗的房间。Cindy拉开床底下一个抽屉，揭开一套衣服，露出一沓子50元的人民币。

猪猪吴又问："你还有吗？这些钱不够买'益力多'的！"

Cindy又拉着猪猪吴回到我的卧室，拉开床头柜的抽屉，从书底下又拿出一沓子一百元的人民币，乐呵呵地望着猪猪吴，等着爸爸夸呢！

对此，猪猪吴赔偿我名誉损失费一千元整。我把这一千块钱随手放在了电脑台的抽屉里。

2008年1月16日 星期三 晴，但是有些冷

今天我拉开抽屉，前几天放的钱又不翼而飞了。我二话不说，抓住Cindy问："妈妈放在抽屉里的钱不见了，你拿到哪里去了？"

Cindy说："那是我的钱！买遥控汽车！"

熊孩子居然敢威胁我！在这之前，她看好了一辆遥控车，因为我觉得太贵，没有买给她，推说我没钱。她竟然把我的钱拿走了！这还了得？再不管成小偷了！我坚持了坦白从宽抗拒从严的一贯原则，可她死活不交出赃款！还哭着威胁我，说让她爸爸打死我。

苗苗同学说："我打扫卫生的时候，你床底下有一堆钱，我还以为是你藏那里的呢！会不会是Cindy把钱放在那里了？"

我有病啊把钱放床底下？我又不是钱多得没地方花了，难道还要把人民币给耗子蟑螂当磨牙纸吗？

Cindy一听说钱被发现了，自己先下手为强，钻到床底下把钱摸出来，死死攥着，不停地说："这是我的！这是我的！"

最后我不得不妥协，把存钱罐里的硬币全部给了她。她一看硬币那么多，立马笑逐颜开，把钱还给了我。

这个孩子贪财还不止这样，每次到了给苗苗发工资的时候，我把钱放在苗苗的床上，Cindy总会把钱再一次运回我的房间……

2008年1月20日 星期日 广州50年来最冷的冬天来了

只贪财也就罢了，这几天发生的事情让我忍无可忍，一怒之下，将她发配到她的房间独自睡觉去了。

事情是这样的，早上起来，她睁开眼看了看我，问："妈妈，昨天晚上爸爸有没有和你骑马？"

一听这话，我的脸马上高烧40℃。她以为我很伤心，安慰我说："你不要生气，我打电话让爸爸回来和你骑马好吗？"

我真的崩溃了！崩溃得彻底！崩溃得无奈！

我怎么也没有想到，Cindy不但偷窥得细致入微，装睡的水平也是令人发指，八卦的水准更是让人佩服得五体投地。

我和猪猪吴通过电话会议一致决定，尽快把她发配到她自己的房间，让她单独睡觉。

Cindy同学对电话特别感兴趣，不管是座机还是手机，只要是电话就非常喜欢。小的时候，只要她哭得让我心烦，我把手机铃声一放，她马上就会闭嘴，然后把手机夺过去乱按，一旦发现音乐没有了，往地上一摔又开始哇哇哭。发现她有这个习惯后，有时候不等她哭我就把手机给她摔。我那台破三星不是一般二般的结实，是极其结实，平均一天摔个四五次，都不烂。逛街的时候，我把钱都揣衣服兜里，只把手机放在包里，特意不拉上拉链，小偷都不肯光顾。终于有一天，猪猪吴不小心又惹毛了我，我拿起手机就摔在了门上，然后如愿以偿地买了一个新的手机，从此以后，不肯再给Cindy玩。

Cindy没有手机玩，很着急，每次我打电话的时候，她就伸手抢。她六个月大的时候，我买了一个假的手机给她玩，只要一按数字，就会放音乐的那种。她拿到后放到耳朵上听听没有爸爸说话，就地一扔，玩具手机顿时粉身碎骨。

有一次，我在上网，猪猪吴在客厅看电视。猪猪吴的手机响了，他却不接，走到书房门口瞪着我："你不觉得你幼稚得可笑，无聊得神经吗？"

我莫名其妙地看着他："你又病了？都这么晚了，兽医估计也下班了！"

他二话不说，就扑过来翻我口袋，结果很失望，什么也没有翻到，拉开抽屉也没发现什么。我看着猪猪吴这样，心里一阵阵纳闷。本来就笨，难道神经又错乱了……

"你把手机拿出来！"猪猪吴恼羞成怒。

"你实在是太可笑了！我没事藏着手机干什么啊？我手机在床头柜上！"

"你给我打电话干吗？你有病啊！"

我一听才来气，整天被这样莫须有的罪名迫害，幸好现在是社会主义法制社会，如果是在北宋那会儿，我都不知道被害死多少回了！我冤不冤呀！

"很想问候你二大爷，但是我上了几天学后，觉得我应该做一个德才兼备的淑女。所以，我再次警告你，不要再侮辱我的人格！"

猪猪吴狠狠瞪了我一眼，貌似不太相信我的话，气呼呼走进卧室去找我的手机。让他哭笑不得的是，Cindy躺在床上，把手机放在耳朵上，正聚精会神地等着电话那边响起说话的声音呢！

父女两人从此之后整天以玩弄手机为一大乐事，一个在客厅，一个在卧室，还要打电话。有时候Cindy不能接起电话来，猪猪吴还从卧室跑出来帮她按了接听键，再跑回去通话。

猪猪吴："Cindy呀！你猜我是谁呀？"

Cindy："爸爸，爸爸，你在上班吗？"

………

这种行为经常遭到我的鄙视。我建议猪猪吴应该像步步高电话广告里那个男人，坐在马桶上，"喂，小丽呀！"然后提着裤子出来帮Cindy接通电话，再跑回去继续。

有时候，我正酣梦沉睡，却听见Cindy在跟人聊天，语气却不像是和苗苗同学或者是猪猪吴。睁开眼一看，Cindy拿着我的手机不知跟谁聊得正欢呢！再夺过来一看，她正在跟一个我长久不联系的朋友山盟海誓地胡侃瞎吹。我的朋友经常给我打电话骂我，说我打了电话还不说话，要么打通就挂。说得我脸红心跳，别人还以为我吝啬到给朋友打个电话，还等着人打回来。

🐼 教她学会保护自己，争取适当的利益

2008年1月28日　星期一　适合出游

今天，我带Cindy去公园玩那种儿童添色彩的画，是一种画好的图画。小朋友们坐成一个圈，用牙签挑开一个地方，将带有颜色的细沙放进去，然后除去多余的细沙，接着再挑开一个地方换一种颜色。

小朋友旁边的家长表现各不相同，奶奶说："云是白色的，你不能涂成黑色的。"

妈妈说："嗯，你画得很棒，很有想象力，可以把公鸡涂成紫色的呢。"

由于一种颜色只有一个盘子，那么多小朋友难免有些不够用，奶奶和妈妈们不停地把装有涂料的盘子拖到自己孩子的面前，供自己的孩子画画用，看起来和谐的气氛里隐隐有些霸气了。我和猪猪吴坐在Cindy的身后，看着这个幼稚又好笑的场面，哑然失笑。

Cindy一直都在用牙签挑开表层的纸，自己选择着颜色。当看到其他小朋友都有奶奶和妈妈做后盾，眼前摆了一堆染料，她不免有点儿怯场了，不敢去拿颜料。她只要一伸手过去拿，其他小朋友马上就警觉地把盘子拖到自己的眼前。Cindy眼中露出渴望又无辜的眼神，望着我："妈妈，我想要绿色来画……"说完还害羞地低下了头。

我知道她想要的是什么，可我不能帮她拿。我不能什么都帮她。在入园之前，她必须学会争取自己应有的利益。虽然这样对孩子来说是残忍的，可是我觉得只有这样，她去了幼儿园才会更好地保护自己。

这并不是说其余的妈妈就那么霸道，其实她们和我一样，都爱自己的孩子，只是方式不同。她们的眼中只有自己的孩子，所以忽略了别人的感受，脑中无意识地就会把小盘子拖到自己的孩子眼前。

而小朋友觉得妈妈这样做是应该的，妈妈辛苦拿过来的，他就应该保护它，所以就会护住小盘子不让其他小朋友拿。其中一个小朋友的妈妈看来是害羞型的，她的儿子面前一个盘子也没有，等挑开图画表层以后，儿子和妈妈相互望着发呆，无从下手。我看到她儿子眼中那种眼神，很是心痛。

懦弱，不是孩子天生就有的，是爸爸妈妈的问题。

我把Cindy搂在怀里，轻声，但用足以让周围的人听到的声音说："你去那个哥哥那里，你说'请给我用一下绿色可以吗？'不用怕，爸爸妈妈都在呢！"

Cindy望着那个小哥哥眼前的一堆盘子，看了看，又回头望着我。我只是笑了，没有说话。Cindy知道我不会帮她了，似乎考虑了一下，又似乎下定决心一样，鼓起勇气走过去，两只小手缠在一起，有些紧张地对那个小朋友说："我想用一下绿色。"

小朋友看了看她，没有反应。旁边的奶奶也好像没有听见。说实话，我当时真的特别生气，我心里想，这盘子又不是你家的，你想霸着不放，干脆买一堆回家画去好了！可是我忍住了，我看着Cindy可怜的样子，心里好难受。Cindy转过头来叫我，那声音让我有些把持不住了，我对着Cindy喊："对旁边的奶奶说，你想用一下绿色。"

这个时候，我心里想的是，如果他奶奶继续保持现在的状态，我就走过去帮Cindy拿过来。要是我火气上来了，我会毫不留情地把盘子全拖到Cindy的眼前。我喊得都这么大声了，奶奶和她的孙子还是没有反应。Cindy这次终于鼓足了勇气，大声对奶奶说："我想用一下那个绿色！"

所有画画的小朋友都停住了，抬起头看着Cindy。我冷冷地盯着那位奶奶，脸上却不得不露出礼貌的笑容。那个奶奶看了看Cindy，把盘子递给了她。Cindy转身要离开，我说："跟奶奶说'谢谢'了吗？"

Cindy回头说："谢谢奶奶！"

回到自己的座位，Cindy终于画上了绿色。虽然她低着头，可我感觉到她很开心，也为自己拿到了小盘子而感到自豪。

等她画完了，我说："把那个绿色给对面的哥哥好吗？"对面那对母子一直都在傻傻地坐着。Cindy犹豫了一下，把盘子递过去，说："等一下你还给我用，好吗？"小男孩没有说话，旁边的妈妈连声地说"谢谢"。Cindy回过头望着我们，开心地笑了。我知道，助人为乐的快乐，她体会到了。

旁边那位一直很赞赏自己孩子画画的妈妈，也沉不住气了，她说："虽然你用黄色来画树很漂亮，可如果换一个绿色画另一棵树就更加漂亮了！"

她奶奶在旁边说："哪有云是红色的？"

妈妈说："不用管，她想画什么颜色就画什么颜色，小孩子有小孩子的想法。"

这个妈妈是一个非常会引导教育孩子的母亲。她知道去引导，而不是直接否定。

我和猪猪吴一直都没有参与Cindy的画画。我们俩就在她身后聊天，即便她把树涂成黑色，还是云是红的都和我们无关，哪怕她弄成一团糟，我们也不会理会。

弄了一个多小时，终于涂完了，Cindy画的米奇老鼠整个一僵尸型的，没有眼白，整个眼睛都是黑的，身子黑的，尾巴蓝的。旁边还有个Kitty，那Kitty眼是黄色的，嘴巴是红色的，身上五颜六色，应该是很多粉一起撒上去了。一个僵尸米奇，加上一个妖艳的Kitty，这不要紧，关键是，我认为她学习了争取和参与。

她还学会了一个小窍门。刚开始的时候，她很小心地怕粉末撒到其他地方，后来发现没有挑开的地方沾不到粉末，她就把粉末倒在画板上，然后再拿起画板对准小盘子倒下去，粉末就沾在了挑开表层的部分。虽然她说不清楚那是因为挑开的部分有黏性，可是她学会了一个小窍门。

对于一个两岁半的孩子，难道我还希望她能成为天才画家吗？我没有那样高的要求，她找到了窍门，又可以自己勇敢地去拿到想要的颜色，我觉得她很能干。

🐼 爱，让我们懂得了珍惜

2008年5月26日 星期一 天气很热

生了Cindy以后，我身体一直不太好，隔三差五闹个头疼脑热，拉稀痛经。我每天除了带孩子之外，就是睡觉，5月12日那天，又是在我睡觉的时候，猪猪吴打电话回来说，地震了。

当天晚上，新闻就报道了四川的5·12大地震。我看了以后很害怕，似乎看到了世界末日。尘土飞扬的画面，四处倒塌的残垣断壁，还有慌乱的人眼里的焦虑和恐惧，让我十分难过。从那天开始，我每天都坐在电视机前，人哭我哭，人痛我痛。猪猪吴不说什么，但每次看到一个生命获救，他就会流露出兴奋的神情。

股市这几天热情高涨，大呼爱国义市。四川地区的股份带头涨停，甚至还有人发出锁仓爱国的号召。我也锁仓了，不是因为我爱国，是因为我已经不操作交易系统好多年。

电视机几乎是24小时都开着的，电脑也是。我相信，千千万万的中国人都和我一样，关注着每个生命的奇迹。看到一个个人失去生命迹象的时候，我只是会哭，哭别人的同时，也是一种恐惧的释放。

而最让我承受不了的是那一具具幼小的尸体，我真实地感觉到了痛楚。没有孩子的人，无法理解这样的痛。真的太悲惨了，望着他们稚嫩的小脸在泥土和钢筋下一点点露出来，不敢相信那些都是无辜的孩子，一个个曾经天真活泼的孩子。我会不由自主地想到，如果那是我的孩子，我会承受不了，我会疯掉。都说这样的画面会引起人的心理不适，是的，的确是给我造成伤害了。

这段时间，我有事没事就会问猪猪吴，如果广州地震了，他会不会第一时间去救Cindy，他说他会。我相信他，可还是一次又一次问他。并发狠说，如果他没救活我的孩子，我会杀了他以后再自尽。

Cindy出奇的乖巧，乖乖坐在沙发上看新闻，看一会儿就跑到电脑前告诉我："妈妈，又地震了，那些小朋友找不到爸爸妈妈了。"

她每次看到我在哭，都会拿纸巾帮我擦。虽然她也许不明白为什么，可是她还是知道心疼她的妈妈。那段时间里，我不再让她一个人睡觉，而是让她睡在我身边，只有看着她，我才有一丝丝安全感。后来我神经兮兮，怕地震怕得要死，怕和她分开，甚至有不送她去幼儿园的计划，甚至连发生地震以后我要怎么保护她都计划好了。

我实在不适合看这种悲惨的直播，看了以后就做地震的梦。睡到半夜，如果摸到的是猪猪吴而不是Cindy，我就会猛地坐起来，直到看见Cindy还在我们床上才又躺下。起初猪猪吴会轻轻拍我安慰我，到后来他已经不耐烦了，拿个床垫睡在地板上，让我和Cindy睡床上。尽管床是宽阔了不少，但我还是会害怕。吃饭的时候，猪猪吴已经不允许看电视了。但我坚持要看，看着看着就吃不下去，先哭一段时间，然后再审问他，仍旧是关于如何救Cindy。一开始他还会正经回答我，到后来他说："我谁也不救，第一时间开车去银行那里，看看能不能找到一点点钞票。"如果是这样更好了，那我就不用赔他一条命了。据说一旦发生紧急情况，部队第一时间保护的场所就是银行或者是其他有国家机密文件的场所，发现这种人，唯一的措施是就地正法。

那些失去了父母的孤儿，都在孤儿院里。看着他们脏兮兮的脸蛋上无论是带着恐惧，抑或是目无表情，我都会难过不已。我告诉Cindy："你看，小朋友好可怜，他们没有了爸爸妈妈。"

Cindy就会搂住我的脖子说："妈妈，我要你。"

我说："那我们请一个小朋友来我们家好吗？"

Cindy说："好。"

我也和猪猪吴商量过这个问题，虽然我们不是很有钱的人家，可是我们都很善良，我们愿意收养一个孩子。我们也有能力抚养他。对一个孩子来说，光有经济条件也许不够，他们更需要爱。我们查了一下相关资料，收养法的规定让我们望尘莫及——我们没有一项达标的。

后来，社会各界都开始捐款，各大企业家明星都慷慨解囊，各单位也积极组织动员了，甚至有的地方捐款也开始有些强迫性的了。我和猪猪吴都捐了，他在单位捐，我在网上捐到了某个名人的基金会。

另外，各个电视台也都在赈灾义演，我看了以后，也做了动员Cindy的工作。希望她能够对灾区小朋友尽自己一份微薄之力。

"小朋友是不是很可怜？你看，他们失去了爸爸妈妈。"

Cindy："嗯。"

"你看，好多叔叔阿姨都在捐款给他们，因为他们也许以后没有饭吃了。你要不要捐一点儿？"

Cindy不说话。

我又说："我相信你是一个善良的孩子。"

说完后，我看着她。

她低着头，考虑了一下，问："你捐了吗？"

"我和爸爸都捐了。"

"哦，那你也替我捐一点儿吧？"

……

这种人倒很会打算盘，我还是很有耐心地劝她："不行，捐款是要捐自己的钱的。"

"我没钱呀！"她开始装糊涂了。

我不置可否地笑笑："谁说的，你的压岁钱不是有很多？"

"不行！那是我要上学用的。"接下来她开始抓狂，不是一般的抓狂，是又哭又闹又喊又叫。

猪猪吴说："她不愿意就算了，你干吗惹她？"

此后几天，到了国家哀悼日，我对Cindy说："你好歹这次要表示一下，在这三天以内，不能吃零食，不能叫，不能喝奶。"她答应了，还问我什么时候领一个孩子回来。我说："如果领一个弟弟或者妹妹回来，你不能打他，更不能和他抢妈妈。他如果很小的话，妈妈要陪他睡觉的。"她开始违反当初的约定，开始大叫，开始食言，完全不记得自己说过要妈妈带一个孩子回家的承诺。当初她同意我们收养的时候，根本就没考虑后果。

过了哀悼日以后，地震的事件平息了很多，不再影响我们的生活了。但Cindy过一段时间就要问问她的压岁钱，还用钥匙试图打开我的抽屉，以防备我私自做主把她的钱捐了。为此，我代表灾区人民鄙视这个守财奴。

我每次帮助别人的时候，都会想，在别人困难的时候，我帮助了他，希望在我困难的时候，他也能帮助我。如果我死了，我希望Cindy会得到别人的帮助，别人会善待她。这也许就是我的捐款动机。

人世间，最伟大的莫过于爱，一种虚无缥缈的精神状态，看不见摸不到，可是会感受到。爱，让我们懂得了珍惜，这是人与人之间最美好的感情。我想，母爱是最最伟大的爱，每个做了母亲的人，都会不由自主地爱上孩子。

我也如此，尽管Cindy调皮捣蛋，我还是很爱她。在没有Cindy之前，我可以很坦然地面对死亡，在有了Cindy之后，我认为我不能死，至少在Cindy长大成人之前，我都会活着，快乐地活着，让她感受最美好的母爱。

没有结婚生孩子的少男少女们对爱情的憧憬和渴望那么的强烈，总是认为爱情是世界上最美好的。当一个女人有了孩子以后，也许她还做着爱情的美梦，但能有几个女人会为爱情付出生命？可是母爱可以。我相信大多数的做了母亲的女性，在子女遭受生命威胁的时候，会毫不犹豫地张开自己的双臂，为了孩子哪怕牺牲自己的生命。

有了母爱的女人，是会为了孩子改变所有一切的看法，包括人生观、价值观。因为母爱会让你变得更加完美，会像广告说的那样：一切皆有可能。

唉！失败的幼儿园面试啊

2008年5月28日　星期三　阴晴不定……

我要开始忙碌起来了，因为幼儿园报名的季节来临了。

我每天都要到幼儿园门口去看是否有报名的通知，每一次都很失望。小区里都在议论今年的捐资助学费是多少，可以招多少人，弄得人心惶惶。家里有入园适龄儿童的家长尤为着急。

我也很着急，如果小区的幼儿园不能录取她，我就要送她去另一个区的一家市级幼儿园。幼儿园的园长是Cindy爷爷的老部下，他们家一直就赞成Cindy去那里读幼儿园。

去市级幼儿园对我来说是一项艰巨的工作。意味着每天在八点以前，我必须赶到幼儿园，四点半再去接她。我要先乘坐地铁接驳线转地铁2号线再转1号线，出了地铁口还要步行十分钟。如果我这个路盲半路不出任何差错的话，预计需要一个半小时的时间。也就是说，我六点起床收拾好后，在六点半就要和Cindy准时出发。

不这样，就得选择全托，一个星期接一次。说实话，我很渴望这样的全托。但由于怕猪猪吴说我没人性，所以只好很高傲地说："我不能送全托呀！那么久不回家，我会想她的。"然后再流点儿鳄鱼的眼泪证明我多么爱她。同时还要讲一下入全托的缺点，比如说洗澡会容易感冒啦，吃饭不知是否按时啦，营养能否达标啦，老师有没有打骂儿童啦，孩子摔了碰了磕了我也不能第一时间知道啦，等等理由，以平衡了一下自己的心态。

快到报名的时间，全广州市基本上都忙这事似的。有的军区幼儿园已经招生完了。猪猪吴有一个朋友说，他可以让Cindy去广东省第一幼儿园，我婉言谢绝了。因为那里都是高干子女，我一没钱二没权，万一Cindy和人家打架，或被人打了，我还没地方诉苦。再说了，人家的消费档次可能也比较高，去了处处比人差，事事不如人，又何苦去自我糟践，还不如去一个大家家庭都差不多的地方，这样相对来说比较公平。

我有一个朋友，是开私人幼儿园的，他有三家幼儿园。我是不想去私立幼儿园的，再说，万一人家照顾过了头，把原来就霸道蛮横的Cindy弄成一个无恶不作的女魔头，我岂不是自找死路？

猪猪吴最后被我搞得几欲崩溃，无奈地说："我不管了，这也不行那也不行。我明白你的意思，你就是懒，所以才想让她就近读幼儿园，对不对？"

"我不是懒，刚开始你不是也愿意她去楼下的幼儿园吗？现在难道又要反悔吗？再说了，楼下的幼儿园要不要还不一定呢！"

楼下的幼儿园条件也还不错，市一级幼儿园，就是活动场地小了点儿，但实在是人满为患，和Cindy差不多大的小朋友太多了。我们小区里住着很多潮汕人，几乎每家都有两个以上的孩子，所以名额就紧张起来了。

今天终于等到贴出招生通知了，但内容让我大失所望，小小班招50人，小班招8人。小小班的年龄界限是截止到2005年9月1日出生的孩子，而Cindy是7月的，只能入小班插班。可小班的招生年龄是截止到2005年8月的，8个名额啊！全小区这么多和Cindy一样大的孩子，中奖的几率真是太低了！如果没有任何其他的成人因素，那除非Cindy是最棒最出色的。我对这个招生名额根本就没抱任何希望。猪猪吴说："怕什么，咱们可以报读小小班嘛！我们就愿意多读一年，难道他们还不愿意吗？"

只要有机会，一定就要尽全力争取！不是我一个人这样想，事实上，不管干什么，几乎每个人的心态都是这样的。我认为我非常认真，并且史无前例地表现出我对Cindy入幼儿园的认真态度，就连结婚生孩子我都没有这么认真考虑过。

2008年5月30日 星期五 阴转雷阵雨

然而事实证明，我一点儿都没有认真对待。到了报名的时候，先要去拿号签，早上下着小雨，幼儿园让九点开始拿，我八点就起来了。刷牙洗脸到走到幼儿园，只需要20分钟。我认为我很早，走到大堂才发现，很多认识的邻居已经拿到号签陆续回来了。走到排队的那里，我才发现原来只有少数人和我一样，是最后到的。我排在倒数第三位，没有关系，幼儿园说号签和录取名额无关。

等我拿完号，很快就结束了，幼儿园的老师已经开始搬桌子了。在楼下站了一会儿，我才知道，有的家长半夜三点就拿着小板凳打着雨伞坐在那里等待了。

我真的是一个很混蛋的家长，混蛋得让自己都觉得不可饶恕，任凭猪猪吴怎么数落我，我一句话都不说。在这件事以前，我从来都不肯去银行排队存取钱，去超市排队买些优惠的东西。

总之，我讨厌一切排队的活动。哪怕我不买，我不用，我都不喜欢去排队。

可是这次是Cindy要读幼儿园，我不得不去排队，自己认为很重视了，现实却很残酷地告诉我，我太自以为是了。我不是谁，我只是一介平民，我没有足够的根底可以自以为是，我没有深厚的背景让我有这种本不该拥有的优越感。因为我的自以为是，差点儿就让Cindy失去这次机会。

拿完这个号，我又赶去另一家幼儿园拿号，人家说还没有开始放号，说让我下午再去。中午吃完饭我就去了，终于见识了什么叫做场面失控。男的女的老的少的每个人都像饿极了的乞丐，望着开棚舍粥的幼儿园，为了自己的孩子，每个人都拼命地往前挤。以前我看见超市里某种限购的优惠物品前面排了长长的队伍，心里不免讥笑：难道一定要这样吗？为什么一定要这样？身为中国人，生长在一个世界上人口最多的国家，我却接受不了这样的拥挤，也不能适应。

可是，为了孩子，为了她能够上一个离家近的幼儿园，为了她不必在寒冷的冬天瑟瑟发抖地站在路边等校车，为了她以后万一有突发性伤病我能够以最快的速度赶到，我咬着牙挤在那一群人当中，被推来搡去，眼里的泪水就快要流出来了，但我忍着。我被一些刺鼻的体味呛得几欲作呕，但我忍着。偶尔也有男士挤到我敏感部位，我甚至感觉到他身体的不安，我都快要失控骂人了！但我仍然强忍着伸出的双手，就像一个等待施舍的乞丐，眼巴巴地望着一门之隔的老师，我多么希望她尽快把号签放在我的手上。我渴望的眼光里，已经渗出了泪水，我真的已经快受不了！

终于，我摇摇晃晃的手上得到了只有火柴盒那么大的一张纸。从人堆里走出来，我带着哭腔打电话给猪猪吴，希望他一个小时后能回来和我一起带Cindy去面试这家幼儿园，明天上午还要去面试之前的那家。他说他过一会儿要开会，让我和苗苗一起带Cindy去面试。

天灰蒙蒙的，雨刚停，偶尔还会落几颗雨点。我拿着那张皱巴巴的纸，回家准备所有的资料：房产证、身份证、计生证、独生子女证。就在这一会儿的工夫，外面忽然就下起了瓢泼大雨。我拿了家里最大的伞都遮不住雨点，衣服湿透了，单薄的衣服湿了之后，隐隐约约透出里边的内衣，我感觉到一阵强烈的不自在。

豁出去了！什么都豁出去了！我不能为了自己的羞涩而错过了Cindy面试的机会！

我听见别人议论最后一个号是280号，这表示这家幼儿园只收其中的三分之一。所有的家长都在瓢泼大雨里呆呆地站着，有的还抱着孩子。我没让Cindy下来，直到听见叫到距离我还有20个号的时候，我才打电话叫苗苗带她下来。

2008年5月30号下午3：00，Cindy迎来她人生中第一次面试。

我战战兢兢地把申请表填完，心甘情愿表示愿意捐资助学（咬着牙写的），等着被老师叫到教室里去面试。

我牵着Cindy的手，尽量让自己从容地微笑，从到门口的那刻开始微笑，笑得腮帮子发僵，才换来了老师的笑容。我想，面试的第一印象很重要，我必须要给老师一个好的印象，不能因为我的任何过失让Cindy失去入园的机会。

老师让Cindy在小凳子上坐下来。我说："Cindy，快问老师好呀！"Cindy一改往日活泼大方的性格，很小声地问了老师好。

老师看了资料以后，开始问她："谁带你一起来的呀？"

Cindy说："是妈妈和阿姨。"

老师问："你喜欢唱歌跳舞吗？"（这一项个人兴趣，是我在填表的时候，帮她写上去的。我认为这是她最大的特长了）

Cindy说："会。"

老师请她唱一支歌。她唱了《两只老虎》，连比带画的，又表演了一个她自创的舞蹈《蝴蝶真美丽》。

这应该怪我，我从来都没有任何准备，我不知道幼儿园面试是真要当众表演的；我也从来没有教过她这些东西，所有她会的东西，都是不经意间学会的，还有些是去托管所的时候学会的，甚至是自己看电视学的。所以她唱的歌，虽然是没跑调，但歌词完全不对。她只会去扑音，并不了解歌词的意思，而且她还有个毛病，喜欢给歌改歌词。本来我觉得这样挺好，说明她有创造能力，说不定长大了还能当个作词人什么的。可是今天她一表演，我才发现，这一切原来很可笑。她唱的两只老虎是这样的：

　　两只老虎，两只老虎，跑得快，跑得快，一只没有眼睛，一只没有屁股，真奇怪，真奇怪。

以前在家里听着这样的古怪歌词，我觉得特别好玩，很好笑。

她每次唱，我和猪猪吴就哈哈大笑。可是这次我实在笑不出来，我都想哭了。

老师给她一本书，让她看图讲故事，Cindy只看不讲。然后，老师又让她认颜色，这她更不知道了。我根本就没教过她。我以为老师看看孩子不傻不缺心眼就要了，哪知道还有这么多知识。

我作为她的妈妈，很老实且很自卑地告诉老师，她不会，因为她没学过，除了知道大树是绿色的，绿灯表示汽车可以通行，其他的颜色一概不知。

老师笑了笑说，没有关系，以后大了就会了。然后，他叫我们回家等通知。Cindy走的时候，居然自觉地跟老师说："老师再见！"

回来以后，我跟猪猪吴说了面试的情况，一致决定要给她恶补。

背诗，最起码她要背会三首。这个应该没有难度，因为我以前经常自言自语念些诗词，我教她读《悯农》《登鹳雀楼》《春晓》。好，没有问题，两岁学的诗到两岁十个月还会，当她一字不差背出来的时候，我还是很为她感到骄傲。

其后猪猪吴教她认识颜色，他拿着一个魔方先教最基本的红蓝绿黄白。Cindy实在太没耐性了，之前背诗还很合作，到了认颜色的时候，已经开始不耐烦了。她说她不想学，想玩一会儿。猪猪吴很严肃地告诉她："不行。如果不能上幼儿园，以后长大了就变成傻瓜了。"Cindy一点儿都不怕，她说："我不学，我就不学，我不要去幼儿园。"

我忍着火气，耐心告诉她："幼儿园里好多小朋友，大家可以一起玩，老师可以教你很多很多好听的歌，幼儿园还有很多玩具，老师又可以教你做很多游戏。"

她又安静地学了不到5分钟，实在学够了，猪猪吴也教够了，两个人开始吵架。吵到最后，猪猪吴用武力打败了Cindy，强大的军事力量完全可以让一个弱于自己的小国臣服。Cindy哭哭啼啼地指着魔方认颜色，看得我都有些心痛了。

她根本就不可能是一个天才，她不具备天才儿童的基因，因为她的爸爸妈妈本来就很普通。她妈经常数学考试不及格，到现在去市场买菜都弄不明白怎么算账，她怎么可能一下子认清五个颜色呢？

我跟猪猪吴说："你说她是不是色盲？教了这么多次还是不会？难道是智商有问题？"

猪猪吴说："你放屁！滚一边去！你智商才有问题！"

教了一个小时，她只认对了三次。后来又问她父母的名字和她的年龄，她都说对了。苗苗在旁边看得心痛，说："让她睡吧，别难为她了，哭了半天了。"我们才放过了她。

2008年5月31日 星期六 晴

上午9：30，我们又去了楼下另一所幼儿园。在我们前面面试的小朋友比Cindy小两个月，她表现得很优秀。

我跟Cindy说："你看，彤彤好棒，Cindy等一下是不是也会和她一样棒？"Cindy点点头，认真地望着正在面试的小朋友，表现出前所未有的乖巧。在没有面试之前，不管去哪里做什么，她从来都没有这么乖过。只要她很乖，我就怀疑她是不是病了。

小朋友面试完了，出来和我们打个招呼就走了，接下来进入Cindy的面试。

走进教室，在妈妈的诱导下，Cindy小声地说了一声："老师好！"接着开始了正式面试。

老师问："你叫什么名字呀？"

Cindy："Cindy。"

老师："你今年几岁了？"

Cindy："快三岁了。"

老师："你自己吃饭吗？"

Cindy："我自己喂饭吃。"

老师："应该说我自己吃饭。"又问，"你自己睡觉吗？还是和妈妈一起睡？"

Cindy不答，妈妈在边上引导："老师问你是不是一个人睡觉？"（注意，我不能完全重复老师的话，因为假如我说"你跟妈妈睡觉还是一个人睡觉"，那她一定会说"跟妈妈睡觉"）

Cindy回答："嗯，我自己一个人睡觉。"（引导成功，妈妈悬着的心放下了）

老师："你可以给我唱支歌吗？"

妈妈引导："唱《两只老虎》好吗？"

Cindy唱了。

老师又问："你再跳个舞给我看看好吗？"

妈妈再次引导："表演《两只蝴蝶》给老师看好吗？"

Cindy又跳了，但因为是无师自通，跳得可能不太好。

老师又问："你妈妈叫什么名字？"

Cindy答："××"

请着重注意下面的对话。

老师："你爸爸叫什么名字？"

Cindy："我爸爸就是我爸爸！"（语气很不耐烦）

老师又换了方式问："吴××是谁？"

Cindy："是我爷爷。"

这四个字一出来，妈妈当时五雷轰顶，两眼昏花，四肢发抖。

老师就笑了，说："这个小朋友真有意思。"

妈妈当时脸都红了。

老师没有继续再问下去，我知道，即便我再做努力也是徒劳了。一个学期只收八个小朋友，除了走关系的，或许只剩下两三个名额了。我想，不用等通知也知道是没希望了。

出了幼儿园的门口，我的眼泪再也控制不住了。我快速地走着，不想让别人看见有如此不争气的妈妈。

回到家后，Cindy说："妈妈，我要喝酸奶。"

我非常生气地回答她："你如果能告诉我，你爸爸和妈妈的名字，我就可以给你喝一排酸奶！"

Cindy就像背书一样，妈妈叫什么，爸爸叫什么，甚至舅舅叫什么，阿姨叫什么，全部都说出来了。我更生气了，实在难以自控，酸奶都没拿给她，就趴在床上大哭不止。

我从来都没有对她这么失望过，从来都没有。我根本就接受不了这样的事实。简直太不可思议了！为什么？到底为什么她要回答她爸爸是她爷爷？难道更年期综合征这么早就提前发作了吗？

不！！！

……这一切都怪我。我一开始就想让她无忧无虑，不太注重知识教育，我难道错了吗？

如果排除外界不可抗拒因素，Cindy不能被录取，就全是我这个做妈妈的责任。我简直恨死了自己。我真的是一个不可饶恕的妈妈，是世界上最不合格的妈妈。

可是农村的孩子，家里的父母都出去打工了，为什么人家什么都不会，也一样可以入读幼儿园？

🐼 算一算，培养一个孩子要花多少钱

2008年6月4日 星期三 晴转多云

过了三天了，今天已经有人开始收到录取通知书了。

我心里有嫉妒，有羡慕，也有无奈。

起初，我怀疑自己的孩子智商有问题，可是回家回答得非常好。一晚失眠后，我想通了一个问题，那就是：一个两岁多的小朋友，在家里什么都会了，还需要缴纳那么昂贵的赞助费去幼儿园吗？哦，对不起，据说赞助费是违法的，现在已经改名叫做认捐费了。什么叫做早期教育、智力开发？一个人，从两岁就开始背诵英语单词，背诵唐诗，那

么小学初中高中，他们学什么？从两岁就开始这么枯燥的学习，直至大学，这对一个孩子来说，也许是一件残忍的事情，连最美好的童年几乎都没有了。

都说现在的孩子像是塑料娃娃，他们甚至分不清什么是鸭子，什么是鹅，只能通过图片或者是电视里的"动物世界"栏目来认知。这都是谁造成的？Cindy在两岁的时候，不管我怎么告诉她关在市场笼子里的是鸡不是小鸟，她总是不肯相信。她一定要说："小鸟被抓起来了。"让我哭笑不得。

幼儿园对小朋友的年龄也是划分得很清楚的，比如说小小班招收的是2005年9月到2006年1月的小朋友，那么像Cindy小朋友是2005年7月出生的，只能报小班，而小班的招生名额只有8个。两百多人报名，有30%小朋友属于小班年龄，那被录取的机会真是太渺茫了。也就是说，去年Cindy因为年龄小（不到两岁）被拒之门外，今年又因为大了两个月，只能报插班，那8个名额花落谁家？这和去应聘外企职员的几率差不多。

这样，要么你有钱使劲往里砸，因为认捐金是没有限额的，12000元起，你随便填，价高者得；要么你走后门；要么你的孩子特别聪明。我很无奈，我没有很多钱去竞拍，也没有关系可以走后门，我的孩子非常不聪明，所以我们落榜了。

如此狗屁幼儿园，不去也罢！可是不去，你就要去很远的地方上幼儿园。我曾经赌气想，在家里教她好了，可是如此一来，Cindy不能与同龄的小朋友一起玩耍，这样就会缺乏融洽性，就会孤立了。这对孩子的性格发育是非常不好的。我认为人格健全，高于一切知识教育。

现代的孩子太累了，现代孩子的家长们也太累了。从经济上来说，读一个幼儿园，从赞助费到学费，三年下来就要5万，再到小学5万，初中可能会更多，因为如果不能到一个校风好的初中去读，也是一件非常恼火的事情。看到了太多穿着校服就在大街上KISS的中学生，我总是担心有一天自己的孩子也会变得如此不堪。上高中更累了，这都不用说了。上大学的花费也是非常可怕的。

也就是说，从生了一个孩子开始，就需要至少50万的教育基金时刻准备着。包括奶粉、尿片、衣服、玩具；幼儿园要参加什么思维班、识字班、科普班；再大一点儿又要什么英语班、舞蹈班，甚至按课时计算的钢琴、围棋等等。大点儿以后又要上补习班、奥林匹克数学班、写作班，以此类推各种狗屁班。

请原谅我又说粗话了，没办法。如果我是现代的孩子，我也许承受不了这么大的压力。所有的教育全部都是商业性质的，并不是为了教育而教育。听一个朋友说，她不赞成这样的方式，她的孩子不报识字班，结果全部小朋友都上识字班了，只有她的孩子静静坐在教室里，就这样被孤立了，最后无奈，还是违心地也报了名。

所以，想独立地培养孩子，是不可能的，只能随波逐流地和别人一样，否则等待你的就是孤立。即便不孤立，别人的孩子和你的孩子同龄，人家的孩子无所不知，而你的孩子那么无知，总受不到老师的表扬，慢慢自己也会自卑了。

也就是说，我的教育方法不管我认为再怎么对，不符合社会潮流就会被淘汰出局。由此得出结论，我的思维方式是错的！我必须要让Cindy和其他小朋友那样认识很多字，懂很多知识。

我忽然想起一件非常有意思的事情。按照现在幼儿园的招生年龄分界线，如果生孩子月份不对，上学也很麻烦。拿到了准生证以后，就要选择月份生孩子，要是准生证过期了，那月份又不合适，那就只有等明年了。千万别像Cindy这样，不上不下的，比她小两个月就可以报名，比她大两个月就只能选择读私立幼儿园了。你若经济条件过得去，就上好点儿的，大概一个月两千左右；若是经济不好，就只有上那些私立的非常差的幼儿园了。

2008年6月6日 星期五 阴天

说归说，但很悲惨的事实是，两所幼儿园都没有录取我的Cindy。

我和猪猪吴在录取通知发放完毕以后，每天都激烈争吵。我每天都哭得不肯吃饭，无论猪猪吴怎么逗我，我就是不能高兴起来。我一面自责，一面咬牙切齿地痛斥现在的商业化教育。

我不相信我的Cindy会笨到连一个破幼儿园都不肯接收她，但又不得不违心地教她读诗词，学一些知识。Cindy已经被我搞得开始厌学了，一听到学习就会害怕。我甚至哭着求她，她害怕地望着我，问我："妈妈，你怎么了？我不要学，我不想学呀！"

原来活泼可爱的孩子和自以为是的妈妈整天像精神病患者一样，猪猪吴甚至不敢回家，他说他害怕看到我哭，他恨自己无用，不能让Cindy读到满意的幼儿园。

半夜我神经质地问他："是不是Cindy的智商真的有问题？难道她只适合中低等幼儿园吗？"

因为之前猪猪吴说，实在不行就送后边村子里那个旁边有一个变电站的不太好的幼儿园。我不同意，因为变电站的辐射对人的大脑神经是有影响的。本来就笨，干吗还要弄成傻瓜才开心？

猪猪吴说："菜市场卖菜的人家的孩子不是都去不远的那个幼儿园的吗？"我一听就哭了。我不是虚荣，也不是瞧不起卖菜的，只是我不愿意因为我的过失要送她去那样的劣质幼儿园——听说那家幼儿园的孩子因为不肯睡午觉，小班的孩子送到大班去，被大班的一群孩子咬得遍体鳞伤，还传说那里的老师经常打小朋友。

猪猪吴不肯再哄我了，叫我自己解决，送Cindy去什么样的幼儿园都可以。我骂他狼心狗肺，没人性，连自己的孩子都不肯管。最后我非常气愤地打了越洋电话告状。我从来都没有因为夫妻之间的矛盾而给猪猪吴的爸爸打过电话，猪猪吴的爸爸表现得很激动，数落得猪猪吴一无是处。我泣不成声地说要带Cindy回山东去，我爸爸会帮Cindy找一间最好的幼儿园让她读。猪猪吴的爸爸我的公公表示，他马上回来，回来想办法。告状之后，我心情好了很多，终于肯吃饭了。我哭肿的双眼望着猪猪吴的时候，脸上还露出小人得志的笑容。猪猪吴说："随你便吧，只要你开心，你把我告到国务院，我也认了。谁让我倒霉娶了你呢！"

🐼 打针都不哭的孩子是怎么炼成的

2008年6月13日 星期五 晴天

　　Cindy的爷爷回来以后也无济于事，他动不动就说要送她去原来单位的幼儿园，如果我实在不愿意，就要带到澳洲去。我听了以后又不敢说不行，心里后悔得要命，干吗要叫他回来呢？人家在那里待得好好儿的，我真是病急乱投医，他又不是教育部部长，叫他回来又有什么用？没有办法，在他训话的时候，我总是控制不住放在桌子底下的脚，脸上赔着笑容，在桌子底下狠狠踩猪猪吴的猪蹄子。

　　趁着他老人家上洗手间的工夫，我小声求猪猪吴："你赶快让你爸爸回去吧！我宁愿Cindy以后上广州最差的幼儿园，也不要让他带走呀！我们这样穷，若是Cindy一年回来一次，她回来后都不晓得我们是她的爸爸妈妈了。没准儿以后会管你弟弟叫爸爸，管你弟媳妇叫妈妈，我们就惨了。"

　　猪猪吴幸灾乐祸："我不管，你自己处理，又不是我叫他回来的。我还欠他钱呢！你炒股亏掉那么多，你不但要祈祷女儿不要被他带走，最好顺便祈祷一下他不要看我们的存折才好。"

　　话是那样说，他爸爸从洗手间里出来，猪猪吴就说："你不用操心了，幼儿园在哪里读不是读？又不是上学，就是找个地方和小朋友玩玩而已。你还信不过你儿子啊，你放心吧，我绝对会让她上个差不多的幼儿园的。"

　　他爸爸愣是不相信猪猪吴会有这个本事，一脸的轻蔑。接着他把猪猪吴从出生到现在所有的过失全部数落了个够，急得猪猪吴一个劲儿跟我翻白眼。

　　我现在有求于他，也不想多说，也跟个笑面佛似的。

爸爸要走的时候，送给Cindy一条黄金项链，是Cindy奶奶生前戴过的。他保存得很好，用一个小小的红色锦缎荷包收藏着。他颤巍巍地拿出来，又笨拙地帮Cindy套在脖子上。本来我认为小孩子是不应该戴这些贵重的东西的，我也从来没有给她戴过任何首饰，可长者赐不敢辞，也只好说了些不着边的话应付着。

送他去了机场后，Cindy在家里拿着那条金项链就像拿着一个铁链子一样，在手上转啊转，到处乱放。猪猪吴说："你自己管好你的孩子，如果把我妈的东西弄丢了，我爸爸会恨死你的！"

我只好对Cindy说："妈妈帮你保存着好吗？等以后你长大了，妈妈再交给你！"她不肯，不停地说："这是我爷爷给我的！你叫爸爸给你买一条！要不你拿你的换！"

我说我没有，她却说："你脖子上不是有一条嘛！"

没有办法，我只好等她睡着之后帮她拿下来锁到抽屉里。可第二天她起来就哭，说爷爷的项链不见了。我只得打开抽屉把我的项链也放进去，告诉她，我们谁也不能戴，等你长大了以后，我们一起戴。但过不了多久，她就自己拿我的钥匙开抽屉，问她干什么，她又说要看看她的项链，弄得我都想拿那根项链上吊了。她每隔5分钟就要打开抽屉看一下，实在很让人抓狂。

2008年6月16日 星期一 下雨了

好不容易，再三托人，正好一个朋友的朋友认识之前去过的第一家幼儿园的园长。再三恳求，人家才收下了Cindy，又嘱咐我赶紧带她去体检，否则过期没有注册，就算录取了也是无用的。

好事多磨，恰好猪猪吴出差了，我和苗苗带着Cindy去妇幼保健医院做体检。测量身高、体重、视力之后，还要检查乙肝两对半，是要验血的。抽血的地方，每个人都带着一个哇哇大哭的孩子，被抽血的小朋友更是哭得撕心裂肺，小到两三岁的，大到七八岁的，没有一个不哭。

我都不忍心看那些在哭的小朋友，因为我自己都害怕抽血。

轮到Cindy的时候，Cindy自己跑到椅子上坐下，跟护士说："我要上幼儿园了，我要抽血。"

护士说："你妈妈呢？让你妈妈抱着你好吗？你如果乱动会很痛的哦。"

Cindy一副凛然的表情："我不，我要自己来！"

苗苗是知道我害怕的，忙走过去要抱她，却被她推开了。

我说："那你千万不要动哦，否则针头会断在肉里的！"

她点点头，护士就帮她消毒，准备开始抽血了。Cindy说："我是勇敢的孩子，我不怕打针。"

谁知道护士的针刚挑破她的表皮，她就说："好痛啊！"但她并没动，整个过程，她一直皱着眉头，低头看着自己的血一点点进入针管里。那一刻，我的眼泪再一次不争气地流出来，我到现在都弄不明白，我流的是心痛她的眼泪还是为她感到骄傲的眼泪。

旁边好多人都在看，一边看一边对自己的孩子说："看，这个小朋友好厉害哦！"

我的眼泪更加不受控制，最后都忍不住哭出了声音。他们又嘲笑："你看，你孩子都没哭，你还在哭呢！"

抽血的护士帮她止血后，也赞赏地望着她："你真的好棒哦！"

Cindy一声不吭，自己用手按住棉棒从椅子上溜下来。

将近两岁十一个月的Cindy第一次独立地完成抽血。我为她而骄傲。尽管她没有我们期待的那样聪明，可是她是个坚强、独立、勇敢的孩子。这些优点在现代孩子身上显得特别的珍贵。

现在写这些，我的双眼又一次朦胧，我的Cindy，我的女儿，我觉得她好伟大，她是我一生的骄傲。

2008年6月17日 星期一 继续下雨

今天我去拿体检报告，天气又像Cindy报名的时候那样，下着瓢泼大雨。猪猪吴也不在家，我只好给一个长久未联系的朋友打电话，希望他开车载我去。

Cindy说她也要跟着去，没办法，我只好抱着她下楼。尽管撑着我们家最大型号的伞，车来之前还是淋湿了。

看见车来，我急匆匆地上车，让Cindy跟朋友打招呼："Cindy，快叫叔叔好！"

Cindy看了看朋友，不肯说话。这可不是她的作风，她一向都是非常热情的。每次上下楼遇见邻居，她都会大声问："爷爷好！奶奶好！叔叔好！阿姨好！"有时候人家不答应，她还是一遍一遍地叫，人家还是不答应，她就会问我："妈妈，他为什么不答应？他不喜欢我吗？"

朋友说："没关系的，她可能认生。"

沉默了片刻，Cindy忽然小声说："妈妈，我想要回家。"

"为什么？刚才你死活跟着出来，下这么大雨，你又玩这个？"

Cindy靠着车窗，小声说："妈妈，我想爸爸了……我不想坐叔叔的车，我想坐爸爸的车。"

MD！我不禁在心里骂一句，一个小屁孩子哪里那么多事。这都是猪猪吴基因不好，以前带Cindy去逛街，我只要看女人的衣服，她就开始吵闹着要回家，看小孩子衣服或者男人衣服，Cindy就一声不吭地跟着我。

这叫什么事嘛？合着我就是他们家不花钱的保姆，生来就是他们父女两人的奴隶？现在更好了！难道怕我跟男人跑了不成？我心里虽然这样想，嘴上还是说："Cindy，你看，下这么大雨，爸爸不在家，妈妈自己一个人不能去帮你拿体检报告的呀！如果拿不到体检报告，那Cindy就不能去幼儿园了！所以才请叔叔载我们去的。"

Cindy这才小声答应了。

我那个朋友尴尬地笑笑："你女儿可真聪明呀！"

除了尴尬地笑笑，我的确不知道该说什么……

经过抽血化验室，传来一声比一声尖利的哭叫，我想着昨天Cindy勇敢的表现，发自内心为她感到骄傲。

Cindy可以这样勇敢地抽血，应该是从小培养成的习惯。在我的记忆中，她是从10个月左右就开始知道"勇敢"的意思了，虽然她还不会说话，但是我看得出来。那次我和小燕子带她去打针，因为我的懦弱，所以由小燕子抱她打，还没有轮到我们的时候，她紧张地看着从医生那里大哭着离开的每一个小朋友。我对着她说："Cindy，你是个勇敢的孩子对吗？你打针不会哭的吧？妈妈相信你是一个勇敢的孩子。"

她当然没有说话，只是呆呆地望着。轮到她的时候，我在旁边依然这样鼓励着她。当医生扎到她的手臂上，她的脸上露出很难过的表情。我还在继续说："Cindy，加油！Cindy好棒！Cindy好勇敢。"

说这些话的时候，其实我是因为不敢看那根明晃晃的针头，它是那样的让我恐惧。我从小就怕打针，逢打必哭，而且是大哭，这种恐惧一直延续到我20岁。终于打完了，小燕子帮她按住棉签，她眼中已经饱含着泪水，但是没有滴下来，她就这样一直死撑着。

事后，猪猪吴说我太王八蛋了，一个没满一周岁的孩子，打针还不让人家哭，让她怎么发泄心里的恐惧？我心里说，我又没让她不哭，是她自己要面子我有什么办法呢？

2006年6月18日 星期三 天气闷热

直到Cindy会说话了，她每次打针之前都会说："爸爸保护我！我好勇敢的，我不会哭的。"结果真的就不哭了。我知道她是在安慰自己，给自己加油才这样说的。不管怎么样，她在打针抽血的过程中学会了很多。

后来她长大了一点儿，每次去医院看病，走到打针的地方，看到别人在打吊瓶，她都会骄傲地说："看，我以前就是这样打针的，我不会哭的。"

吃药就比较麻烦。一岁多的时候，Cindy得过一次轮状病毒腹泻。半夜忽然从身边传来一种很奇怪的动静，我翻身一看，屎已经顺着尿片的缝隙流到床上了。这是因为喷出来的力量过大，尿片根本来不及吸收掉。

我刚把她扶起来，准备帮她擦洗的时候，她"哇"地一下，又吐了一摊出来，全部都是没有消化掉的水果夹杂着奶酸的味道。看得我又慌张又心疼，连作呕都来不及。我把她抱到客厅沙发上，换着床单，又听见"噗"的一声，又喷出来。那种感觉，真是难以形容。一个一岁的孩子，连续又吐又拉，一声不吭。每次吐完以后，我长叹一口气，心里比我自己这样都难受。

当时猪猪吴出差了，半夜我一个人带着她去医院看病。怕她饿，走前还给她喝了奶，又冲了一瓶奶拿到医院喝。上了出租车，Cindy还笑笑地问候司机："叔叔好！"快到医院的时候，又"哇"的一声吐到出租车上。

司机的脸色都变了，我一个劲地道歉，连自己都快要哭出来。

到了医院门口，给了司机50块也没好意思要人家找，抱着Cindy就跑进了急诊。医生仍然慢悠悠地开单拿药打针。回到家里天已经快亮了，我冲了药给Cindy喝，她只喝了一口就不肯再喝了。我尝了一口，差点儿吐出来，真的很难喝，像黄泥汤一样。这样的药也得让她喝下去，Cindy使劲摇头不肯喝，最后把我急哭了，哭咧咧地说："你不喝，病好不了怎么办呢？爸爸不在家，你要是死了，妈妈怎么办？妈妈一个人好害怕。"

我永远记得Cindy那种眼神，像是怜悯我一样。她看了看我，深吸一口气，自己端起小碗咕嘟咕嘟灌了下去。我紧紧抱着她，眼泪噼里啪啦地落在她的脸上，难以言语。

我知道，她不是在为自己喝药，她是为心疼妈妈才勉为其难灌的。她才一岁两个月，居然知道心疼自己的妈妈。她没用的妈妈，除了哭就知道哭的妈妈，自己打针都会哭，还要自己的孩子不哭的坏妈妈。

🐼 让她尽量自己的事情自己做

2008年8月25日 星期一 天气晴朗

这段时间是奥运会，我们看到很多的小宝宝随他们的父母观看奥运，有中国的，也有世界各国的。

不知道你发现没有，我可是看见了这场家门口的百年盛事，赛场上是运动员的拼搏，而台下有很多可爱的宝宝也在比赛。

篮球场上，一位老外球迷爸爸，激动地为自己国家的队员加油喝彩。他的宝宝还不会走路，可他任由他在脚底下爬来爬去。

足球场上，一个不知道是哪个国家的黄头发蓝眼睛的老爹，举着自己国家的国旗高声呐喊。他边上坐着他四五岁大的女儿，正笨拙地拿着奶瓶给在地上坐着的弟弟喂水喝。

排球沙滩上，一对外国夫妻在手挽手悠闲地散步。身后刚学会走路的孩子正屁颠屁颠蹒跚地跟着自己的爸爸妈妈学走路，摔倒了，爸爸妈妈都不回头看一眼，他自己一点儿也没有哭的意思，站起来继续走。

我们中国的宝宝呢？有的被爸爸妈妈扛在肩膀上，有的坐在妈妈的怀里，被紧紧地抱着。

是的，我们在学习民主教育，说服教育，可是我们忽略了一个问题。西方的小朋友自理能力特别强，父母有父母的生活。这要换成是我们这样把孩子丢一边，自己玩得不亦乐乎，别人看了肯定说："这孩子是不是她生的？怎么这样呀！"在我看来，所谓的西式教育，到了我们这里，就变成了纯粹式的溺爱。

西方很多国家的孩子，一旦满了18周岁，父母马上就撒手不管，自己挣钱赚吃喝，可我们能行吗？说实话，我都不能。我担心孩子，假如Cindy18岁的时候，要我撒开不管，我做不到。我怕她会乱交朋友，怕她走了歪门邪道，更担心她饿着没，冻着没，别人欺负她没……我会食不下咽夜不能寐。可那怎么办？我觉得西方教育有的很好，给孩子讲道理，让他学会辨别是非，从小培养他的自理能力，我特别特别想这样。

　　可这些有时候在Cindy身上不灵。慢慢地我发觉，她认为，她就是我们唯一的孩子，她是这个家里的宝贝，她要什么我就要给她什么，我不给她就哭。吃饭穿衣拉屎尿尿，从会说话开始，都是说："妈妈你喂我，妈妈你帮我穿裤子，妈妈你帮我……"依赖性特别的强。

　　她认为这些都是应该的，因为所有的小朋友都是这样的呀。一旦我违背了她的意愿，她就开始哭，撕心裂肺、歇斯底里地哭着表示她很生气。有时候还气急败坏地一边拍着大腿一边哭，大腿都拍红了，看起来像个泼妇。

　　我看到她那种样子又好气又好笑，但我还不能笑出来。她是个自尊心很强的孩子，不允许别人说她。比如，我说："Cindy，你这个样子难看死了！像个泼妇！一点也不像公主！"她会更生气，气到不知所以然地满地打转。如果我说："Cindy，公主不是这样的，公主很讲道理。公主会有话好好说，不生气。你是公主对不对？"她不会马上停下来，我也不会哄她劝她，我会走开，任由她哭天喊地，任由她自言自语地说要让她爸爸不要我了，让她爸爸打妈妈。过一会儿，她的声音就由大变小，逐渐变得平和。

　　我从来不会在小孩子哭得厉害的时候哄她，特别是因为没有达到她的目的而大哭的时候。我心里想，你哭好了，我从来没听说过有哭死的，道理我也给你讲了，你不听我也没办法，反正我不会妥协。往往这个时候她就没招了，家里就两个人，我不理她，她就会平静下来想想我说的话，知道再哭下去也是没用的。

　　Cindy特别爱玩水，经常弄得家里水漫金山。不是拿玩具桶从水龙头接了水浇在地板上，就是打开饮水机的开关洗手。有时候她知道这样做是不对的，等别人发现的时候，她还是没有停止的意思，笑嘻嘻地看着我，让水继续哗哗地响。

我已经不下一千次告诉她：水是有限的，如果不节约，把所有的水都浪费掉了，地球上就没有水洗澡，没有水养鱼，所有的小鱼都会死光，人没有水喝也会死的，也没有大树了，什么都没有了。有时候她会很听话地点点头，有时候她会说："不是还有牛奶喝吗？"等我转身离开，她又继续开水龙头，开饮水机。

警告无效，这个时候，什么民主，什么说服教育，狗屁！

我把她拎起来丢到床上，关上门："不准出来！想清楚为什么要把你关起来！"

她先是自做主张开门走出来，我赶回去，再关上门，她又出来，这个时候除了棍棒出孝子，我也没其他的法子了，按在床上请她吃一顿拳头，关上门走出来就会听到她惯性的号叫。

2008年8月30日 星期六 天气燥热

2008年真热闹，有的国家大战了，百年奥运实现了，Cindy不能在家捣蛋了。

2008年8月，是我一年中最快乐最开心的一个月。毕竟，亿万中国人的梦想实现了，虽然我没有高亢的爱国情绪，但如此盛事能在有生之年观看一次是多么的不容易。最主要的，Cindy的幼儿园问题终于解决了。

几乎每天我都要说一次，有事没事都要说，犯了错要说，做得好也要说，那就是："Cindy长大了哦！Cindy马上就要上幼儿园了哦！"

Cindy马上会说："是啊！我长大了，我马上就要上幼儿园了！妈妈你开不开心？"

不管奥运会，还是汶川大地震，虽然都给了我极大的震撼，但在我心里总不能和Cindy上幼儿园相提并论。我是那么那么的紧张，那么那么的重视。Cindy整天在家里开心地笑，开心地跳，特别是看见电视上有小朋友参加的奥运节目，她也会跟着唱："2008快点来……我要比刘翔跑得快。"

自从奥运会后，Cindy就爱上了那首《歌唱祖国》，而且还学着林妙可的样子，双手放在左右两侧，身体慢慢地摇摆着唱："五星红旗迎风飘扬……"后来我发现她还可以慢慢地哼唱国歌，虽然词不对，可是调调对了。这是因为每次有运动员上台领奖的时候，她就会听到，耳熟能详的缘故吧。

离Cindy上幼儿园还有两个星期的时间。从奥运结束，我就不再喂她吃一口饭，并且告诉她，现在要自己练习，否则到幼儿园是要饿肚子的。以前在家里吃饭，都是她自己先慢慢吃，剩下一半的时候，阿姨就会喂她吃。

可上了幼儿园，就不能再这样了，一定要自己全部吃完。尿完尿要自己把裤子提好整理好，妈妈不能再帮她了，如果每个小朋友都要老师提裤子，老师就会累死的。如果穿了裙子，要怎么把裙子先弄好，不要让裙子掉到厕所里。如此类推，很多很多小习惯，一旦想到了什么，马上就要及时告诉她，让她尽量自己的事情自己做。

八月很快就过去了，我每一天都要和Cindy说一次关于幼儿园的种种好处，并不断地告诉她，去了幼儿园不能哭鼻子，如果总是哭的话，老师和小朋友就会不喜欢了。

Cindy很期盼上幼儿园，领了幼儿园发的书包和被子以后，就更加期待了。大夏天，她搂住厚厚的棉被不肯放手，说那是她老师给她的。

🐼 做好家长该做的，帮她尽快适应幼儿园

2008年9月1日　星期一　天热

今天是9月1号，我早早就起床了。我没有摁掉闹钟，让闹钟不停地响，过了一会儿，Cindy睁开眼睛说："是到时间去幼儿园了吗？"

"是呀！Cindy今天要去上学喽！你开心吗？"

她马上就笑了，爬起来忙着自己要穿衣服去幼儿园。猪猪吴帮她穿好衣服，洗脸之后，她乖乖坐在沙发上让我给她把辫子梳好。因为我们起得有点儿早了，又煮了鸡蛋给她吃，怕她第一天去幼儿园会不习惯那里的饮食。Cindy喝了牛奶吃了鸡蛋以后，忽然表情有些痛苦，趴在沙发上说："妈妈，我肚子有点儿痛哦！"

我好紧张，难道第一天就要请假吗？忙问："痛得很厉害吗？需要爸爸带你去医院看看吗？"

她点点头。

我说："那今天不要去了吧，我们还是先去医院看病。"

Cindy马上说："我不痛了，我还是去幼儿园好了！"

我和猪猪吴一起牵着她送她去幼儿园，刚下楼，她又说："我肚子又痛了！"

我说："你到底是痛还是紧张啊？"

Cindy："我不知道。"

我蹲下来搂住她安慰道："妈妈早就告诉你了，你去了幼儿园之后，如果你真的需要妈妈，妈妈会以最快的速度出现在你面前的，你说好不好？"

她不说话，只是紧紧搂着我的脖子。我猜她一定是有点儿紧张，而不是肚子痛，又安慰她："Cindy现在三岁了，三岁的小朋友就一定

189

要去幼儿园的。以后还要上学，每天都要和妈妈分开一段时间的。每个人都要这样的呀，小鸟长大了也要离开鸟妈妈自己去找东西吃的呢！"

Cindy小声问："在幼儿园里睡觉的时候，可以吃手指吗？"

我笑了，原来是因为这个！她每次睡觉以前，总是要吃一会儿手指，我用尽了各种办法，甚至在她手上缠过布，抹过芥末，都没有用。两个月大的时候开始吃手指，医生说如果强行制止她不要吃，会让小宝宝心里不安，等长大了顺其自然就不会再吃了。现在我发现这样还真不科学，因为越大越难戒，已经养成习惯了。有这个问题之前，我也告诉过她了，出去吃手指人家是会笑话的。

我说："当然不能了！其他小朋友也不会吃手的呀！你当然也不能吃。我相信你一定可以做到的，对不对？"

她马上又高兴起来，牵着我们的手一路跑跑跳跳走到幼儿园门口，门口的老师问她好，她也知道问老师好。可是，好多新入园的小朋友几乎没有一个是不哭的，只要跟爸爸妈妈分开，大家都哭得特别厉害，有的家长还在陪着流眼泪。

Cindy有些害怕地望着那些哭的小朋友，默默地跟着我走到她的课室。老师根本就忙不过来，没有理她，因为其他的小朋友个个哭得厉害，老师的注意力着重放在哭得厉害的小朋友身上。我让她把书包放在写着她名字的柜子里，找个空位让她坐下，给她拿一本书让她看。可是她还是有些恐惧，因为看到小朋友都在哭，也许她心里在考虑他们哭的原因，是不是妈妈抛弃了他们。

我又一次告诉她，一到时间，我马上就会来接她的。她点点头，低下头轻轻打开书，还没等看，就被旁边的小朋友夺走了。Cindy无动于衷地望着那个小朋友，又回头看看我，好像不知道怎么办。

我对那个小朋友说："既然你喜欢看她的书，那你把玩具给她玩好吗？大家以后就是好朋友了！"那个小朋友不理我，继续翻夺走的书。我实在有点儿气，又不好发作，只得对他说："你如果不肯拿玩具交换，就把书还给我们好啦，要不然我就要告诉老师了！"

他一听我这样说，"哇"的一声就哭出来了。站在他身后的妈妈就有些不高兴了，翻白眼给我看。趁他哭得正欢，我忙把书拿到Cindy面前让她看。Cindy却说："我不看了。"

其实我并非一定要这样做的。那个小朋友的家长明明就站在身后，却对孩子的这种行为表示默认，我为什么不趁机告诉Cindy应该怎么保护好自己？每个小朋友都会有或轻或重的入园焦虑症，Cindy表现得已经很好了。我决不能为了成全他人，而对Cindy造成伤害。虽然我知道这种行为很自私。但是如果我不制止的话，Cindy有可能很快就对幼儿园产生厌倦。

Cindy呆呆坐在那里，老师过来催我走。

我问她："妈妈要走了，好吗？你要乖乖的哦。我一定会第一个来接你的！"

她问："是睡醒午觉，你就来接我的吗？"

我说是，她有些伤心地说："那你要第一哦！"

我亲亲她，迅速地离开了教室。我趴在玻璃上偷偷望着她，心里很难受。猪猪吴也有点儿别别扭扭的感觉，但他还是强行拉着我走了。

回到家里，空荡荡的，没有以前的噪音，只有一堆她的玩具静静地躺在她的玩具箱里。这就是我盼望已久的安静吗？从Cindy因黄疸住院回家后到现在，我从来都没有离开过她一天。

猪猪吴也去上班了，只留下我一个人在家里。我躺在床上，望着那张全家福，回忆着从Cindy出生到现在的每个细节，不知不觉眼泪就打湿了被子。从生了她我就开始盼望着她能够上幼儿园，现在终于去了，我却如此难受。

这时候电话响了，是猪猪吴。他问我是不是很高兴，我不说话，他也不说话，沉默了几秒后，我哽咽着说我好想我的女儿。我不知道她是不是在幼儿园里哭？她旁边的男生有没有欺负她？她会不会也很想我们？会不会因为不敢告诉老师要尿尿而尿湿了裤子？会不会不知道自己怎么吃饭？会不会睡觉的时候哭得很厉害而被老师批评？我受不了这样的安静，我还是愿意她在家里，哪怕她很烦，我也愿意和她在一起。

猪猪吴什么也不说。挂上了电话后，我窝在被子里放声大哭。我是真的真的好想她，甚至想跑到幼儿园后墙那里去看看她，哪怕看一眼也好。隐约听见门响，我刚打算去开门，猪猪吴却走进来了，他换了鞋，坐在沙发上望着电视机发呆。电视机黑乎乎的屏幕映出我们两个孤单的身影。过了良久，他才深深叹口气，安慰我："别傻了，一会儿她就回来了。我们去喝茶吧！喝完茶你去市场买点儿菜，我去单位上会儿班，她也就放学了。然后我们再一起去接她好吗？"

我想想也是，于是我们一起出去喝茶。在茶楼，我看着摆了一桌子的点心，心里却想，为什么没有Cindy喜欢的蛋挞和马拉糕？随即又想起，原来她去了幼儿园。我和猪猪吴不停地一起怀念以前Cindy在家做的那些丑事，还有那些让我们感受到为人父母的幸福。我的Cindy，我的女儿，现在长大了，只是离开我们去幼儿园了而已。

猪猪吴的主意果然不错，时间很快就到了下午两点，还有两个半小时我就可以见到她了。买了菜回来洗洗放在池子里，磨蹭着梳梳头，洗洗脸，还用冰水洗洗哭肿的眼睛，时间也就差不多了。当时钟指到三点五十，我就迫不及待地打电话叫猪猪吴快点儿回来一起去接Cindy。猪猪吴说他已经在路上了，看来他和我一样，也很想早点儿见到女儿。

不是只有我们这样顶着大太阳奔幼儿园去，幼儿园门口早就三五成群聚集了一些家长早早地等在那里，等着接自己的孩子。即便汗水直淌，家长们也不舍得走到阴凉处去凉快一下。我和猪猪吴也傻傻地站在太阳底下，只等园门一开，就要往里冲。

园门终于开了，又一次上演一窝蜂似的拥挤。不过这次还好，猪猪吴紧紧地护住我，虽然没跑第一。因为前面有很多爷爷奶奶，我们不敢和老人争抢，生怕撞到人家。走到小二班门口，老师一叫她的名字，她欢快地走出来，额头上还贴着一张红色的贴纸。并不是我想象中那样她看见我们就会咧着嘴哭。

猪猪吴一把抱起她，顾不上人挤，胡乱亲她。她看起来好开心，一点儿也不像在幼儿园闹过情绪的样子，老师也说她一直都没哭。其他的小朋友，大多数看到自己的父母还是忍不住哭着发泄自己的情绪。

回家的路上，Cindy高兴地说："我明天还要来幼儿园呢！"接着还告诉我们，她在幼儿园中午吃的什么，下午吃的什么，显得自己好像见过什么大世面那样，十分骄傲。

2008年9月3日 星期三 天气有点儿阴阴的

昨天，闹钟一响，她就爬起来，叫我们快点儿帮她梳头洗脸。回来也很高兴。

今天，去的时候还很高兴，走出幼儿园门口，她却说："妈妈，我不想去幼儿园了，你把书包还给老师吧！"

我问："为什么呀？"

她说："因为好多小朋友都在哭，好吵。我不想再来了！"

"那你打算在家里做什么呢？"

Cindy两眼放光，说："我在家看电视呀！看动画片！"

我说："可是我都替你交学费了呀！你不来，不就白白浪费了我的钱！"

Cindy说："你把书包还给老师，让她把钱还给你！"

真晕啊！亏她想得出来！我告诉她："不可能的。学费交了是不能再拿回来的。如果你不想来，那上完这个月，以后我们就不来了。"

2008年9月4日 星期四 天气还好

早上，闹钟响了，我望着她，她的眼睛紧紧闭着，睫毛又闪又眨的。我叫她："你还不起来呀！上幼儿园要迟到了！"

Cindy大叫："不要吵！我在睡觉！"

猪猪吴说："那你睡吧！我和你妈妈要出去了！等一下你一个人在家里，你自己做饭吃，自己看电视吧！"

Cindy睁开眼，看了看我们，放声大哭，一边哭一边说"不要去幼儿园了"。无论我们怎么劝，她就是不去。我说等放学以后，我给她买一个好大的芝士蛋糕，她都不要。

僵持了许久，猪猪吴强行扛着她送她去幼儿园。她踢蹬着腿大哭，猪猪吴丝毫不理她。我们把她送到幼儿园，老师接过她问："前几天你表现好棒的呀，今天怎么哭了呀？"

Cindy一边哭一边打老师。老师抱着她，她拼命打老师的脸，还用脚踢老师，大叫："你放开我呀！妈妈，你救救我！我要回家呀！"

我望着她可怜的样子，眼泪刷地流出来了。我不好意思让老师看到，快步走出去，留下猪猪吴在那里跟老师道歉，说她可能是对其他小朋友的哭闹厌烦了，所以不喜欢来了。说了一会儿，Cindy还是哭，猪猪吴也走出来。

虽然心很痛，我还是强忍着走出了幼儿园。在家里担心了一天，结果我去接她的时候，她又很高兴了。

2008年9月10日 星期三 天气晴朗

Cindy上学第五天，临去之前，我告诉她今天上完幼儿园，就放假两天，爸爸妈妈带你去公园玩好吗？她很高兴地去，很高兴地回来。

周末过得很愉快，到了星期一，她又开始不开心了。我就掰着手指告诉她，上五天幼儿园，等周末的时候，我们就可以去公园玩了。她又满怀希望去了。放学的时候，我去接她，她问："明天是星期六吗？"

Cindy很快适应了幼儿园的生活，并且自理能力很强。完全不用老师帮助，很快自己吃完饭。也从来没有尿过裤子。还可以帮其他小朋友穿衣服和鞋子。因为学校是双语教学，她也很喜欢英语。上外教的时候，刚开始其他小朋友很害怕外国老师，她却一点也不怕，回答老师的问题也很积极，老师说什么她就跟着说什么。我去接她，园长居然说："Cindy上课好认真，像个复读机一样！外教上课的时候，特别喜欢她，因为其他小朋友不太配合课堂游戏。"

天哪！复读机呀！这个外号实在是有点儿……让我难以接受。问她班主任才知道，Cindy是不管老师说什么她都重复的，比如说，老师说：下面请小朋友把书本拿出来。Cindy也会说：下面请小朋友把书本拿出来！

🐼 你知道一个母亲最深刻的体会是什么吗？

2008年10月19日 星期日 天气晴朗

生活其实就是这样：首先想办法填饱肚子；填饱肚子以后还想要一个房子。如果前两者都有了，那么再考虑是不是买一部车子，再换一个更好的房子。于是，人的欲望不断得到满足，然后不断地膨胀，膨胀。

就像那些打算生孩子的人，开始想着制造小人，制造完成后，又要孕育小人，然后生小人，生完小人养育小人；小人上幼儿园、小学、初中、高中、大学，再为小人的工作苦恼，为小人的将来犯愁，如此循环不断。

欲望就是在这样的过程中不断地膨胀了。从别人帮自己考虑，到自己有主见、设想、打算，会有无数的理想梦想，有无数的志向和计划。到最后，等死的那一刻，才发现这一生活得如此累，却仍然期望能再活五百年。这就是人，人一生的生命含义所在。

猪猪吴绝非常人可比，并且很对得起我给他起的这个外号。国庆节的时候，他再一次证明了我对这个外号的满意度。猪猪吴要决定旅游，那旅游地点一定是与众不同的，他总喜欢用异于常人的行为来证明他的大脑构造。

国庆节前夕，猪猪吴非常兴奋地和我说了他的计划，鉴于国庆旅游旺季，到处人满为患，他决定带我和Cindy去一个风景优美、人流相对少的旅游胜地去。并且还强调，一定会满足Cindy的乐趣——玩水。

恰好邻居丁丁妈妈说她正愁没地方玩呢，干脆跟我们搭伙一起去得了，两个孩子也有个伴。早上一睁开眼，就发现猪猪吴同志已经非常勤快地先起床了，正坐在电脑前兢兢业业地玩四国军棋。我手忙脚乱帮着Cindy穿衣服，收拾行囊。

Cindy走过去问："爸爸，我们什么时候走？"

猪猪吴不耐烦地说："去去去，别烦我！"

我对Cindy说："过来我们穿鞋子走啦，你爸爸现在以为自己是希特勒呢！"

猪猪吴下棋的时候，我和Cindy是不能说话的，要等他的信号。赢了的时候他会发出一种信号："宝贝女儿，过来爸爸抱着！"输了的时候又是一种信号："这个对家笨死了！"这个时候我们一般都是敬而远之的，否则他就会乱发脾气，不可理喻。

这时候丁丁妈妈打电话过来催了，猪猪吴这才棋兴未尽地关了电脑准备出发。他让我们在小区门口等着，他去开车。左等不来，右等不见，我怀疑这头猪是不是也要像大姑娘上轿那样磨蹭？想想也不太对哈，这是头公猪啊，怎么会要上轿？打电话问之，曰：给车轮充气呢！真是××你的那个什么什么，早干吗去了？

一路无话，好在两个小家伙比较听话。上盘山道的时候，猪猪吴又开始发飙了，他最大的嗜好就是喜欢开车走盘山道，并且开得非常快。平时也就罢了，可现在车上有其他人，我分明从后视镜看到丁丁妈妈紧张的表情。我总不能让人家害怕吧？一般人谁愿意玩这种刺激的游戏？于是我说："你能慢点儿开吗？我们又不着急！再说我还有点儿晕车，特别想吐。"

猪猪吴居然说："你什么时候开始晕车了？我怎么不知道？"我实在忍不住了："你大爷还好吗？我现在刚开始晕车了！马上就吐出来了！"就这样才开始慢下来。

不一会儿就到达了目的地，到了山上，才十一点多，买了门票才知道这里叫黄金沟。餐厅里也没几个人吃饭，我们非常悠闲地吃完饭，这才看见游客陆续多了起来，不过也不太多，相对其他的景点，已经算是极少的了。

从餐厅一侧的羊肠小道走下去，就开始了我们的旅程。由于我们来得早，吃饭也早，几乎成了打头阵的了。丁丁牵着妈妈的手，猪猪吴牵着Cindy，我在最后边背着两个包浩浩荡荡挺进黄金沟。

所谓的黄金沟就是山中间的一段缝隙，之所以叫沟，只因这缝隙实在达不到山谷的级别。树木郁郁葱葱，榕树根古朴又遒劲的盘结在一起，让我们这些终日生活在都市里的人感受着大自然的气息。

我们踏着时有时无的台阶，不紧不慢地走着，一直走了大概有一公里的路程。Cindy开始变得不耐烦了："爸爸，什么时候有水玩呀？"在来之前，我们曾告诉她，这里是有山泉水的。猪猪吴说："快了快了！"没走几步，Cindy又问，后来就干脆说出了自己的想法："我走不动了，你抱着我吧！"

那可不行，丁丁比Cindy整整小一岁，如果Cindy要抱，丁丁一定也要。于是我说："你仔细听听，前边是不是有流水的声音呢？"

Cindy停下听了听，还是没有听到，坚持要让爸爸抱着。猪猪吴很无奈地说："那丁丁也过来，叔叔抱着你们两个。"丁丁也走过来，猪猪吴两个一起抱着艰难地下台阶。

山路实在太崎岖了，抱着两个孩子走路对于常年不运动的猪猪吴来说，真的很困难。看着他摇摇晃晃的样子，很让我担心。可又不好让他只抱着Cindy，把丁丁放一边。丁丁妈妈一个人走也已经吃力了，抱着丁丁走也是很困难的。

就在我左右为难的时候，丁丁妈妈说："前边真的有水了！你听听啊！"

在她的提醒下，我们果然听到哗哗的流水声。猪猪吴把两个小孩子放下来，Cindy兴奋地拉着猪猪吴往前走。对于Cindy这样玩水成瘾的孩子，水声是最具有诱惑力的，尽管走得很辛苦，她还是自我安慰着："就快到了，马上就可以玩水啦！"

哪知道在这样的山沟里，即便是一条很小的小溪，也会因为山谷效应被空洞地放大。结果我们的听觉欺骗了我们，转一个弯儿，下一个坡，总是感觉快到了，总是一次次的失望。更要命的是，路越来越难走，两个小朋友走起来趔趔趄趄得几欲摔倒，可Cindy走得特别有劲，一边走一边自我安慰。

丁丁不怎么爱说话，在他眼里，Cindy姐姐说快到了就快到了。

两岁的丁丁和三岁的Cindy应该是值得我们毫不吝啬地表扬称赞的。就算是平缓的公路，他们俩也没有走过这么远的路。终于，我们的"长途"跋涉看到了希望，我们看到那条小溪啦！

2008年10月20日 星期一 天气晴朗

我接着昨天的继续写吧……

可真是乐极生悲啊！没有想到的是，现实与幻想之间的差距实在太大了！

那条小溪，我认为叫它小黄河才对！那么混浊的黄水，黄得一塌糊涂。原本我以为，小溪像从售票处拿到的导游册上描述的那样："一条清澈见底的小溪水，顽皮地流淌在黄金沟中，敲打摩擦着溪边的石头，发出悦耳动听的声音。"多么美啊！可这是我幻想的，现在，摆在眼前的，明明就是从我们山东的黄河克隆过来的小黄河！怪不得叫黄金沟呢！原来就是这座山里藏着一条小黄河！如果这种山啊水的也讲究个法律啥的，我一定要告诉黄河，这个破黄金沟严重侵犯名誉权嘛！

这太让我们失望了。其实失望对于我来说，构不成什么打击，也不能影响我的心情。毕竟猪猪吴在这一方面，已经把我磨炼得将失望当家常便饭了。沿着小溪走了一小会儿后，找了几次也没有找到合适的地方能够让两个孩子尽情地玩水。一方面水很混浊，另一方面地势不够平缓。两个小朋友总不能玩漂流吧？

Cindy已经有些急不可耐了，总是跃跃欲试想下水。好歹将就着在小黄河中看到了一块大石头，Cindy和丁丁在猪猪吴的带领下，高高兴兴地下了水，这下终于开心了。Cindy整个人都扑在水中，顺着流水的方向。水流的阻力让她非常兴奋，快要将她冲到湍急的小漩涡时，她赶紧尖叫着爬回来，然后再次放松，享受被水冲走的快感。

丁丁初次跟着大人出来旅游，一开始有些胆小，渐渐地，他看见Cindy玩得兴起，也学着她的样子，扑倒在水里玩耍，时而还洗洗脸，撩起水来洒向猪猪吴。真是玩得不亦乐乎。

玩了二十多分钟，我觉得水实在太凉了，这种山泉水寒气又重，于是强行将他们拉上来擦干净换上干爽的衣服，继续往前走。丁丁妈妈一直都在打电话处理公司的事情，猪猪吴只好担负起了照顾丁丁的重任。

我自己牵着Cindy往前走，前面一块凸出来的大石头完全阻挡了我们的视线，根本无法看清前面的路，而且脚下的路越走越陡峭，越惊险。到了巨石跟前，我才发现这里压根没有路，是要踩着那些陡峭的山石爬过去的。这旁边除了有一条供人借力的尼龙绳，没有任何安全保障措施。

我看了看不停打电话的丁丁妈妈和抱着丁丁的猪猪吴，只得弯下腰背着Cindy咬牙踏过去。

在我的老家，是没有山的。一马平川，连个土包包都没有。走这样的山路简直是对我体力的一种考验，再加上背着Cindy，我腿都有点儿软了。我的强项是每天躺在床上睡到日上三竿，绝对不是走山路，更不是挑战极限。这样的山路，我没有走过，以往去过的景点，都是已经开发好了的，再说我也不喜欢爬山一类的运动。可以这样说，这是我今生第一次走这么难走的路。事实摆在眼前，不可能原路返回，我只能硬着头皮往前走。

过这样的山路很惊险，我穿着凉鞋，一只手在后腰上托着Cindy的屁股，一只手紧紧地抓住那根绳子。我以为这是最危险的一条路，因为走过去以后，我发现绳子是拴在一块石头上的，天长日久风吹日晒已经老化了，而且还是一条尼龙绳。

山石遮住了我的视线，还有一个因素，我走路的时候，专注于脚下，也无暇顾及前面是怎样的路况。当我低着头走过那条山路，抬起头才猛然发现，一条钢丝出现了。钢丝的这一端，站着一个女人，这个女人死活不肯过去，她身边有两个男人，连哄带骗地要协助她走过去。我背着Cindy走过去的时候，她整个人就像是被刺激过度一样，尖叫着不肯过。

这是一条钢丝，粗5厘米左右，两侧固定了两厘米的木条。加起来大概有10厘米不到。如果一个人站在上边，一只脚所占的面积不到三分之一宽度。也就是说，只能用足弓的位置走过去。两边还扩出一张棉绳织成的大网，网高到我的腰部。平伸双臂可以握住网扶着走过去，但是距离地面至少有两米多高，网眼很大，我这大象腿穿过网眼应该不成问题，掉下去，活命的几率不太大，因为下面全是坚硬的石头，和一条又窄又浅的小溪。即便不死，至少也是脑震荡。

我正在打量着这条钢丝，尖叫的那个女人突然对我说："你先过去吧！"说着让出路来。钢丝两边的路很窄，只能容一个人站在那里。我当时有些条件反射，人家让路，我还不过吗？

于是，我背着Cindy就站到了钢丝上，等迈出步的时候，才发现，我是不是有病啊？按照我的性格和体力，我单独一个人也绝不可能走过去的。我应该和刚才那个女人一样的呀！我怎么就站到钢丝上了呢？我恐高，还晕水，特别是低头看了一眼下面的时候，我已经晕得很厉害了。恐高是因为有一次差点从20楼掉下去。晕水是一直有的，只要水没及腰部，我就抽筋，后来只要下水就抽筋。曾经有一次在海里抽过，在水库里抽过，更搞笑的是在儿童游泳池抽过。

我心里想着，不知不觉已经走出去四五步了，这时候，我才想起，我还背着Cindy呢！想到Cindy，心里就更害怕起来。因为我发现，我两只手都扶在网上！那Cindy怎么在我背上的？赶紧一只手伸到背后托住她的屁股。就在这个动作完成的时候，我又发现，这张网只能到我的腰部，Cindy一定在高出我腰的位置，那么，假如跌落下去，Cindy根本不可能落到网上。落到网上的话，还有网可以卡住她，如果就这样掉下去的话，我不敢想。于是，我尽力弯腰，直到腰弯到我认为即便Cindy掉下去，她也会落到网上。

完成这个动作后，心里踏实了好多。忍不住望了一眼那混浊的水，我的妈呀！心一下子就沉了下去。这个时候钢丝晃得厉害起来，我忽然发现Cindy平时那么能喊能叫的孩子，怎么一声也不出？我叫她："Cindy，妈妈好怕！你一定要搂紧妈妈的脖子，知道吗？不要说话，妈妈好怕！"

Cindy果然没有说话，只是紧紧搂住我的脖子，我已经被她搂得呼吸困难。原来这个家伙也知道过这样的钢丝很危险，也知道生命可贵，不会胡闹。我听到后边有相机咔嚓的声音，但我知道绝对不是猪猪吴，因为他没有相机。

对呀！王八蛋猪猪吴！他去哪里了？为什么不管我们？我和Cindy就在这个摇摇晃晃的钢丝上，谁也不能帮助我们！我越来越怕，心已经沉到了低谷，就在这条200米的钢丝上，我想了好多，我怕Cindy会掉下去，我怕水，怕高，还想象如果没有了Cindy，我会不会疯了。

人其实很奇怪，当你发现没有任何人帮助你的时候，反而会冷静下来。走到一半的时候，我弯着腰低着头看了一眼钢丝的尽头。我想，我一定可以！就算我怕，就算我死，我也要把Cindy背过去。她是我唯一的孩子啊！

越来越近了，就快到了，我看见一个人站在钢丝的终端，他一直很紧张地反复问我是否要帮忙，我没有回答他。我知道那是一个好心的人。我更清楚地知道，如果他走过来帮我，钢丝会晃得更厉害，况且我也不知道该怎么把背后的Cindy转交给他。可是他一直都在问我，我有些烦了，我不想被人打搅，因为如果有人打搅我，我会更加害怕。当距离尽头还有几步之遥的时候，他还站在那里。我被Cindy勒得快喘不过气，硬是从喉咙里挤住两个字："让开！"

他让开了，我的双脚终于踏实地站在了地面上。当我直起腰喘气的时候，Cindy突然尖叫了一声，原来她的头碰在钢丝上，她哼哼唧唧撒娇般哭着。于是几个人就上来安慰她，我这才发现，原来所有的人都在注视着我艰难地走过这条钢丝。从他们的眼睛里，我看到了他们对我的赞扬。

昨天有点儿事情被迫中断，那么现在继续……

我四处观望，准备找到猪猪吴狠狠问候他祖宗，才发现他抱着丁丁摇摇晃晃走在钢丝上，扶着网的那只手还提着个塑料袋，塑料袋里装着他湿了的旅游鞋。其实他走起来，比我还危险，因为他怀里抱着一个孩子，而我是背着的，背着比抱着容易掌握平衡。并且，我是横着走的，这样脚下占地面积大些，走得会平稳一些，而他是走猫步似的直线走的，这样脚占地面积小，更不容易掌握平衡。我看见丁丁妈妈站在对面，我看不清她的表情，当时我心想，她害怕吗？担心她的孩子吗？

不知道丁丁妈妈一个人是怎样走过钢丝的，我只想着只要两个孩子都安全过了，我就放心了。这时，我听见刚才那两个男人劝那个女的："看见没有，人家刚才背着孩子都过去了，你还不敢吗？"

听了这话，我心里充满了自豪，背着Cindy走得更有劲了。后来遇见一个铁索桥，我毫不犹豫地就站了上去，等走过了几块小铁板后，我就后悔了。

这个铁索桥看起来比走钢丝难度小，但对我来说难度大多了：第一，这个桥长、陡。它是一个爬坡式的，并且有五百多米；第二，它的板子虽然是宽了，有20厘米宽，可是铁板特别的滑，每走一步都感觉特别艰难；第三，铁板之间间隔有20厘米，所以不能像走钢丝那样移动，是一定要从这一块踏到另一块才可以；第四，两边虽然有铁丝做扶手，但是毫无保险可言，因为只有光秃秃的一条铁丝。最关键的是，我走了这么远的路，加上刚才过钢丝，已经严重消耗了体力。

走了没有一半，我已经感觉背后托Cindy的那只手酸软无力了。滑了几次后，我紧张得要命，扶住钢丝的那只手也开始发软。另外，由于弯腰时间太久，眼睛也开始发花。在这样的情况下，我还竭力瞄了一眼后面的猪猪吴。

当时丁丁妈已经背着丁丁走过去了，这个桥周围没有人，只有猪猪吴在身后看着我们。我想喊他过来帮忙，可脖子被勒得发不出声音。我又强忍着向前走，滑了一跤后，铁索桥晃得很厉害。我的意识都逐渐模糊了，我不停地说："Cindy，抓紧妈妈，知道吗？用力抓紧妈妈啊！"我没法和猪猪吴说话，只能和Cindy小声交流。我害怕她睡着了，不能搂住我，掉下去怎么办？

我有个毛病，自己也说不清楚——每当我心情特别不好，或者是疼痛难忍的时候，我就会睡着。人家是疼得睡不着，可是我疼过头，就会像晕了那样睡着。所以，从我意识模糊的那刻开始，我就已经有点儿那个意思了。我只是在想，我要过去，我要过去呀！

我一边给自己打气一边自言自语："Cindy，妈妈好怕啊！我好怕！怎么办……"我不知道Cindy听见没有，望着前面十几个铁板，我已经坚持不住了。每跨过一块，我都要喘一口气，可是越慢，消耗体力就越厉害，手就越软，感觉Cindy越重。因为她不出声，我不知道她是否睡着了。

我知道，我的体力已经消耗到极限了，我过不去了，可是我已经无力喊人过来帮忙。

我想，我要死了，就这样站在桥上死去，然后跌落在水里。Cindy，我的孩子呀！难道就因为你有个很无用的妈妈，就要跟着我这样摔死吗？我正想看，突然有个声音问我："要不要帮忙？"

我抬眼看到一个身穿红色T恤的男人站在桥的终端。他脖子上挂着个工作牌，我猜他大概是这里的工作人员。于是，我点了点头，他很熟练地接过Cindy抱着走了过去。

Cindy被接走了，我终究还是放心不下，不知道哪里来的力气，又快步跟了过去。桥头上是个小木亭子，丁丁妈和丁丁坐在那里休息，Cindy也被放在了木头上坐着。

猪猪吴一个人悠然自得地走了过来。我的怒气顿时就上来了，不管三七二十一，坐在那里数落他。

猪猪吴何许人也？脸皮之厚，堪比城墙！一副嬉皮笑脸的样子，看得我更是难受，我又走上去撕了他几把才算罢休。这种人竟然说："你怎么不叫我？你叫我，我便上来帮你啦！"我真的不知道再怎么羞辱他家祖宗了，他一直就在我们背后，难道看不出我已经虚脱了吗？

　　亭子下边河边上停着一个木筏子，人站在上面，靠一根绳子把筏子牵引到对岸。我们都累得不行了，那位好心的工作人员就让我们站在筏子上，他把我们拉过去。猪猪吴一个人自行拉着筏子过去了。他站在对岸喊："你们站在筏子上，我给你们照相！"苍天啊！为什么啊？为什么猪猪吴一定要把我变成个泼妇？！我问候他那个什么什么的，明知道我晕水，还要我站在筏子上留影？

　　好在上了岸后，走了一段比较顺畅的台阶，就看见一个十分虚假的瀑布（人工造的，就是直接弄个落差，类似水库开闸放水那样的），就算是找到了小黄河的源头，这次探险之旅就算是结束了。

　　现在回想起愚蠢的猪猪吴竟然带着孩子去一个未开发的旅游景点，我就忍不住要埋怨他一顿。可是我不得不承认黄金沟让我真的变成了一个母亲——为了孩子，不畏艰险，挑战自我的母亲。我也就是从那天才开始感觉到做一个母亲是自豪的。

🐼 记得多蹲下来和孩子说话

2008年11月20日　星期四　北风呼呼地吹

　　Cindy刚上幼儿园的第一个星期，一直是我和猪猪吴两个人一起牵着她送她去上学。我们想让她知道，我们很重视她上幼儿园这件事。我们想让她知道，我们不是抛弃了她，我们想让她心情愉悦轻松地进入幼儿园生活。毕竟，这是她开始独立踏入另一种生活的第一步。

　　除了上幼儿园的第三天是哭着去的，其余的大多数时间她都是高

204

高兴兴去的。偶尔没有睡醒的情况下，会哭着去，走到幼儿园门口，她把眼泪一擦又笑着对老师说："老师早上好！"

多么爱面子的Cindy！多么好强的Cindy！虽然让我筋疲力尽，可我怎么能否定，她是多么可爱的家伙！

每天去接她的时候，她都会向我展示她漂亮的贴纸。那是靠她自己挣来的荣誉，那是老师对她的肯定，她喜欢这种成就感。每个小朋友都喜欢这种成就感和自豪感，尽管开学的第一个星期，那贴纸是每个人都有的。

第二个星期以后，老师说只有表现好的小朋友才能得到奖励。贴纸开始变得更加珍贵，小朋友们也就格外地珍惜，得到贴纸后就会更加开心。自从贴纸政策规范后，紧缩政策让Cindy渐渐地对贴纸失去了自信。由于她的调皮多动，就算成绩不错，也是拿不到贴纸的。

在一次家长开放课以后，Cindy得到贴纸的机会越来越少了。因为我发现，Cindy同学学习态度非常恶劣。只要得到贴纸，就开始自我陶醉，非但如此，还肆无忌惮地向周围的同学炫耀，丝毫不理会老师在讲些什么。

我一再告诉她："你妈我没对你有多大的期望，没想过你可以做神童。所以也没让你一定要成绩优秀，只要你学习态度好我就心满意足。你可以成绩一团糟，但你必须认真听老师讲课，哪怕你听不明白。别人讲话的时候，你要认真倾听，这是一种尊重。"

从那天以后，我告诉老师，不要在课堂上奖励给Cindy贴纸，口头表扬就可以。Cindy也觉得得到奖励的机会越来越少了，于是每拿到一张贴纸，就爱不释手，连洗澡也不舍得拿下来。

2008年11月21日 星期五 挺冷

今天是星期五，我像往常一样，随着熙熙攘攘的人群出现在Cindy的课室门口。Cindy也像往常那样，每到放学的时间，就急切地望着教室门外，期待着妈妈的出现。

我还没在门口站定，接送卡还没来得及递出去，Cindy尖利地哭着跑出课室，扑到我的怀里。老师和我都同时惊呆了，这太意外了！以前都是等着老师叫到名字，她才会出来的。这次居然是这样哭哭啼啼跑出来了。

我眼睛望着她的同时，仍旧用余光扫到了老师的脸上，我看到了老师的慌张。

"不要哭，你怎么了？告诉妈妈好吗？"

Cindy哭着说："妈妈，我想你……"

老师也赶紧哄她，毕竟现在每个家庭只有一个孩子，她们对家长总是保持着一丝紧张，生怕家长不满意，为了一点儿小事被家长投诉早就屡见不鲜了。

老师说："Cindy，你为什么哭啊？"

Cindy："我就是想我妈妈了。"

我越来越觉得蹊跷，想妈妈绝对不是理由。怎么可能呢？是被小朋友欺负了？还是被老师打了？不管是哪个原因，我必须在教室门口问清楚她。这种事情，出了幼儿园就更加说不清楚了。有一次Cindy被一个小男生拿着鞋子打了脸，我非常气愤，第二天跟老师反映了情况，不希望再出现下次。等我去接Cindy放学的时候，Cindy一跑出课室门口就说："妈妈，小朋友是和我开玩笑的，不是真的拿鞋子打我。"这种解释让我啼笑皆非，只得不了了之。

于是，我蹲下来问Cindy："好好和妈妈说，为什么哭了？"

Cindy说："我贴纸没有了！"

我就说嘛！一定有什么事，不然何至于哭成这样？我禁不住有点儿生气："不准哭！你哭贴纸就会长腿跑出来吗？"

Cindy哭得越发大声："贴纸被老师拿走了！"

这个时候教室里边的老师走出来说："快放学了才奖励给她一个贴纸，让她不要说话，她还是在那里说，我就把贴纸收起来了。"年轻的老师脸上红一块白一块，看得出来她很是紧张。

班主任笑笑说："好了，Cindy不哭了。老师再奖励给你一张贴纸好吗？"

另一个老师赶紧又拿了一张贴纸贴在她的额头上，她才破涕为笑。

看，她多么爱面子呢！还有一点点小小的虚荣，不好意思说因为被老师批评了。老师收回了对她的奖励，她就哭了，却不说因为什么。

我跟她说："以后不能因为这样就哭，知道吗？你表现好了，老师就奖励你了，你表现不好，老师收回贴纸是对的。这次就算了，下次妈妈不允许你这样。妈妈会告诉老师，不能因为你哭又奖励你贴纸。"

她趴在我肩膀上不肯说话，老师也笑了。我知道，因为Cindy守着家长哭闹，让老师尴尬了，所以老师重新给了她贴纸。我作为家长，理应打破Cindy老师的尴尬。做幼儿园老师的，是很害怕被家长看到小朋友在幼儿园哭的，正是因为家长的紧张，而破坏了原来的规则，我不想Cindy以后用哭来达到某种目的，也不想让老师有压力。所以我不能纵容她的这种不良习惯，尽管所有的孩子都会用哭来达到某种目的。

由这件小小的贴纸事件里，我有了一点点小小的受益和感悟。不管在什么状况下，我们看见自己的孩子哭得悲悲切切的时候，我们的条件反射就是：孩子受欺负了吗？

可是，很多条件反射都是错误的。正因为孩子是自己的，就以为非常了解自己的孩子，在心理上，肯定就会有先入为主的观念。**在还没有弄清事情的前因后果之前，千万不要以自己的条件反射作为判断是非的理由。**

我认识一个小朋友，每次遇见他就跟他闹着玩，问他在幼儿园乖不乖。他每次都说："乖。"可他妈妈却说，他的老师每天跟妈妈说，他是班里最能哭的一个孩子，上了两个月幼儿园，每天送的时候也哭，睡醒了也哭。

所以说，孩子的话是不能完全相信的。这个时候，就需要我们家长正确地辨别孩子的对错，绝不是一味地相信老师或者是小朋友。正确的判断也许是一件很困难的事情，因为每个家长都爱自己的孩子，视如珍宝，这种爱会让自己失去辨别的能力。

我小的时候，如果老师家访说了稍微贬义的话，老师前脚出去，我妈后脚就批评我，连是非对错都没有，老师说的一切都是对的。这样做对孩子的伤害也很大，他会对老师产生抵触情绪，会觉得老师让他受委屈了。在孩子的心里，爸爸妈妈是没错的，因为孩子都爱自己的爸爸妈妈，不会认为是父母做事情的方法有错误。

我经常和Cindy的老师聊天，从而知道她在幼儿园是怎样的。我并不是不相信Cindy说的，三岁的孩子语言表达能力也许还不够成熟，再说，也许她有可能会隐瞒一些她不愿意说的事情。比如说她被老师批评了，是因为她上课开小差了。

然而，让我欣慰的是，Cindy一直都还算诚实，每天回来都会报告她在幼儿园的情况。比如说，今天老师没有奖励她贴纸，奖给其他小朋友了；老师今天批评她了，因为她上课讲话了。我是不会因为这个严厉批评她的，她能认识到自己的错误已经很可贵了。正因为她知道我不会批评她，所以她才愿意和我说。有时候我会跟她讲一大通大道理，有时候会开着玩笑羞羞她，我总不能老一本正经长篇大论说教，那样她也许会烦，可能适得其反。

开朗的性格迷死人

2009年1月31日 星期五 天气很冷

Cindy属于那种超级外向热情的性格，自从开始会叫人，见人就叫。最夸张的一次，从上了电梯就开始叫一个老爷爷，那老头儿可能听力不太好，直到我们下电梯，Cindy叫了七八次，最终老爷爷也没有答应一声儿。

小孩子开朗是好性格，我理应感到欣慰才是，但她是热情过火的那种，楼下遇见邻居，人家都没有问她妈妈在家干吗，她张口就说：

"阿姨，你去我们家玩吧，和我妈妈聊聊天。"

她在楼下和一个小朋友认识不足半个小时，分开的时候就会说："你去我们家玩吧！我们家有好多玩具呢！"

幼儿园放学的时候，只要与她同班的小朋友在门口相遇，不管那个小朋友是爷爷奶奶带的，还是爸爸妈妈带的，她总会极度热情地发出邀请。有一次，她遇见一个爷爷带的小朋友，她又邀请人家，那小朋友不停地牵住爷爷的手要跟我们回家玩。那个爷爷看来也是很疼孙女的，差点儿就跟我们回家了，幸好我急中生智，说是要去买东西，才慌不择路地跑掉了。我一个年纪轻轻的妈妈，请一个老头儿回家做客，心里总是怪怪的，很尴尬。

这还不算，有一次猪猪吴让我们在楼下等他，他去停车场开车。我们站在小广场，有几个比Cindy大一点儿的小朋友在地上用彩色粉笔涂鸦。看着看着，Cindy蹲下去说："我叫Cindy，我们做朋友好吗？"

有一个小朋友站起来看了看她，说："我不认识你呀，你在哪个幼儿园的？"

Cindy说："我是小二班的，我们班有王雪、赵骏，他们都是我的朋友！"真是驴唇不对马嘴，人家问她在哪个幼儿园，她却这样回答。她说完又搭上一句，"你可以和我做朋友吗？"

让我发晕的还远远不止这些。有一天，我们在楼下玩，一个小朋友的妈妈正拿着一排维他奶，拆开一个给自己的孩子喝，问她要不要喝，Cindy说："谢谢阿姨，我们家有。"我当时心里那个乐呀，之前教过她很多次不能乱要别人的东西，她每次都答应了，回头就忘。这次居然变乖了呢！我还没来得及夸她呢，Cindy转过头去和喝着维他奶的小朋友相互对望一眼，回头又对小朋友的妈妈说："阿姨，你还是给我一个吧！"

真是晕死我也！Cindy语不惊人死不休，喝了一口对人家说："谢谢阿姨！你的这个维他奶比我妈妈买的好喝多啦！"这孩子不但自来熟，还是小马屁精……

夏天，猪猪吴特别喜欢吃雪糕，雪糕吃多了不好，所以我经常会批发一些迷你甜筒放在冰箱里。这种"迷你甜筒"大人两口搞定，给小孩子解解馋也就算了。每次有朋友、邻居带小孩子来，我就拿出来分给他们吃。

楼下的瓜瓜小朋友来了，我拿一个"迷你甜筒"给他吃，他很开心。过了没两天，他妈妈又带他来了，走到门口说："瓜瓜想来你们家玩呢。"

小家伙一来就站在厨房门口向冰箱看，我估计他一定是想吃甜筒了，刚要拿给他，妈妈说："你别给他吃，他有点儿咳嗽。"

我们大人聊天，Cindy和瓜瓜玩玩具。过了会儿，瓜瓜跟Cindy说："Cindy姐姐，我想吃甜筒。"Cindy热情地牵着瓜瓜的手，一边往厨房走，一边说："你来，你来我给你拿。"当时我们笑到肚子痛，没想到小孩子也有两手，一看大人不给拿，就让小朋友拿。Cindy带着瓜瓜打开冰箱，拿出两个甜筒，瓜瓜焦急地看着她手中的甜筒，Cindy一点儿也没有递给他的意思，说："姐姐帮你剥开呀……"我们一看也没招了，拿都拿出来了，还能不给他吃吗？

又过了几天，丁丁又来，Cindy二话不说，跑到厨房就拿了两个甜筒出来，递给丁丁吃。

从那天起，丁丁每次来，进门不过二分钟，就会对着Cindy说："Cindy姐姐，我要吃甜筒。"后来到了冬天，就开始问Cindy要糖吃，要酸奶喝。从来不对我说要什么，只要一跟Cindy说要什么，凡是Cindy知道放在哪里的，全部拿出来给人家吃。闹得大人每次来之前，都会说："把你家的甜筒藏好了，可不能再吃了，吃多了不行。"

Cindy每次给她爷爷打电话，都会说些老人家喜欢听的话，什么爷爷我好想你呀，爷爷我好喜欢你，极其肉麻。每次猪猪吴都会说：Cindy可真会哄老人家开心！我每次都在心里想，小马屁精，还是与生俱来的。

我明明知道她是非常不习惯和老人相处的，凡是老头老太太，她都不喜欢，特别是我奶奶。她小的时候，我们回去，她会打她。其实小孩子打人并非真打，而是一种兴奋的表现。两岁的时候，我奶奶怎么喊她过去坐着，她都不肯。我奶奶很孩子气地问她："小Cindy，你不喜欢太姥姥呀？"Cindy每次都非常巧妙地转移话题，弄得一家人都说她小人精。和我奶奶一起玩的一个老太太说得十分好笑："是不是多吃奶粉的小孩子就聪明点儿？"

我爸爸有一次高血压犯了，我很着急地给家里打电话。爸爸说他想和Cindy说话，Cindy拿过电话说："姥爷，你生病了，要乖哦。不要干活太辛苦。"当时激动得我爸爸老泪纵横，声音里都带着哽咽。

如果这话是我说的，我爸爸可能也不太激动，可一个两岁的孩子说出这样的话，实在太让他感动了，比催泪瓦斯的威力还大。我爸爸每次见到她，都会特别的激动。第一次回家还让她折磨哭了，因为第一次离开妈妈，在一个陌生的环境里，她大哭不止，爸爸心疼哭了。为这事我还吃醋了很长一段时间，我离我爸爸这么远，咋就不见他对我有如此深厚的感情呢？有一次，吃饭的时候，她笨拙地给我爸爸夹菜，满桌的人都那么喜欢她，她只给她姥爷夹菜，我爸爸能不激动吗？我姑姑她们每次都说："Cindy每次回来，老大都要随身携带手帕。"

2009年2月26日 星期四 天气还好

今天没事，看了前面的日记，再拉几句家常……

去年夏天，我姑丈来广州出差，在我家小住了一段时间。一端上菜，Cindy就说："我给老姑丈拿酒喝！"我姑丈是最喜欢喝酒的人，除了早上不喝以外，顿顿不离一瓶啤酒。估计他儿子都没Cindy这么了解他。他一个大老粗，我认识他二十多年了，从来没见他像喜欢Cindy一样喜欢过一个小孩子。

Cindy的干妈每次都被她弄得五迷三道，像灌了迷魂汤。有一次我们在聊天，Cindy在旁边玩，说起她为什么不赶紧要个孩子时，Cindy走过去扑倒在她干妈怀里说："阿姨妈妈，你生个小妹妹，我不打她，我给她玩玩具，还有很多好吃的东西都送给她。"

只要是她干妈买了什么东西送给她，她跑过去搂着她干妈的脖子就一顿猛啃，那口水……简直能淹死人。由于她干妈每次带她出去都会给她买些玩具或者零食，我不能纵容她这种不好的习惯，所以每次都要叮嘱她，不能随便开口要求别人买东西。每当这个时候，Cindy就会问："为什么呢？"

我告诉她："因为这样不礼貌。并且，妈妈抚养你、照顾你是因为你是妈妈的孩子呀，是应该的。可是阿姨妈妈不能总这样给你买啊，等买到阿姨妈妈没钱的时候，阿姨妈妈生了小妹妹或者小弟弟，就没有钱帮小弟弟买奶粉了呢！"Cindy听了点点头，出去转一圈回来以后，一进门口看着我羞羞地笑，我就知道一定是又乱买东西了。再到下次，阿姨妈妈说带她出门，她就对我说："妈妈，我不会让阿姨妈妈买东西给我的，我会很有礼貌的。"

"你能保证你不赖皮吗？"

Cindy："能。"

等回来，结果又买了东西，不等我问，她不看我，抬起头望着阿姨妈妈。她干妈就笑嘻嘻地说："不是她要的，是我主动买给她的。"

Cindy干妈躺在沙发上叹气："好累啊！腰酸背痛的。"

Cindy马上走过去用小拳头开始敲，还用力地帮她捏肩膀，捏一会儿问："阿姨妈妈你舒服吗？"她干妈当然是表扬她，戴了高帽子的Cindy说："那我再上去帮你踩踩吧，我都是这样帮爸爸踩背的呢！"

有一次，Cindy干妈的朋友婷婷和我们一起吃饭。第一次见面，人家很喜欢她，就逗她："你晚上去我家睡觉吧！我家就住在商场附近，早上带你去吃麦当劳，然后带你去商场的儿童乐园玩。"

Cindy就开始蠢蠢欲动了："我不去，你老公会打我的。"

婷婷被逗得哈哈大笑说："我老公不在家，他出差去了。"

Cindy问："那他等一下会回来吗？"

婷婷说，不会。我在旁边不吭声，我要看她是否会为了麦当劳和儿童乐园把自己的妈妈丢一边。Cindy跟Cindy干妈说："阿姨妈妈你去不去？"

Cindy干妈说："你想去，我就陪你去咯！"

Cindy点点头，表示很想去。

Cindy干妈又问她："晚上会不会哭，能不能保证在别人家里不尿床啊？"

她坚定地说："不！不！"。

婷婷说："那你穿好外套，我们走吧。"

Cindy自己去卧室找了一个袋子，把自己的袜子、内裤、秋衣秋裤、毛衣全部装进去，然后拖拉着外套走出来，说："我们走吧！"回头对着我说："妈妈你早上要去接我呀！"

我们几个都大笑起来，这是什么孩子呀？想得可真周全，连换洗的衣服都知道自己带好，却不知道问一声自己的妈妈是否同意她去。在这个打算要去的过程中，她压根都没看过我一眼。别人都在佩服她自理能力很强，这么小还知道收拾好自己的衣服才去别人家，可我心里那个难过啊，养了这么大，居然为了麦当劳，就把我给抛弃了。

就这样跟着她们走了，我心里空落落的，十分难过。天天和她在一起，整天盼着她赶紧离我远点儿，我好清静一下，谁知道这一走还真不是滋味。我给Cindy干妈不停地发信息询问她怎么样。

我料定她半夜肯定会哭着找我，我都没敢睡觉。哪知得来的情报却完全不是这样。她到了人家家里，先看到墙上挂着一张单人照片，恍然大悟似的说："原来你没老公的呀！"又看了一会儿电视，上床睡觉的时候，她安排婷婷一个人睡觉，阿姨妈妈和她睡。阿姨妈妈刚感到很荣幸，她来一句："你可以把衣服脱掉睡觉，但不能脱小底裤呀！"

一晚上，她彻底把人搞晕菜了。连我都感到惊讶，她才三岁，竟然还知道老公老婆这回事，我们在家都是直呼其名，从来不这样称呼。她还会根据照片来推测人家只是一个人没有老公，还叫别人不能脱底裤……

🐼 给孩子一个无忧无虑的童年，这是父母的本分

2009年6月27日 星期六 阴天

由于三鹿奶粉三聚氰胺事件闹得很凶，我买酸奶的时候，很是小心，Cindy没酸奶喝，很是急躁。我就安慰她说："现在的奶都不安全，等安全了就买给你。"有一天，我走出幼儿园，恰好一个小贩在门口摆个箱子卖酸奶，Cindy说："妈妈，电视上说牛奶安全了。"

我顺口说："电视上说的你也信！"

Cindy反问："那我相信谁？"

我一时无语。

2009年6月28日 星期日 万里无云

今天，我一边做包子，一边放电影《哈利波特》，看了一会儿后，Cindy跑到我身边来，用手捂着嘴，用非常做作的声音说道："妈妈！好恐怖啊！"

真的是不知道说什么好！一个三岁的孩子，在学着用词，还"恐怖"呢，你直接说你害怕不就可以了吗！

吃完饭后，我坐在沙发上给她新买的衣服绣名字，刚开始她就过来捣鼓针线，烦得要命，本来人家就非常不擅长做这种东西了，她还来捣乱！批评一通后，她半天不出声，我抬头一看，我的天，她拿着剪刀已经把一张影碟上的纸套全部剪碎了，一边剪一边还自言自语："这个是三角形、这个是正方形！"

明明给她买了认形状的书和玩具！干吗要自己剪什么三角形和正

方形？还剪得那么碎！于是我问她："Cindy，你把纸剪得满地都是，你打算怎么处理？"

这个家伙竟然不耐烦地说："你不用管！我自己会打扫的！"

过了一会，她真的拿着扫帚和簸箕将碎纸都扫进去了，但是没扫干净。虽然没扫干净，但是我还是很高兴她能处理自己制造的垃圾。不过想想她像大人一样拿着剪刀，一副聚精会神的样子，还是蛮可爱的嘛！

等"搞完卫生"后，她去阳台放工具，又顺便在阳台上玩起水来，舅舅说："你又玩水，我放螃蟹出来咬你！"

Cindy哈哈大笑："你骗我！螃蟹早到我妈妈肚子里去了！"

我在阳台洗衣服，她走过来看，我发牢骚："你看，你吃药的时候，嘴巴就像漏一样的，把衣服闹得都洗不干净了！"

Cindy："你使劲搓一搓就可以了！"我靠！不干活还挺会指挥别人的。

晚上洗澡的时候，Cindy说："妈妈，怎么还不上幼儿园啊！"

我问："你很想上幼儿园吗？后天就开学了！"

Cindy："哦！那我穿上我的新鞋子和新衣服。许老师就会说：'哇！Cindy好漂亮啊！'"

一听完她盼望上学的原因，我当场晕倒在浴室里。

2009年6月30日　星期二　晴天

Cindy现在这么大了，出门的时候，我就不会再和她一起坐在汽车后排。她一个人坐在后边，发生大闹天宫的几率几乎是百分之百。

今天晚上出去塞车了，一听见她又在开演唱会，猪猪吴就不免烦躁："你快点给我睡觉！"

Cindy躺在后座上闷了半天，忽然坐起来一本正经地说："爸爸，你是管不了我的眼睛的。"

猪猪吴疑惑的问："什么意思？"

Cindy叹口气说："我这个眼睛不听话，老也不肯睡觉。在幼儿园也不听老师的话。"说完一副很无奈的样子。

猪猪吴恍然大悟，笑着问："那你可以管得了你的眼睛吗？"

Cindy："我让它闭上，它就是想睁开。"

2009年9月10日 星期四 天气很闷热

我从小就没有主动地学习过，都是我父母逼的。我们小的时候，不太注重学前教育，没上幼儿园之前，连自己的名字都不认识。

那个时候的孩子，从一数到十就算是优秀的。上幼儿园的第一天，老师问谁能从一数到一百。我是最小的一个，我说我能。老师夸我真聪明，我很高兴。后来老师和别的家长说我真聪明，跟我父母说你家孩子真厉害。后来上一年级的时候，第一次考试我考了倒数第二。回家老娘恼羞成怒，难以接受这么大的落差，结果大方地请我吃了一餐烧火棍。从那以后，我害怕学习，更害怕考试，一考试我就想睡觉。高考一发卷我就犯困了。用现代教育学家的话来说，就是厌学症。

猪猪吴的父母都是高级知识分子，猪猪吴三岁就开始背唐诗，学画画。他比我有能耐，混了个名牌大学的文凭。于是我们俩经常哀己不争，恐女不幸，坚决不让Cindy接受过多早期教育，以至于在幼儿园面试的时候，所有的小朋友都表现很出色，只有Cindy同学什么都不会。

那个时候，我整天自责，自责平时不教她，才让她那么笨，那么丢人。事后我又想通了，哪怕Cindy真是个笨孩子，那她也是我的孩子，我们还是爱她的。就算她以后和我小时候那样考倒数第二又如何呢？我总不能掐死她吧？

但是今天去幼儿园接Cindy，彻底改变了我这种自责。

这几天不知道为什么，早教公司总疯狂地围堵接送孩子的家长，连家门口的报箱每天都塞满了各式各样的广告，广告用语相当严重：

不能让孩子输在起跑线上，不接受早教就毁了孩子的一生。再省不能省教育，再缺不能缺孩子。

　　从距离幼儿园10米开始，每隔一米就有一个推销的人过来问话一次，一个六七岁的孩子背着书包跟着妈妈，看样子是个小学生，一个推销人员问他："小弟弟你想学画画吗？"他妈妈还没来得及拒绝，小孩子说："不学！我上学都快累死了！你就是想骗我妈妈的钱吧！"

　　听到这个小朋友的话，我当时就被震撼了。

　　是啊！你想想看，他才六七岁，他从学校回家以后做完作业，吃完饭，洗完澡都已经八九点钟了，几乎没有自由的时间，还要早点起来上学。他也许没有时间去听小鸟的叫声，也许没有时间像牛顿那样坐在树下发呆。他每天就是学习学习再学习，甚至都不能够做一个美美的梦，梦见自己真的像童话里那样去野外狂奔。也许他根本忘记了野外是什么样子，因为他的周末也很拥挤地排满了种种课程。他也许和忙碌生计的成人一样，处于一种亚健康状态。

　　现在，我更加坚信，我的教育是对的。我就是要放纵Cindy无忧无虑地玩耍。

　　有几个人曾经很激烈地和我辩论过，他们曾经摇头叹气地说：Cindy本来是个非常有潜质的孩子，让你这么一教育就完蛋了，毁了大好前程。

2009年9月18日　星期五　天气很闷热

　　Cindy两岁的时候，我教她念一首诗：

　　　　　　白日依山尽，黄河入海流。
　　　　　　欲穷千里目，更上一层楼。

我每念一句，就要做一个相应的动作来形容诗的意境。过了几天，Cindy嘟囔着说："太阳好大好大哦，水都流走了，我坐在楼梯上看得很远……"这些话让我啼笑皆非。

　　读《三字经》时，我学着古代穷酸秀才那样洋腔怪调、摇头晃脑地念一通。Cindy乐得哈哈大笑，她站在地上，摇晃着她的小脑袋说："人之初，性本善……"

　　过了几天，我惊讶地发现，我念了一遍的《三字经》，她居然可以念五六句，再念几次，她会十句，以至于后来我们母女PK的时候，我都忘记了，她还自己在那里叨咕。可过了一年以后，她已经完全不记得了。所以，我很武断地认为，背诵只是一种机械性的大脑皮层记忆。

　　出门以后，三岁的Cindy居然老远就认识药房、便利店、超市等。我们有时候还没反应过来，她就会指着药房说，那个是买药的地方。后来我发现，她认为只要画着十字架标志的就是药房，停着白车的地方就是医院。从一岁多，猪猪吴教她红灯停车绿灯开车以后，每次变了红灯她就大喊："爸爸你快停车，警察叔叔来抓你了！"当然，这都是很简单的常识，基本上小孩子都知道。这只是一个比方，我想说的是，实践总是大于书本知识的。

　　因为Cindy特别喜欢看电视，但有时候即便是少儿频道也会有些暴力动画，没有办法，我们只好订购了巧虎给她。

　　我原本只是打算让她解解闷，省得下雨的时候她哭闹着要出去。所以那些巧虎的《乐智小天地》，我也一直都没有怎么认真教过她，都是她一个人好奇地撕开那些她认为好玩的动物，或者是水果自己玩。

　　后来我发现只要电视上唱歌跳舞，她就跟着唱，跟着跳，演什么她学什么。之后，她自己就拿着书看，把那些贴纸贴在书上。她不认识字，居然知道哪个贴纸是贴在哪一页上的。再过一段时间她又重复去看，看完以后，她又把那本书翻出来，把贴纸撕下来，又贴上去。我才知道原来她贴错了，过一段时间以后，她又看明白了，又纠正过来。

　　我买了《喜羊羊与灰太狼》的碟片回来，但发现不是很适合她，她看了一点儿也不是很喜欢了。再到后来，她看中央少儿频道，忽然爱上了小火车托马斯。我看了，觉得不但可以增加常识，还有一些教育意义，解说的声音也很柔和，并不是尖声细气的娇滴滴的声音。我想多让她听一些平和的声音，对她将来的性格也多少有一点儿好处，就买了一套碟给她，她看得津津有味。

前几天去打针的时候，她拿着打预防针的小册子在那里瞎念，嘴里叽叽咕咕也不知道说些什么。我就指着她的名字一个字一个字地告诉她。今天，我带她去市场买菜，她忽然兴奋地指着悬挂的条幅说："妈妈，快看，我在那上边呢，快看，我的名字在上面呢！"我抬头一看：文明买卖，童叟无欺。果然就有一个字是她的名字中的字。

2009年9月20日 星期日 闷热

今天，我们在银行门口散步，她又激动地说：快看！那上边也写着我的名字。我抬头一看是：工商银行××支行。因为是粗体字，"支"字看起来和"文"字差不多。

当时我看着就笑出声来，路上的行人莫名其妙地盯着我。

她是说错了，可她在观察和探索，不是吗？

因为她观察才能发现，这本就是应该值得表扬的。

2009年9月23日 星期三 闷热

晚上洗澡的时候，Cindy忽然对阿姨说："我有三个洞，前边一个，后边一个，肚肚上也有一个。"接着问阿姨："阿姨你有几个洞？"阿姨当时羞得脸都红了。我却表扬她真是个爱观察的孩子。

这在别人眼里也许会觉得很下流，甚至怀疑是不是性早熟，会觉得小孩子不应该这样，也许还会训斥她说："小孩子不要胡说八道！"

这就大错特错了，不但打击了小孩子观察的积极性，也侮辱了一个孩子的天真。

请不要用成年人的思维去研究一个孩子说出来的话。

这是关于性的教育，也是关于孩子智力开发的教育。她本来想表达的就是，这是三个洞，数一数是三个，没有任何其他的意思。你一定要用下流龌龊的思想来理解，认为她是早熟吗？为什么孩子的眼睛总是清澈的？因为孩子心无杂念，如果因此受到批评的话，也许会引发她强烈的好奇心，导致她一定要弄清楚为什么因为这个会受到批评，反而适得其反，所以我觉得应该顺着她的思维方式去回答这样的问题。

教她做人比什么都重要

2009年9月25日　星期五　晴天

Cindy上幼儿园以后，学习一直非常好，这是大家有目共睹的。每次见到老师，老师都会说，Cindy学习很不错。我总是笑着问她，其他方面呢？自理能力怎么样？老师说Cindy自理能力也很强，也从来不尿裤子，可以自己把饭吃完。我听了很欣慰。

可老师说Cindy虽然学习很棒，上课却从来都不认真，几乎每节课都在开小差，甚至还与旁边的小朋友讲话。最让我晕的是，有一次老师上课提问："这是个什么字？"Cindy高高地把手举起来，老师让她回答，Cindy站起来说："老师，小怡怎么没来呢？"老师就有点儿生气了："我问你这是个什么字，谁叫你说这个了？"

老师又让其他小朋友回答，Cindy又把手举起来，老师又让她回答。Cindy说："老师，我舞蹈鞋在书包里。"

老师就说："你到底认识这个字吗？不认识不要举手！"

Cindy就马上回答了老师的问题。老师更生气，你明明知道，还扯那么远干什么？

今天老师跟我说这话的时候，我真想找个耗子洞钻进去，简直太让人生气了！如果我是老师，我也会发脾气！

我很理解老师的心情。真的，发自内心地理解。我一再和她说，笨不要紧，可是上课要专心，做什么都要专注。吊儿郎当的算什么？

回家我就跟Cindy说："Cindy，今天老师跟我说，你每次上课都不专心，并且每个星期的《亲子手册》都是这个问题。你怎么回事呢？"

"妈妈，我就是问问小怡为什么不来幼儿园上学了呢？她生病了吗？"Cindy理直气壮地回答。

我真想抽她两个大嘴巴子，哪有这样的？知错还不改？哪怕你知错就改，改了再犯，犯了再改我都乐意。可她没认为自己是错的，我只好不问这个问题了。

吃过晚饭，她说要玩过家家的游戏，我知道她自从上幼儿园以后，就特别崇拜她的老师，所以每次她都扮演小老师。这次我又演小朋友，她又演小老师。

她拿着画板问我："这个是什么字？"

我问："老师，你裤子怎么没穿好呢？"

Cindy低头看看裤子，学着老师的口气："我问你这是什么字？你上课不认真的！"

我又问："Cindy啊，你刚才尿过没有呢？"

Cindy就火大了："我不跟你玩了！你不是好孩子！"

我说："你老师上课的时候，你不也是这样的吗？"

Cindy："哼！"

"妈妈跟你说，老师也很辛苦的。你还躺在床上睡懒觉的时候，老师就早早地去幼儿园等着小朋友了，你每天上学的时候，不都是老师在门口迎接你的吗？对不对？"

Cindy不说话，我继续说："你每天放学的时候，老师都在门口送你离开，对不对？"

Cindy点点头。

看见她终于有点儿进入状态了，我又继续说："你们睡觉的时候，老师在旁边保护你们呢！你们吃饭的时候，老师帮你们盛饭吃，吃完饭还要帮你们洗碗筷，还要给你们拿水果吃。是不是呀？"

Cindy说："是啊！"

"她上课的时候呢，还和你们做游戏，教你们读儿歌，是不是？你说老师是不是很辛苦？老师的小宝宝就在家里，她也很想她的妈妈，可是她的妈妈正在幼儿园给你们上课呢！老师也想念自己的宝宝呀，可为了小朋友，她就不能照顾她的小宝宝了。她的小宝宝就像你小时候那样小。"

Cindy睁大眼睛看着我，我知道她已经认同我了。我趁热打铁问她："如果你很小的时候，妈妈走开了，你哭不哭的呀？"

Cindy笑嘻嘻地揉着眼睛，假装自己哭起来。我拿下她的小手看着她问："那你说老师是不是很辛苦呢？"

Cindy说："是，明天我跟老师说，老师您辛苦了！"

"对啊！Cindy真棒！可是，老师这么辛苦，你上课的时候都没有认真听老师说的话，老师就会很伤心了。就像刚才你是小老师，我是小朋友，妈妈也不听你说的话，你刚才不也生气了吗？"

Cindy说："那我以后好好听老师讲课，我不再和小朋友说话了。不过我的腿在桌子下面一动一动的，老师没说我。"

晕死我了……非但上课嘴巴没闲着，原来腿也在晃来晃去的。算了，我也不再要求她连晃腿这毛病也改了，能认真听课我就满足了。

2009年9月29日 星期二 有点儿阴，但是很热

这几天，老师没再跟我告状。因为我告诉Cindy，只要她上课不听老师的话，以后她让我干吗我就装聋作哑：别人讲话的时候，你不认真听，为什么我要听你说话呢？

老祖先"以彼之道还施彼身"这招果真管用，用来对付Cindy很有效，看来要想教育好Cindy，还要多研究一下三十六计和武侠小说不可。

很坦白地说，我不怕别人因为我毁师灭教的说辞遭拍砖。我认为一个孩子应该有自己的童年，就应该让她尽情地快乐。她不需要过早地接受正规教育。到了他们这一代，我们中国肯定可以人人上大学，也就是说，从幼儿园开始一直到大学会有十几年的时间去学习，为什么要过早地严厉教育她呢？每个父母都希望自己的孩子可以成龙成凤，难道孩子不能成龙成凤你就不爱她了吗？

我们不能将自己的童年照葫芦画瓢地复制给孩子，更不能把自己的理想让孩子去完成，除非她愿意这么做。

在幼儿园时，她和小朋友和睦相处，学会交朋友，简单地自理就可以了。但最关键的是从幼儿园到小学一定要养成良好的生活习惯，早睡早起。对于Cindy来说，一定要学会专注，可以不够聪明，哪怕是班上成绩最差的几个，我也无所谓。但不能专心听讲是很大的毛病。

如果Cindy很好学地问我，我会告诉她，教她。可如果她不问我，我就从来不主动教她。因为我们就是想让她主动去学习。因为我们怕她厌倦，所以不敢逼她。就像入园前，我们为了让她通过考试，不管死活地教她，她吓得战战兢兢的，一段时间内都很怕我们让她回答问题。这是非常窝囊的一件事情。

知识教育不等于一切，为这个社会作出贡献的也未必是才子才女，更不是书呆子。学会做人，学会做个好人比什么都重要。

当然，我也像我的父母那样，像所有的父母那样望女成凤，可是我更希望她快乐。看了太多的关于早期教育的书，我从内心恐惧这种商业气息太浓的教育，有的看起来很像传销，打着调动积极性的旗号让孩子们像吃了兴奋剂那样莫名的激动。我真觉得那是扭曲孩子心灵的一把无情剑。

🐼 尊重她的爱好，但也要培养她的爱好

2009年10月13日 星期二 晴天

要说起来，现在Cindy可以参加的兴趣班，那无非就是识字、英语、舞蹈、思维、美术、围棋之类。

识字有什么好处呢？我可以到处炫耀我女儿认识多少字。可她上小学以后还要重来一遍，对于这种学习本就不够专注的孩子来说，有可能成为负面影响。她也许会在老师上课的时候想："我早就会了，干吗还要学呢？趁这空儿我还不如想象一下教室外边的世界呢！"久而久之，会怎么样呢？会让她注意力更加不集中。

舞蹈班Cindy参加了，是她自愿的，因为她放学回来说，她约好了一个同学一起参加。她说她喜欢跳舞。跳舞对身体的柔韧度有要求，从小练习是有必要的，只要她可以从一而终地喜欢，我倒是十分支持。Cindy坚持了一个学期，第二个学期我再问的时候，她说她还想去。我同意了。

美术对一个人的见解、审美能力都有要求的。对于一个四岁的孩子来说，她不太具备这两个条件，并且不太符合她的性格——Cindy小朋友连涂颜色都会失去耐心。并且她们班里画得最烂的就是她，连老师都说她不具备这方面的天赋，但她很喜欢画画，我知道小孩子都喜欢乱涂乱画，所以给她也买了画板和画笔。

我告诉她："如果你可以画一个很漂亮的鸡蛋，就可以参加美术班。因为有个叫达·芬奇的人就是靠画鸡蛋成为大师的，你不喜欢画鸡蛋画鸭蛋也行，画王八蛋也可以。"结果Cindy同学画了一天以后，再也不想画了。

围棋这玩意更不适合她，她坐不住。我也觉得这玩意太深奥，让

一个四岁的孩子去弄这个？算了吧，还是在家先学会玩跳棋再说吧。

Cindy学英语是特别有意思的。她上的这个幼儿园是双语学校，英语是必修课，由外教和一个中文助教执教。我们当时也没打算让她学，可这家幼儿园离家近，接送方便，只好选了这家。刚上幼儿园的前几天，Cindy很认真，很听老师的话。

今天早上，Cindy走到幼儿园门口说："妈妈，老师让我们每天早上来的时候，都要跟他说'狗逮猫奶'！"

我憋住笑问她："是不是'早上好'的意思呀？"

Cindy说："是。"

我又说："那会不会是你记错了？我记得'早上好'是'goodmorning'，不是'狗逮猫奶'。"

Cindy非常激动地驳斥："不是！是'狗逮猫奶'！老师就是这样说的！"

看她那激动的表情，我也不敢和她争了。这大早上的，我要是把她弄哭了，多不划算，倒霉的是我自己。

我很晕地走进幼儿园，从进门开始，Cindy就操着一口日本调调跟每个老师问好："狗——逮——猫——奶。"那"奶"字音还拉得长长的，而我连笑的资格都没有。

这个"狗逮猫奶"让我想起，Cindy一岁的时候，那个保姆教她说"姑奶姑奶（goodnight）"。我甚至开始怀疑，这孩子是不是打算伟大地自创一门特色英语，就像小日本那样，动不动后面来个尾音，什么"马死"、"阿米达"之类的。

送她进幼儿园之后，我就开始笑，越想越好笑。我都迫不及待地想请教一下Cindy大师，"中午好"该怎么说。

🐼 不能因为爱，而忽视了她的缺点

2009年10月25日 星期日 天气闷热，阴晴不定

从上幼儿园起，每天放学后，Cindy都要买点儿东西才肯回家。起初，我以为她在幼儿园吃饭不习惯，所以买些蛋糕之类的东西给她吃。一周后的一天，我刚走到教室门口，她就抱着我的大腿，要求我抱。

我觉得可能是她入园后有些不适应，用撒娇来找回一点儿抚慰，每次都会答应。当然买东西也不能少，蛋糕、酸奶、玩具、灯笼、包子……每天她都有不同的要求，我也尽量满足她。

渐渐地，我发现，该同学压根就不喜欢她买的东西，人家喜欢的是买东西的感觉，不管是买了吃的还是玩的，到家就丢到一边。比如说买了棒棒糖，她撕开包装，闻闻就丢到垃圾桶，或者放在盘子里。于是，从第二个星期开始，我决定不再买任何东西给她。

放学我去接她，一出园，她要求我买包子给她吃。我知道她明明不喜欢吃包子，所以没给她买，并解释说："回家后就吃饭了，现在吃了包子，等一下就不能吃饭了。"

结果该同学从菜市场一直哭到家，还不停地拍打自己的大腿，回家后，大腿都拍红了。一路走来，路人无不奇怪，因为她不停地边哭边说"妈妈给我买包子，我要吃包子"。人家一定想，这个妈妈实在太小气，孩子哭得这样可怜，一个五毛钱的包子也不舍得买吗？我宁愿背负恶名，也决不妥协。既然打算要改正她的缺点，我就决不妥协！

这一路上，我也讲了很多道理给她听，可是她已经习惯了每天都要花点儿钱才回家。就这样，回家她还不停地哭，我从冰箱里拿了一个棒棒冰给她，才算罢休。

吃完饭，我带她去买牙刷，正在挑选，只听Cindy同学在身后说：

"妈妈，买个雪糕吧！"

这哪儿成啊？才第一天还没过完呢，我不能就这么放弃改正她恶习的打算。我说不买，她还是说，拒绝几次后，Cindy说道："妈妈，给钱！"

我已经有些不耐烦了，吼道："我说不买，就不买！我没钱！"

Cindy又说："妈妈，不行呀！你还是给钱吧！我已经吃过了！"

售货员也说道："一定要给钱，她已经吃了。"

我转过身，她正拿着一个雪糕吃着呢。

天啊！我的神啊！我的上帝啊！

我非常生气地付了钱以后，又来到一家婴幼儿用品店挑选牙刷，那售货员拿着两把牙刷让Cindy挑选，她吃着雪糕，摇头说道："我不买啦！再买妈妈就生气了！"

我真的很想一头撞死，对她说："我不准你买零食，哪里不让你买牙刷了？"

自从她上了幼儿园，每次吃饭的时候，只要我说，快点吃。Cindy马上就用勺子刮得碗底叮当响，咀嚼声也会很大。这是因为在幼儿园里，老师会说看谁吃得最快，所以小朋友用勺子刮碗底发出的声音来表示自己很棒，大声咀嚼表示自己吃得很认真。一个小朋友这样得到了老师的表扬，其余的小朋友也认为这样会得到表扬，于是大家一起演奏了一曲勺子和碗的交响曲。

现在很多科学育儿方法都建议家长不要过多干涉或要求孩子，一般来说，中规中矩的孩子长大了会特别叛逆。这话其实是对的，但理解方式不同。**我认为在某些问题上，是不能过多干预的，但不好的习惯或者动作，是一定要从小改正的。好习惯和坏习惯都是慢慢养成的，老话说得好，"三岁看到大，七岁看到老"就是这样的道理。从孩子刚开始学习的时候，就要让她养成好的习惯，当习惯成自然的时候，改正是一件很困难的事情。绝不能因为爱，而忽视她的缺点。**

🐼 冤枉什么不能冤枉孩子

2009年10月26日　星期一　有点儿凉爽了

Cindy是个女孩子，我觉得应该学习一些基本的礼仪知识。我曾经见过一个女孩子，二十几岁的人了，拿筷子的姿势非常可笑，走路的姿势也很不好看。她自己都说，连男朋友都经常取笑她。因为她妈妈从来没有教过她，所以她一直都没发现自己和别人的举止是不一样的。等到发现的时候，习惯已经很难改正了。

可以想象，我们出去吃饭的时候，席间一个长相端庄的女孩子，用别扭的姿势拿着筷子，跷着的腿不停地抖动着，吃东西的时候嘴巴发出"吧唧吧唧"的声音，别人心里会怎么想呢？

于是我对Cindy说："Cindy，你喜欢的白雪公主呀，她吃饭的时候，从来不会让勺子和碗发出声音，也不会发出吧唧吧唧的声音！你原来也和白雪公主一样的，可是现在有点儿不太像了。"

Cindy说："我们班里的小朋友都是这样的。"

"那你觉得这样好吗？反正我觉得好像不太好。这样吵到别人，让别人觉得不舒服，有点儿不太礼貌。"

Cindy马上用勺子挖一口米饭，放到嘴里，小嘴巴夸张地撅着，努力让自己闭紧嘴巴，含糊不清地问："我这样像公主吗？"

从此以后，她吃饭时再也没有发出过太大的声音，又变得和入园之前一样了。可是，新的问题又出现了，Cindy班里有个小朋友apple，家里是做童装出口外贸生意的，每天都穿着很漂亮的衣服上学。最让Cindy羡慕的是，她脖子上挂着一块玉佩，用红色的绳子系着。

她曾经跟我说过apple每天都带着项链上学，我也看见了她那种羡慕还带点儿崇拜的眼神。前几天放学，我去接她，她很开心又很神秘地从脖子处往外掏，掏了一会儿，露出一块玉佩来，骄傲地跟我说："妈妈，你看，我有个和apple一样的项链，我也好漂亮了！"

我的心里扑通一下：坏了，Cindy怎么做起贼来了？居然拿了人家的玉佩！我忍着火气平静地问她："你从哪里弄来的这块玉佩？"

Cindy说："从你的抽屉里呀！"

我才想起来，原来她满月的时候，我朋友送她一块玉佩和一个手镯，因为我觉得小孩子不适合戴装饰品，所以从来没有给她戴过，她爷爷送她的项链，也一直没给她戴。她却趁我不注意，自己戴在了脖子上，且是一副得意扬扬的样子。

我没有批评她，爱美之心人人有之，小孩子也不例外。我们大人也有攀比之心，何况一个孩子。我只是用很淡的语气说："我觉得小孩子戴这些东西一点儿都不好，即便再漂亮有什么用呢？如果你很认真地听老师讲课，就会学习很棒，将来就可以上大学，做研究生，做博士，那样就有机会买更漂亮的项链戴在脖子上了！"

她没有说话，我们去菜市场买菜，路边有卖气球的小贩，Cindy老毛病又犯了："妈妈，要气球。"

我依然淡淡地说："即便我买给你，现在你也只能有一个气球，可是如果不和别人比，努力学习，将来可以买好多好多气球。到时候你想买一屋子气球，我都同意！"

这样她很清楚地知道，我不买就是不买了，闹也没戏。她自言自语："嗯，我以后要上大学，赚了钱，我要买一屋子气球！"

我心里觉得挺好笑，心想等你上大学的那天，我给你买一屋子气球，你也不会要了；等你自己赚钱的时候，你真的会买一屋子气球来实现你三岁的愿望吗？

真不知道她是发狠，还是安慰自己，总之，只要我说不买，她就会说她将来赚钱了要怎么样怎么样。

菜市场附近有一家卖儿童用品的商店，是从香港进的货，东西也还算不错。因为是我们小区的人开的，我们经常去那里买东西，久而久之，Cindy和店主也熟悉起来。

前几天，我们又去那里买东西，Cindy见一个箱子里放着一堆气球，就拿起一个来看，看着看着老毛病又犯了："妈妈，我要买一个气球！"

看到这里的朋友会说：你怎么那么小气，对一个四岁的孩子那样苛刻？不就一个气球嘛，多大点事，都要了两次了还不给买？

我是Cindy的妈妈，我了解自己的孩子。我自认为**只有对孩子有清楚的了解，才能发现和纠正她的错误，而非一味地因为爱，忽视了孩子的缺点**。

就像我们每个人都应该有自知之明是一样的，所以说，**教育好孩子最关键最基础的就是了解**。我就是因为太了解她了，知道她根本不需要气球，她只是想享受买东西的那种快乐。每逢猪猪吴单独带她，有时候一个星期会买三五个气球回来。回来就丢在一边，半夜我上厕所的时候，乌漆抹黑的气球飘在墙四周的角落里，经常会让我出现幻觉以为幽灵光顾了。她不会再玩的，很多玩具都是这样，一时的兴奋就买回来了，买回来就一堆一堆放在那里，再也不肯看一眼。

所以我的回答是："你有钱吗？有钱你就买。"

Cindy不假思索地说："你有钱！"

我假装听不见，不再理她。因为道理已经跟她讲了很多次了。我在商店看了一会儿衣服就出来了。在路上，我习惯地牵她的手，却抓空了。低头一看，Cindy手里拿着一个气球正往嘴巴里塞。

我极度愤怒：我的孩子，居然是个小偷！

之前我以为玉佩是她拿别人的，误会过她。但这次我固执地认为这气球肯定是她从别人那里拿的。从小偷针长大偷金，这种恶习是我绝对不能容忍的。按照我的性格，发生了这种超越我底线的事情，二话不说，先照嘴上来一大嘴巴子，打得她找不到东南西北。

可我不能打她。也许是因为她真的很想要一个气球，也许她心里没有意识到这样的行为是错误的。即便打她也没用，反正她本来就不知道东南西北。

我长长地呼出一口气，又走了几步，想好了才停下，蹲下来，和她形成一样的高度，抚摸着她说："Cindy，这气球是哪里来的啊？"

Cindy低着头玩弄着气球："阿姨给我的。"

真的是（省略不雅脏字三个）在挑战我的底线！偷东西已经让人难以承受了，为什么还要说谎？！我真的想撕烂她的嘴，再一次怀疑这是不是我的孩子，说谎话都说得这样理直气壮。

"Cindy，看着妈妈！"我说这句话的时候，眼泪都快要流出来了，那是绝望的泪水。

Cindy抬起眼皮看着我，停下了手中的动作。

我说："告诉妈妈，你这个气球是从哪里弄来的？如果你不说实话，妈妈真的很难再像以前那样喜欢你了。"

"那个阿姨送给我的！"Cindy再次重复道。

我一点儿都不相信，因为我没看见商店的人送给她气球。Cindy一向以嘴甜出名，人家送她东西，她一定会说谢谢，还会说得很大声。

我的忍耐已经到了极点，二话不说牵着她就走回商店，强带笑容问店里的老板："你刚才给了Cindy一个气球吗？"

老板怔了一下，看看Cindy说："哦，是呀！"

天！我说什么好？

我听到老板的回答，脸"刷"地一下就红了。多亏我克制住了自己的冲动没有打她！如果我因为这样的事情打了她，我会多么的内疚？

虽然没有造成过多的错误，我还是为自己的过错向Cindy道歉："刚才妈妈吓死了，以为你偷了阿姨的气球。妈妈误会你了，妈妈跟你说'对不起'，好吗？"

Cindy迷惑地看着我，看着她自以为是的妈妈，然后点了点头。

我抱起她亲她的脸。心里自责自己小肚鸡肠地浮想联翩不说，还将一顶"偷东西"的帽子扣在她头上。我抱着她，紧紧地把她搂在怀里，喃喃地说："知道吗？千万不能偷着拿别人的东西，如果你拿了别人东西，警察叔叔会把你带走的，妈妈以后再也不能见到你了。"

想起这件事来，我一直不能释怀。自己错怪了她，最后还厚着脸皮讲道理给她听。这样的妈妈也应属于极品了。

不过从这次以来，这几天Cindy再也没有很强硬地要买东西，虽然还是经常会提出买这个买那个的要求，但已经不再那样缠人了。

今天她向我提出要买一个毛绒玩具，我回答说："爸爸赚钱好辛苦，要给Cindy交学费，要帮Cindy买衣服，我们吃饭也要花钱，干什么都要花钱，如果什么都买的话，爸爸就要累死了。"

Cindy听了才默不做声了。

晚上猪猪吴回家的时候，Cindy突然说："爸爸辛苦了！我好喜欢爸爸哦！"

每位妈妈都应该告诉孩子一些安全常识

2009年11月15日 星期日 天气闷热

我发现Cindy同学有个嗜好，只要你带她去逛街购物之类的场所，那么十有八九她会闹失踪。以失踪为乐趣、以吓人为爱好的孩子，让我这个做娘的整天提心吊胆，几次欲哭无泪。

星期六，我们到天河公园玩，在公园里玩了一会儿，就去"好又多"超市附近的肯德基吃东西。熙熙攘攘的餐厅里，我一边排队一边叮嘱她不要乱跑。

Cindy乖乖站在我身边。另一个收银台的前边，也排了长龙，和我们并排的是一对母女。Cindy从吸管盒里拿了一根吸管，小女孩就一直盯着Cindy手中的吸管，突然，她用迅雷不及掩耳之势"噌"一下就把吸管抢在了手中，用一种挑衅的眼光看着Cindy。

我真是恨铁不成钢呀！想Cindy同学在家比霸王他姥姥还凶，哪知出来后是如此的无用，只见她：双手无措，战战兢兢，两眼迷茫。

看到她那副样子，我简直想再顺手给她个大爆栗。

买到了Cindy喜欢的薯条和鸡翅，我就往外走，到门口问她："刚才小朋友抢走了你的吸管，你为什么这么无动于衷呢？"

　　Cindy说："我会告诉老师的！"

　　上帝啊！你老师怎么能管一个和你素不相识，且又不在同一个幼儿园的小朋友呢？你以为你老师是联合国秘书长呀，什么都能管？这些话我只能憋在心里，独自一个人郁闷地想一下就算了。我怎么能诋毁她心目中万能的老师？

　　我什么话也没有说，带着她出了肯德基。我牵着她的手，心里想着这件事情，也没有太注意这个把老师当成上帝的小家伙在想什么。当我感觉手里空荡荡的时候，忽然发现，Cindy不见了。

　　我看看四周，哪里还有她的影子。这时，恰好一个形象猥琐的男人开了一辆破面包离去，我心里的第一个念头就是：坏了！Cindy被人拐去了！

　　我想起报纸上报道过，一个女人带着一个两岁的小女孩过天桥，妈妈在前边走，小女孩在后边跟着，谁知道后边有个变态的家伙，抱起孩子就丢下了天桥，之后他自己也跳下去自杀了。

　　心里一急，我的眼泪就夺眶而出，叫着Cindy的名字，嗓音都开始变调。每喊一次，既盼望着Cindy答应的声音，有些歇斯底里起来。一个坐在走廊上休憩的男孩子指着肯德基门口的方向，说："刚才好像有一个孩子走过去了！"

　　我一边往回跑，一边喊着她的名字，满脸笑容的Cindy听到我的喊声，很开心地向我走过来。我心里那个恨啊！拽住她的胳膊就想打，眼泪却不争气地流下来了："你死到哪里去了？吓死妈妈了，你知道吗！"

　　Cindy被我的样子吓得愣住了，嗫嚅着说道："我刚才还没有玩里边的滑梯。"

　　敢问天下的父母，你们见过这样的孩子吗？吓得妈妈都快停止心跳了，而她失踪的原因却是因为这次来没能够玩到滑梯，然后再回去补玩！

"你知道吗？刚才我以为你被陌生人带走了！妈妈都快吓死了！妈妈死了你怎么办？"

她的回答实在让我站不住了："妈妈，要是你死了，我就用你的电话打电话，叫救护车来！"

真是让人哭笑不得。

也许她认为她有自己回家的能力，所以每次带她出去她都很自我，一不留神就会失踪。我和猪猪吴为此惩罚过她很多次，她还是屡教不改。

为了让她彻底改掉这个恶习，也是为了观察她丢了会怎么做，我和猪猪吴曾经一起躲起来长达一小时。

那次是晚上，猪猪吴、Cindy和我去散步，走到滑梯旁边，Cindy同学就上去和小朋友玩了，猪猪吴一个人坐在连椅上打电话。过了一会儿，Cindy同学见滑梯对面的大堂门没关，自己跑过去玩耍。

我大喊："你要进去，妈妈就走了！"谁知这句话对Cindy同学没有一点儿威慑力。

她居然不理我，气死我也！在这之前，她这样的行为经常发生。现在是下班高峰，汽车、电动自行车会突然冒出来，像她这样到处乱跑，很容易被车撞到。于是，我就躲到架空层底下去，偷偷瞧着她。只见她跟没事儿一样，还在那幢楼的大堂里跑进跑出，玩得不亦乐乎。来回跑了几圈后，她又跑到滑梯上溜了一圈，才发现爸爸妈妈不见了。

这个时候，我也不知道猪猪吴去了哪里，可能是边走边打电话溜达去了。突然，身后有人拍我肩膀，吓得我的心扑扑直跳。我回过头一看，不知何时，猪猪吴已经站在我的身后。我对他小声说："Cindy同学在找我们呢！我要惩罚她！谁让她不听话。"猪猪吴表示赞同，我们两个就躲在架空层底下看着Cindy着急地四处寻找爸爸妈妈。

她也不哭，只是在滑梯和连椅之间的小路上大喊："妈妈！妈妈！"叫了半天发现没人理她。这时，一个骑自行车的人从她身边经过，她问人家："你看见我妈妈了吗？"我的天！人家知道你妈妈是谁？你妈又不是腕儿,你也不是童星!那人连理都没理她就走了。

过了一会儿，她便坐到猪猪吴当时坐过的连椅上，踢蹬着腿儿，满嘴也不知道嘟囔些什么。猪猪吴站在原地不动，我悄悄地绕到连椅后边的花丛里，只听见她在说："爸爸妈妈，你们去了哪里啊？快回来啊！"然后似乎很生气，站起来，用力跺着脚，双手掐腰，喊道："哼！你们都不要我了！我要去找妈妈！"发这么大狠劲儿，我以为她就要走了，谁知道，Cindy同学只说不做，跺完脚后，又回到原来的位子上坐着不动了，只是嘴里还在嘟囔："爸爸妈妈你们回来啊！我要妈妈！"

　　就这样，她一会儿站起来，打算要走的样子，一会儿又坐下来。她喊了几次后，发现没效果，再也不喊了，只是反复站起坐下，也不往后边看，其实，妈妈就在身后呢！

　　我使劲憋着笑，看她在那里彷徨无措的样子，打算看她忍多久才能哭出声。又坐了20分钟的样子，她猛地站起来，向回家的路走去，但是没走几步又回来了。这时，她看见了躲在花丛里的妈妈，好像不太确定的样子，走近后，才小声地叫了声："妈妈？"

　　"哎！"随着我答应的声音，Cindy同学扑到我怀里，这才落了几滴眼泪。猪猪吴也走过来问她："你不是很有本事吗？怎么不自己回家？"Cindy撒娇地赖在妈妈怀里不说话。

　　猪猪吴又问："如果你和爸爸妈妈真的走丢了，你怎么办？"

　　Cindy同学回答："我自己找爸爸妈妈！"

　　猪猪吴责备道："胡说！坐在原来的地方等就对了！"

　　我问："那如果有陌生人来带你走怎么办？"

　　Cindy答："我不跟他走！"

　　我说："陌生人会说：'小朋友，你妈妈叫什么名字？'"

　　Cindy同学毫不犹豫地就说了她妈妈的名字，我接着问："陌生人就说了：'哦，那我认识你妈妈哦，我带你去找妈妈吧！'"

　　吴猪猪同学竟然兴奋地回答："好呀！走吧！"

　　我马上告诉她："那可不行！不管是谁，只要不是爸爸妈妈，你就不能跟他走，知道吗？"

Cindy同学回答："知道了！"然后委屈地说，"妈妈，以后我再也不到处乱跑了。"

最后，在Cindy同学的百般无赖要求下，我只好背着这个貌似还算聪明的孩子回了家。事后，又经过无数次失踪，我们才发现，对于Cindy这种有特殊爱好的儿童，无论多么严厉的教育都是无效的。最好的办法就如猪猪吴所说，找根绳子绑在她身上最省事了。

自从Cindy同学开始有了吴跑跑的称号以后，我每时每刻都在给她灌输安全意识。告诉她如果乱跑会有很多意外发生，车祸、被人贩子拐卖。

但她一直坚持火星人的思维方式：如果我被人贩子拐走了，等我长大了以后，妈妈会来接我的！并且还经常设想有一天被人贩子拐走以后和妈妈重逢的场景，设计一些让我哭笑不得的对白。对此，我最大的愿望是，希望她的思维能和她的肉体一样，一直停留在地球上，不能动不动就来个穿越。

没有笑声的家庭养不出聪明的孩子

2009年12月8日 星期二 天气美丽动人

猪猪吴有一个情人。

他很温柔地帮她洗澡，他哼着小调伴她入眠，小调还是用她的名字编出来的。

他们无论在何时何地，不管是在人群里还是在大马路上，毫无顾忌地相互亲着对方的脸。

他们很肉麻地说：我爱你。

他们经常合伙排挤我。

但是，我却不能吃醋。因为猪猪吴的情人是我的女儿——Cindy。

我们在一起，充满了欢乐。

从她还在我肚子里开始，猪猪吴就自称爸爸，还趴在我肚子上问她："这地方虽然环境不好，你将就着住着，等你出来，你在爸爸肚子上睡觉，好不好呀？"

Cindy出生后，猪猪吴果然就把她放在自己的肚子上睡觉。小小的Cindy就经常躺在猪猪吴的肚子上，幸福地睡觉。而猪猪吴不在家的时候，我经常抱着她在家里走一两个小时，她都不睡。

刚满月时，Cindy就毫不客气地给猪猪吴拉了一裤子，猪猪吴还幸福地傻呵呵地笑着："一点儿也不臭，这是我女儿拉的。"

这一切的一切，传达了多少的浓情与爱意，只有做过父母的人才能理解。

都说女儿是爸爸前生的情人，也许Cindy就是猪猪吴上辈子的情人。她从来都不肯和我一个被窝睡觉，也不允许猪猪吴和我睡一个被窝。有时候猪猪吴半夜钻进我的被子里，如果被她发现了，她就会大哭不止。

她也从来不对我记仇，但每次只要是猪猪吴得罪了她，她就会对他大哭或者耍脾气不理他，说这是撒娇，绝对不是空话。没有爱又从何来的恨呢？

每次当我和猪猪吴假装吵架，我只要一打他，Cindy张开嘴就哭，只要她爸爸打我，她就非常开心地大笑。猪猪吴就经常说："你快过来打我呀！你打我呀！"我打了他以后Cindy就开始哭，猪猪吴就特别开心。

为了争取到Cindy对我也会流下心痛的眼泪，猪猪吴每次打我，我都假装很痛，哭得很厉害，可是不论我怎么哭，Cindy都没有任何感觉。有时候会笑，有时候会看着我露出很茫然的表情。

猪猪吴竟然幸灾乐祸："你这个妈是怎么当的？Cindy居然一点儿都不喜欢你！"

也许她不喜欢我是有理由的，我很少夸奖她"好能干"、"好棒"之类的话。而猪猪吴就经常很肉麻地说，Cindy好聪明哦！Cindy好棒哦！我的小女儿好能干，好漂亮，爸爸好喜欢你……很肉麻的话。比方说，吴猪猪两个半月就会翻身，四个月就会自己拿奶瓶喝水，可到了六七个月她翻身或者自己拿奶瓶喝水的时候，猪猪吴还会说："我女儿真的好厉害！好聪明。"

天！为什么有这样不知羞耻的人呢？如果到六个月还不会做这些事情，那是不是他的孩子智力有问题呢？

对我们家来说，一家三口单独相处的时间真的很少。吃饭的时候不能三个人一起吃，Cindy吃米粉喝奶粉，我们两个人让小饭馆送饭吃。说起来也很奇怪，一到Cindy吃饭的时间，我就想去卫生间。我听见猪猪吴喂Cindy吃饭的时候，总是带有威胁性的："MD！你能不能吃快点儿？我两口就吃完了，你吃了十几口都没吃完。"

大约过半个小时左右，就会听见猪猪吴说："哦，Cindy好乖，全部吃完了!"这个时候，我也刚好从卫生间里出来。

但有一次很不幸，我在马桶上蹲了很长时间，估计她吃完了，急忙跑出来，结果发现她根本就没开始吃。没办法，只好自己给她喂饭吃。有了这次教训以后，不管听到什么声音，不管等多久，我一定要听到客厅非常安静的时候，我才会完成我的构思。基本上我的耳朵不会欺骗我，Cindy只要没睡觉，家里永远不会安静。

2009年12月18日 星期五 天气还好了

我很讨厌帮Cindy洗澡，也许是我太笨又太懒的缘故，我每次帮她洗澡都会把我自己弄成落汤鸡。夏天还好些，冬天弄得湿淋淋的感觉特别难受。由于这样，我实在控制不住肚子里的坏水，也只好由它随意往外冒。

吃晚饭的时候，我盛好他们父女两人的饭，只给自己盛一碗汤，用手托着头死命地抓挠。猪猪吴问："你怎么了？哪里不舒服呀？"

我勉强笑笑："没事儿，就是头有点儿痛，一会儿就好了。"

猪猪吴一脸严肃地对Cindy说："妈妈病了，你乖一点儿，自己把饭吃完啊！"

Cindy不说话。我端着汤慢慢地很困难地喝完，站起来说："你们吃吧，吃完把碗放在水槽里，等一下我来洗。"然后又对Cindy说："你吃完饭妈妈帮你洗澡哦！"

我就回到卧室躺下，翻出一本书来看。眼睛看着书，耳朵听着外面的声音，听见猪猪吴呵斥Cindy，让她专心吃饭，过一会儿又听见他把餐具收拾到厨房的声音。再过一会儿，我听见猪猪吴说："爸爸帮你洗澡好吗？"

我就知道他马上就会进卧室来帮Cindy拿衣服了。赶紧把书塞到枕头底下，闭上眼睛装睡。果不其然，猪猪吴进到卧室，看我睡着了，轻手轻脚打开衣柜取出Cindy要换的衣服，又轻轻带上门出去了。不一会儿洗手间就传来他们父女两人咯咯大笑的声音。

我躺着躺着也就真的睡着了，等猪猪吴哄Cindy睡觉后，爬上床来轻声问："好点儿没有？"

我点点头，他又问："饿不饿啊？"

废话！我当然饿了！饿着肚子睡觉的滋味可真不好受啊，不过和湿成落汤鸡比起来，总是饿肚子舒服一点儿。有几个女孩子没试过为了减肥而饿肚子呢？

这招百试百灵，真是绝妙极了。到后来，猪猪吴就会主动帮她洗澡，实在没有人帮她洗澡的时候，我帮她洗头，她会不耐烦地说："我不要你帮我洗，我要爸爸洗，爸爸洗得好，不会让泡泡跑到我眼睛里！你把我眼睛都弄瞎了！"等猪猪吴回来以后，Cindy就说："爸爸，我不要妈妈帮我洗澡！"

猪猪吴问："为什么？"

Cindy说："妈妈把我眼睛弄瞎了！"

猪猪吴哈哈大笑，他只要觉得自己在Cindy心里是好过妈妈的，就会非常开心。只要阿姨不在家，猪猪吴就主动负责帮Cindy洗澡，一边洗还一边说："你那个笨妈啊，笨得像个猪一样……"

但从Cindy两岁以后，他就再也不肯帮Cindy洗澡了。有一次夏天，猪猪吴赤着膀子帮Cindy洗澡，洗着洗着，Cindy忽然指着猪猪吴的胸说："爸爸你怎么有两个蜗牛呀？"猪猪吴脸刷就红了，Cindy语不惊人死不休，又指着猪猪吴的腋窝说："爸爸，你胳膊这里怎么长头发？好丑呀！"说完还抬起自己的胳膊说："看，我就好白的。"

　　猪猪吴手忙脚乱地帮她洗好以后，出来对我说："女儿长大了，我不能再帮她洗澡了。"

2009年12月21日　星期一　冷了

　　别以为猪猪吴是什么五好丈夫，三好老公。除了有关Cindy的家务他做以外，其他什么也不肯做的。哦，对了，他帮我洗过一次碗，还擦干了放在消毒柜里了。第二天拿出来用的时候，碗外面有前一天吃过的青菜，里边有粥在碗里干燥以后的渣……

　　一般情况下，下班以后，如果没有应酬，他回家霸占电脑。为此Cindy也经常和他发脾气。这个时候Cindy就会和我统一战线，说："妈妈，爸爸不跟我看电视，你打他。"

　　我小声对她说："你去坐在他腿上，让他抱着你。"

　　Cindy就乐颠颠跑到书房坐在猪猪吴的腿上，看着猪猪吴玩电脑。猪猪吴抱着Cindy一边看新闻一边和她聊天："你爸爸叫什么名字？"

　　Cindy说了，猪猪吴就开心地亲她，夸她好棒。我真恶心猪猪吴这种无聊的夸奖，Cindy又不是弱智儿童，怎么可能不知道爸爸叫什么呢？但是他还继续着这种无聊的提问："你妈妈叫什么呢？"

　　Cindy看看我不在现场，马上就会说："妈妈是猪猪。"

　　猪猪吴就更开心了，一连串地说喜欢她。我在外面听见，跑进去一脸不高兴地问Cindy："你刚才说我是什么？"

　　Cindy佯装害怕地搂住猪猪吴的脖子说："爸爸，爸爸，你快点儿保护我，我好怕呀！"

猪猪吴乐得猪大牙都露出来了："爸爸在，爸爸保护小女儿！"

等我出去，猪猪吴又问："你爷爷叫什么名字？"

Cindy又说了，反过来追问猪猪吴："你有爷爷吗？你爷爷叫什么名字啊？"

猪猪吴居然还回答Cindy这样奇怪的问题："我当然有爷爷呀，他叫吴××！"

Cindy恍然大悟："哦，原来也是小吴呀！"

猪猪吴大窘，点点头说："也对，他年轻的时候，也是小吴。"

2009年12月29日 星期二 晴天

从Cindy过了十个月，猪猪吴每次去游泳的时候，就会带Cindy一起去。我经常怀疑Cindy经常在家里玩水漫金山，是不是遗传了猪猪吴的基因。这两个人实在太爱玩水了，每次去游泳都是人家快关门了才恋恋不舍地离开。

十个月的时候，猪猪吴让Cindy坐在一种可以双脚叉着的那种小鸭子游泳圈里，他在水底游泳拖着Cindy走，时而还一动不动俯趴在水里，假装自己死了。这个时候Cindy就会很害怕地两只脚踢蹬着大叫："爸爸！爸爸……"

猪猪吴一直等到Cindy快要哭了，才会浮出水面，无限满足地抱起Cindy安慰她："爸爸在这里呢！爸爸不会死的，爸爸要保护小女儿呢！"每次都玩这种无聊的游戏，玩的次数多了以后，无论猪猪吴在水里憋多久，Cindy只会用脚丫子踩着爸爸的背，试着用手去抓他的头发，只有兴奋，没有紧张。直到猪猪吴自己憋不住了钻上来，才失望地抱起Cindy让她漂在水上晃来晃去的。

到一岁多的时候，猪猪吴就把她抱到水池的滑梯上，然后看着她滑下来，Cindy被呛到以后大哭。于是，第二次的时候，猪猪吴把她抱上滑梯以后，自己先滑下坐着，这样Cindy滑下来都会落到猪猪吴的肩膀上，父女两个玩得不亦乐乎。

两岁以后，Cindy就一个人可以在救生圈里转来转去，还像走路那样在水里踢蹬着，她以为这样就可以游泳。到了两岁半她就真的可以套着救生圈双脚浮上水面，真像游泳那样游出去了。

从三岁开始，她已经套着救生圈，可以和猪猪吴保持差不多的速度游泳了。后来猪猪吴就教她跳水，让她站在岸边，跳到水里。第一次她呛到了，第二次在猪猪吴的鼓励下，她有了小小的进步。猪猪吴说按照这个速度，在小学之前学会游泳应该不成问题。他还打算先自己将她教会，再去专门的游泳班里让她学几个姿势。我为他的打算感到异常惊讶："你打算让Cindy做跳水皇后，还是想让她成为中国的女菲尔普斯？"

无论干什么，猪猪吴总是不忘嘲讽我。每次去游泳之前，还一定要恶作剧地逗Cindy："让妈妈陪你去好吗？"

Cindy大声抗议："不好！不好！我妈妈一下水就抽筋！她不能保护我的！"

有时候看到她这样依赖猪猪吴，我竟然有一点点醋意。忍不住的时候，我就会说："你去让你爸爸帮你做饭吃好了！"

我和猪猪吴吵架的时候，Cindy就会冒出来做和事老。我哭的时候，她就一边用纸巾帮我擦脸，一边小大人一样训斥猪猪吴："又把我妈妈惹哭了！"接着又很温柔地劝我："妈妈你不要哭了，我替你教训他了！"

"猪猪吴！你过来跟Cindy妈道歉！"不管生多大的气，每次只要听见她喊着我们俩的名字，小大人一样让她爸爸给我道歉，也就一笑了之了。猪猪吴就真的嬉皮笑脸地过来跟我道歉，Cindy又说："好了，你们两个不要再吵架了！知道没有？现在拉拉手，好朋友了！"猪猪吴就过来牵我的手，我快速地缩起自己的手，Cindy又抓起我的手，将我的手放在猪猪吴手里，指教猪猪吴该怎么做："你亲亲妈妈！"

猪猪吴就真的吻我的脸颊，Cindy又说："妈妈，你也要亲亲爸爸！"我可没有猪猪吴那样的厚脸皮，刚才哭哭啼啼的，现在叫我怎好去亲他？

Cindy见我没有动作，马上按住我的头，把我往猪猪吴的脸上凑，猪猪吴趁机又亲了我一下，Cindy就不高兴了："错了！不是爸爸亲妈妈，是妈妈亲爸爸！"此时我再也忍不住，"嗤"一声笑了出来。

哪知道Cindy做和事老还不觉得过瘾，又双手叉腰严肃地说："说'我爱你'！"

我们两个又大声笑起来，这都是我们哄她的时候，才会对她做的事情，哪知道她原样又照搬在我们身上。

Cindy看着我们俩终于和好了，也跟着笑了。

猪猪吴抱着他的小情人说："小宝贝，你叫爸爸怎么不爱你呢？"

是啊，这样的情人，我又怎么会吃醋呢？

🐼 培养孩子，和培养一棵小树苗是一样的

2010年2月1日 星期一 天气好冷好冷的

从怀孕到现在，五年多的时间，Cindy也四岁多了。现在Cindy一边往我嘴巴里塞食物，一边说："好东西要和爸爸妈妈一起分享。"我打心底感到无比的欣慰和自豪。

那些犹如发生在昨天的哭泣和喜悦，慢慢就浮现在我的脑海。我似乎已经距离原来的任性和幼稚很遥远很遥远，远得让我只有在奶奶的絮叨中，才能看见原来的那个我。想起初为人母的慌张和无知，到现在娴熟地应对，甚至周围的人不停向我请教育儿的经验，我真的很自豪。

因为Cindy没有奶奶和外婆，没有人告诉我该怎么去照顾她，所以所有的经验都是我拿Cindy做实验品得来的。这是爱的经验，我知道这对Cindy的将来有多么重要，所以，我不能失败。我要将更多的心血投入到育儿这项伟大的事业中去。

如果让我来诠释育儿，我认为就是培养和教育孩子。**培养孩子和培养一棵小树苗是一样的，你可以在温室里把小树苗培育，可你必须要考虑到它在室外的适应能力。**在它还是小树苗的时候，你可以为它浇水施肥，长歪了可以把它扶正，但等到它长成一棵参天大树的时候，你还有能力为它修枝剪叶吗？

　　育儿要一面给予宝宝爱，一面要教宝宝学会独立。我16岁的时候失去了母亲，我深知一个母亲对一个孩子的重要，我比任何一个人更爱自己的孩子。我希望她能快乐健康地成长。我爱她胜过爱自己。

　　我母亲没来得及教会我做饭洗衣，在她去世的时候，16岁的我连洗头都洗不干净。我母亲没有来得及教我如何保护自己，所以我比别人受更多的苦，受到不公平的待遇只会哭，不知道如何是好。

　　所以，我不要Cindy这样，同样作为独生子女，要想Cindy活得更快乐，她必须学会独立和自我保护。Cindy两岁的时候她已经可以自己吃饭了，三岁的时候，晚上可以自己起床尿尿了，四岁的时候可以自己穿衣服，自己洗澡、刷牙了。

　　当然，她知道怎么样保护自己，争取应有的权利。比如她画画的时候，走到那个霸占着一堆染料的小朋友面前要染料，而不是去抢；她知道受到不公平待遇的时候，大声说出来；她知道回家把自己的鞋子和妈妈的鞋子放回鞋柜；她知道妈妈生病的时候帮妈妈倒水；她知道说'爸爸辛苦了'；她知道好东西和爸爸妈妈一起分享……尽管每件事情都很微不足道，可我为她感到骄傲，哪怕她不是一个乖孩子，她已经弄坏了我四部手机和一台电脑，还经常爬台上柜，还会说'妈妈很自私'，还会顶嘴耍脾气。

　　母爱是无限的，但是一定要有节制。

　　半夜的时候，传来一声声小儿的啼哭，我就会想起Cindy小的时候。Cindy还是一个小婴儿的时候也经常哭，因为饿了、尿了、或者闹觉，我从来不是单调地哄她入睡，我会拉开窗帘，让她看窗外昏暗的路灯，轻声地告诉她："现在是黑夜了，黑夜的时候，大家都睡觉了。你看，外边一个人都没有，小狗狗也睡了，小Cindy也要睡觉了，明天太阳公公出来的时候，我们又可以出去玩，可以看到很多人抱着自己的小宝宝，妈妈也抱着Cindy……"

那个时候，我们就聊天。你也许因为这很可笑，那是因为你没有读懂她的眼睛。她的眼睛告诉我，她可以分享妈妈的欢乐和哀愁。尽管她只能给我一个眼神，可我知道她也和妈妈一样开心。

等她一岁以后，每当我哭了，她就知道抽一个纸巾帮我擦干眼泪，她不再吵闹，而是静静地望着我，用她温暖的小手摩挲着我的脸，那一刻，我所有的不快乐都会烟消云散了。

🐼 爱她，就学会放手

2010年3月4日 星期四 有些热了

在一岁以前，我不曾教过Cindy任何东西，除了让她叫我妈妈（那是我急红眼了，因为她总叫我爸爸）。翻坐爬走，全部是她独立学会的，我只是在旁边看着。两个半月的时候，她会翻身了，因为我让她抓住我一根手指头，而我的手指诱导她往一个方向用力，几次以后她就领悟了。

记得一天晚饭后，我带着Cindy在楼下转悠，遇见一个熟人带着她一岁五个月的儿子也在散步。小朋友在下一个小台阶的时候，咿咿呀呀地叫着妈妈，示意妈妈牵手走下去。

他妈妈笑着说："我们宝宝特胆小，一个人在楼梯摔过一回后，再也不敢下楼梯了，总要牵着大人的手才敢下。"

我当时就觉得小宝宝真聪明，这么小就知道"一朝摔跟头，次次手牵手"这个道理呢！想想傻傻的Cindy，从一岁零一个星期学会了走路以后，她从来都没有主动牵过我们的手，摔倒以后，像弹簧娃娃似的爬起来，继续开始做她的吴跑跑。从学走路到三岁，她不知道摔过多少次，因为她到三岁一直都不会走路，她是跑步，不是走路。

可笑的是，如果她在摔跤的时候，我还没来得及躲开她的目光，被她发现了，她就会一直趴着和我僵持不动。我就这样以不变应万变，她不动，我也不动。过会儿她还是没有爬起来的意思，我就继续往前走了，她见我走远了就会站起来继续走。

很多小朋友都是这样的，当大人在他们跟前的时候，每次摔跤都会哭得特别伤心；当没有大人发现她摔跤的时候，她也只能自己爬起来。

我是个超级懒妈妈，孩子摔倒了，我是不会扶起来的。因为我知道，我不可能永远都跟在她身后。总有一天，她要长大，与其让她长大才发现原来只能靠自己站起来，不如让她一开始就自己站起来。

我的Cindy是坚强的，勇敢的，是值得我骄傲。因为我自己胆小懦弱，当她发现在打针的时候，妈妈根本就没有勇气抱着她、保护她的时候，她就会很勇敢地自己坐在座位上，等待着打针、抽血。每当想起那一幕，我的眼泪就忍不住滑落。

说来，Cindy从小身体素质就很好，很少生病，几乎每次都是很准时地隔半年生一次病，连病历上去年看病的时间和今年看病的时间都相差无几。

从她跟着我们回家开始，她每天穿的衣服都是和我们大人一样多的，有时候我比她穿得还多。因为她活动量很大，经常会出汗。

很多人都因为老人带孩子的经验，通常会帮小孩子穿得比大人多一些。我觉得其实这样是有点儿错误的，小孩子本身就出汗多，再加上衣服也多，汗就更多，这样如果有一点儿受风着凉，汗毛孔收缩反而更容易感冒。

还有很多人为了防止受风着凉，在小孩子背后塞一条毛巾，企图用来吸汗，其实这样更加不好，因为毛巾不能紧紧地吸附在身体上，风更加容易灌透。

最好的方法就是，尽量保持衣服不要过于厚重。或许有稍许一点儿冻会更好一些，这样可以帮助小宝宝适应室外的气候，增加身体抵抗力。很简单的一个例子，你总是用小棉被包着孩子出门，她的身体永远无法适应自然温度，很难感觉到四季温度的变化，一旦有一点点气候变化，就很容易感冒了。

一棵总是在恒温条件下长大的小草，它需要多久才能适应温室以外的变化呢？

Cindy从广州回山东过年，我只帮她穿了一件保暖内衣和一件毛衣，外面套上薄薄的羽绒服。去游乐场玩的时候，很多北方的小朋友都穿着棉袄棉裤，玩得小脸蛋都变得通红。只有Cindy的脸是略微有点儿红。因为他们穿了太多，玩得太疯了，出了很多汗，身体内的热量还是难以排泄，才会让脸变得通红的。这样出门遇见凛冽的寒风一吹，你说会不会生病呢？

Cindy三岁时，第一次回山东过年，第一次看到雪，兴奋地在雪地里大喊大叫，两只小手因为不停地抓雪冻得有点儿僵硬了。我父亲大呼小叫怕她受不了北方的气候冻感冒了，又怕冻出毛病来，可回到家里，我只是用手帮她搓了一下小手就好了。我们在山东住了一个月，山东的气候和广州的气候相差十几度，她一直都没有感冒。

这只是因为我一直是信奉粗生粗养的。Cindy很少吃到我们单独为她做的饭，从来都是跟大人一起吃，绝对不允许挑食。当然，除了咸鱼和丝瓜不吃以外，因为她吃了这两种食物就会呕吐不止。我经常会买些玉米类食品、豆类食品、番薯、南瓜等粗粮给她吃，我觉得吃这些比吃那些所谓的保健品好多了。在我们家，不仅仅是Cindy不需要保健药品，我们全家都不吃这些东西。留着那些昂贵的保健药品的钱，带她出去玩玩，她会更开心。

一个孩子的探索欲望是无限的，当你全身心爱她的时候，你就会发现这个问题。这个时候，他就应该受教育了。

所谓的教育，不光是知识教育，学习做人比任何知识更加重要。

Cindy最先学的是感恩。从她在我的诱导下把食物放进我嘴里，到她自愿地把她喜欢的零食给我吃，我就知道她学会了。在我生病的时候，她蹒跚着端了一杯水给我，我知道我成功了。

其次，她学会的是热爱生命。她把大肚子的金鱼妈妈从鱼缸拎出来掐死了，我告诉她："小鱼宝宝失去了妈妈，鱼宝宝变成了孤儿。妈妈出去一会儿，你见不到妈妈你就哭，可鱼妈妈被你掐死了，鱼宝宝再也没有了妈妈。它要哭多久？"她不吱声了。出去玩的时候，她总是喜欢掐掉一片花的叶子，我指着断裂处流出的液体给她看，告诉她："花儿流泪了，因为它很疼。"她就很快承认错误，第二次再也不那样做了。

再次，她学会了尊重。当Cindy大声跟我喊叫的时候，或者用指使的语气让保姆帮她做什么的时候，我不允许保姆帮她做，因为她不知道尊重他人。有一次，阿姨刚打扫完卫生，她就把玩具散乱一地。我告诉她，如果自己不收拾整齐，第二次打扫卫生的时候，我就会把这些玩具全部丢掉。她很生气，摔摔打打地收拾，我故意把她收拾好的玩具又不小心弄到地上，她就开始指责我。我问她是不是因为她很辛苦才整理好的玩具被我搞乱了，她不开心。她说是。我帮她一起收拾好，告诉她，这就是尊重别人的劳动成果。

再后来，她学会的是礼貌、交朋友，自己的事情自己做。Cindy刚学会走路不久，自己就会穿鞋了。第一次穿鞋，她用了半个小时。那次她想下楼玩，我告诉她，如果她自己穿好鞋子，我就带她下去。于是她自己扳着脚用力地把鞋子往脚上套。当穿上的时候，自己笑得很开心。刚开始刷牙的时候，她很积极，刷了一个星期以后，每次叫她刷牙，她都很生气。她趴在我怀里，我捧着她的脸说："嗯，你嘴巴真臭，牙齿也不白。"她自己就会觉得不好意思，屁颠屁颠去刷牙了。

一个看起来很独立的Cindy，就是这样炼成的。夜深人静的时候，我躺在床上望着身边睡着的Cindy，真的无限自豪。2005年7月4号Cindy出生的时候，只有5斤4两重，47公分高。抱在手上，我想她这么小的一个孩子，什么时候可以长大啊。可现在，她躺在床上，那么长的一个个，长长的腿，长长的睫毛，就连手指上的小黑痣都变大了。

为了她，我和世界上所有的母亲一样，我也付出了很多，为她哭为她笑，为她恼羞成怒，为她骄傲自豪。我不感谢上帝把Cindy赐给了我，我要感谢我的Cindy，谢谢她，谢谢她让我成为一个母亲。

2010年3月12日 星期五 很暖和了

关于Cindy的将来，我也和所有为人父母的人一样，曾经有过无数次幻想。特别是每当发生一件让我惊讶的事情后，我就幻想：哇，我的女儿会不会是个天才？一件事教几次她还是不会的时候，我就沮丧地想：这个孩子是不是缺心眼？智商这么差？过几天，我又会想，Cindy长大了以后上什么大学好呢？学个什么技能好呢？做什么工作好呢？

逐渐，我发现，我的一切想法都是错误的。我只是Cindy的母亲，Cindy只是我的孩子。我不是耍木偶的提线老人，Cindy也绝对不是木偶。**母亲不能主宰孩子的将来，孩子也不会按照母亲的思维走向将来。**

我的职责是赋予她生命，教她做一个正直善良的人。

我不能操纵她的人生，只能努力让她有一个完整的童年。她是她自己，从Cindy呱呱落地的那刻开始，她就是一个独立的个体。

我和猪猪吴，从来没有诱导Cindy的兴趣爱好。直到有一天，Cindy自己说："妈妈我想学跳舞。"于是，我们就送她去了。如果再有一天，Cindy跟我说："我想学击剑"、"我想学画画"、"我想学围棋"、"我想学钢琴"……我都送她去，只要她开口，只要她愿意。

也许在未来十几年以后，Cindy会对我说，她想做个律师，或者她做个教师。我也会欣然。也许她会说，她想去拾荒，她想去边远贫困的山区支教，她想去攀登珠穆朗玛峰。我也只有欣然。

哪怕我不愿意，谁都愿意自己的孩子去实现人生最大的价值。可是，那个时候，我主宰不了她。我把她抚养成人，教她做一个好人，我已经完成了我的使命。但是，我还是一如既往地爱她，直到我的生命结束。

猪猪吴说，他送给Cindy八个字：开心快乐，健康幸福。

我想，这也是我对她的最好祝福，对天下所有孩子的祝福。

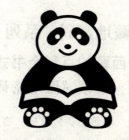

读 客®知识小说文库

读 小 说 · 学 知 识

什么是读客知识小说？

畅销全国的读客知识小说文库，每部小说都在精彩的故事中，融合了丰富系统的人文知识；让您每一次充满乐趣的阅读，都成为汲取知识的智慧之旅：

◎ 关于西藏宗教、文化、地理的百科全书式小说《藏地密码》

◎ 讲述中国社会底层结构变迁的黑道小说《东北往事：黑道风云20年》

◎ 向中国3亿草根青年传授最笨发财之道的自传体小说《全中国最穷的小伙子发财日记》

◎ 逐层讲透村、镇、县、市、省官场现状的自传体小说《侯卫东官场笔记》

◎ ……

每个系列，都是人文知识丰富、销量过百万册的超级畅销小说。翻开读客知识小说文库的每本书，您都将在感受小说无穷魅力的同时，轻松获取某一方面的系统知识，增强自己对这个世界的理解，成为一个学识渊博的人。

读小说，学知识，锁定读客知识小说文库。

《藏地密码》系列

一部关于西藏的百科全书式小说
了解西藏，必读《藏地密码》！

从来没有一本小说，能像《藏地密码》这样，奇迹般地赢得专家、学者、名人、书店、媒体、全球最知名的出版机构以及成千上万普通读者的狂热追捧，《藏地密码》是当下中国数千万"西藏迷"了解西藏的首选读本，也是当下最畅销的华语小说，目前销量已达到惊人的300多万册。

《藏地密码》被广大读者誉为"一部关于西藏的百科全书式小说"。

翻开《藏地密码》，犹如进入一幅从未展开过的西藏千年隐秘历史画卷……从横穿可可西里到深入喜马拉雅雪山深处，从藏獒"紫麒麟传说"到灵獒"海蓝兽传奇"，从宁玛古经秘闻到格萨尔王史诗，从公元838年西藏最黑暗时期的"朗达玛禁佛"到1938年和1943年希特勒两次派人进藏之谜……跟随《藏地密码》的脚步，您将穿越西藏深不可测的千年历史迷雾，看尽西藏绵延万里的雪域高原风光，走遍西藏每一个传说中永不可抵达的神奇秘境。

从《藏地密码》中，您还可以了解到不可思议的古格地下倒悬空寺、西藏极乐之地香格里拉，以及西藏历史上突然消失的无尽佛教珍宝去向之谜……雪山、圣湖、墨脱、象雄、布达拉宫、密修苦僧、传唱艺人、帕巴拉神庙、古藏仪式、千年兽战、神秘戈巴族、死亡西风带……一切都如此神秘、神奇、神圣。通过《藏地密码》，您将与西藏这一千年来所有最最最隐秘的故事和传说逐一相遇。

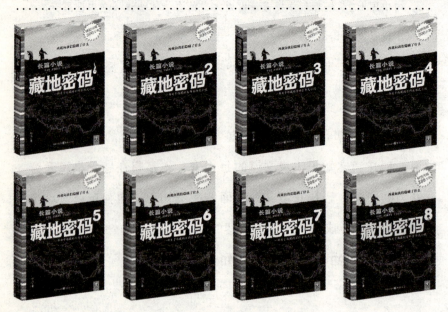

《东北往事：黑道风云20年》系列
一部由亲历者向您讲述的真实黑道故事

　　作者孔二狗，自小成长在一个充满血腥与杀戮的环境中；犹如来自黑道社会内部的深喉，他向我们讲述了1986年至今20余年来，北方某市黑道组织触目惊心的发展历程。全书情节真实、跌宕起伏，刻画了近百个性格鲜明的黑道人物，描述他们活得怪诞、死得荒唐的悲喜人生，让读者近距离观察到一个令人震颤、黑暗而暴力的非法阶层，亲历一种极端凶险、乖戾的病态生存方式。

　　从八十年代古典流氓的街头火拼，到九十年代拜金流氓的金钱战争，再到如今的官商勾结，整个流氓组织的演变过程，光怪陆离、惊心动魄。经过20年的血腥洗礼，多少活泼泼的生命灰飞烟灭之后，剩下的个体与团伙，最终演化成真正具有黑社会性质的可怕犯罪组织……

　　这部小说一出版，就轰动了整个华语世界，引起广泛的评论和赞扬，被成千上万的忠实读者痴迷追读。上市以来，连续28周排名各大图书畅销榜，目前累计销量已突破100万册，孔二狗掀起的阅读狂潮，让任何人都难以抗拒。

　　翻开本书，带你直击黑道病态生存现状。

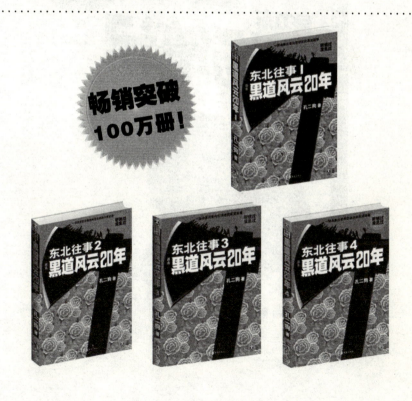

《侯卫东官场笔记》

逐层讲透村、镇、县、市、省官场现状的自传体小说

23次微妙的调动与升迁，66个党政部门，84起官场风波，304位各级别官员，交织进1个普通公务员的命运:

侯卫东的这本笔记，将带您深深潜入中国公务员系统庞大、复杂而精彩的内部世界，从村、镇、县、市一直到省，随着主人公侯卫东的10年升迁之路，逐层剥开茫茫官场的现状与秘密。

读完本书，官场对于您将不再是一个模糊、杂乱的概念，而是一张张清晰、熟悉的面孔; 那些粉墨登场的芸芸百官，那些表情背后的心思，看似突如其来的话语，都在小说的跌宕起伏中，一一露出了他们的本来面目。

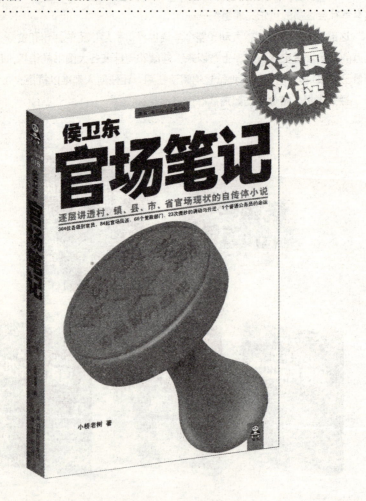

《全中国最穷的小伙子发财日记》

草根创业圣经

一部向中国3亿草根青年传授最笨发财之道的自传体小说

这是一部自传体小说，也是一本向年轻人传授发财之道的教科书。

2005年，作者老康三十而立，带着老婆，拖着儿子；没有存款，没有房子；读的是烂学校、破专业，一无所长；毕业后混了多年，稀里糊涂，不幸下岗；因为混得差，朋友都断了联系；举目望去，走投无路；看见老婆就内疚，丈母娘面前更是抬不起头；一家三口，低声下气，长期在丈母娘家"蜗居"；远在农村的老父母，还以为他在城里混得不错，他只好一直逃避……他不是没有理想，而是什么都不敢想。

有一天，这个无权无势又年轻的迷茫青年，静坐在书桌前，开始全面分析自己糟糕的人生。他决定从身边着手，去寻找最小最近的机会，老老实实，深入一行；就在那些看似渺茫可笑的机会背后，老康一次次抓到了实实在在的金钱，并从中悟到朴实的生财之道；他做的事，都没有难度；他遇到的机会，是我们天天都碰到的机会；他靠最平庸的方式，日积月累，越做越大。就这样，经过3年坚持，老康最终成为年入百万的富翁。

老康成功的奇特之处，在于他做的事没有任何奇特之处。

从老康身上，你将学会那些白手起家的百万富翁都有的"特异功能"，从日常生活中认出遍地发财机会。

一旦你拥有这种"特异功能"，发财好比例行公事！

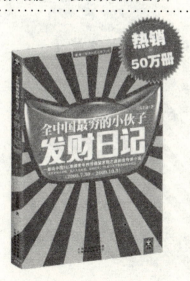

《我们台湾这些年（1977年至今）》

一个台湾青年写给13亿大陆同胞的一封家书

讲述30年来政治巨变下，台湾老百姓自己的故事

60年来第一本，让13亿大陆人真正了解台湾普通民众真实生活的书

关于真正的台湾，你又了解多少？

这是我常常问大陆朋友的问题。

我明白，对于很多大陆朋友来说，台湾往往只是一个空洞的政治概念；大多数人并不清楚台湾过去30年究竟发生了什么？台湾普通民众到底过着怎样的生活？

其实，台湾30年来的社会巨变，绝不亚于改革开放30年的大陆。

1975年蒋介石逝世后，台湾局势骤然微妙；蒋经国于上世纪70年代末力排众议，强力发动台湾社会变革，直接推动了台湾的经济腾飞；接下来的几十年，李登辉、陈水扁、马英九等政治人物粉墨登场，台湾社会风起云涌，每一个最普通的台湾人，都卷入其中，日常生活发生了翻天覆地的变化；这30多年的社会巨变，也给我和我的家人，留下了许许多多令人难忘的欢笑与泪水。

本书从我出生的1977年写起，以一个台湾平民的视角，向您细述30多年来台湾社会的大事件和小故事，与您分享过去30年台湾老百姓最真实的日常生活和悲喜人生。

读完本书，您多半会感叹一声：这些年，原来大家都不容易！

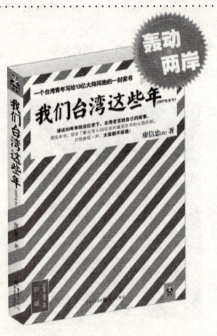

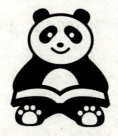

读客®公务员读史

读历史·就更懂官场

什么是读客"公务员读史"丛书？

中国官场，自古如一。你今天碰到的难题，大秦宰相李斯也碰到过；你昨天遇到的麻烦，晚清名臣曾国藩也遇到过；他们是怎么——化解的？在中国公务员群体中广泛流传的读客"公务员读史"丛书，讲述历代帝王将相跌宕起伏的传奇命运，重走他们飞黄腾达的仕途之路，收获他们老谋深算的官场智慧与技巧，常常让人在不经意间，茅塞顿开，于纷繁复杂的官场万象中，认出规律、方法和道路来。

读客"公务员读史"丛书 首批推出"晚清三大名臣发迹史"系列

◎《曾国藩发迹史》：大清第一名臣曾国藩，十年连升九级的官场秘诀。

◎《李鸿章发迹史》：晚清重臣李鸿章，争议不止升官不断的仕途之路。

◎《左宗棠发迹史》：四十岁初入官场，二十年内官至极品的升迁之道。

认准读客"公务员读史"丛书——读历史，就更懂官场！

读客"公务员读史"丛书
首批推出"晚清三大名臣发迹史"系列

《曾国藩发迹史》：大清第一名臣曾国藩，十年连升九级的官场绝学

1852年1月24日上午，咸丰皇帝将大清帝国的五部大权交给了一个长相猥琐的汉人，这个汉人就是曾国藩。这相当于一个人同时掌管文化部、国防部、司法部、组织部和建设部！

这一年曾国藩仅仅42岁。从落榜进士到权倾朝野，他只用了12年时间。他是大清三百年升官最快的人——曾国藩30岁才入仕途，此后12年间，他十年连升九级，成为大清皇室最信任、最敬重又最忌惮的汉人官员。在斗争激烈的官场，曾国藩多次命悬一线。

他的学生李鸿章、他的朋友左宗棠、他的弟弟曾国荃，经过他的指点，全部飞黄腾达，纵横官场；由他举荐获得重任的官员，高达一千多人，这些人全部成为他的心腹，数十年后，曾国藩带领他们数次挽救大清命运，改变中国历史进程；在曾国藩去世数十年后，叱咤中国的两大风云人物毛泽东和蒋介石，不约而同将他视为自己的第一偶像！

初入官场的前12年，曾国藩究竟是如何发迹的？他怎样面对每一次挫折与机遇？本书作者耗费15年心血，首次揭开这段隐秘历史，全面呈现曾国藩十年连升九级的升迁细节。

《李鸿章发迹史》：揭开晚清名臣李鸿章，争议不止升官不断的仕途之路

当恩师曾国藩固执己见时，李鸿章极其苦恼，他意识到危险正在逼近，但自己的意见却不被重视。为了避免引火烧身，又不得罪恩师，他谎称母亲生病，连夜离开了是非之地……

李鸿章初入官场时，年仅二十五岁，居京期间，他做事干净利落，总能照顾到多方面利益，不久便崭露头角。后来因为得罪上司，被调回老家任职。听说曾国藩在湖南屡次打败太平军，他马上意识到机会来了，转而投奔曾国藩湘军大营，并且很快获得机会，风头再起。

对功名利禄情有独钟的李鸿章，遇事坚忍异常，从未小挫即退，为了稳住手中的权力，他从来都是能报喜时绝不报忧，总是想办法让自己和好消息连在一起，并由此深受上司好感和信任。拥有实权后，他将官场中的众多同乡，荐为重要官员，彼此间结成荣辱与共的紧密关系。在晚清政治舞台上纵横捭阖四十年间，他一步一步，在骂声中登上权力巅峰……翻开本书，您将了解到，李鸿章争议不止但升官不断的真正原因。

《左宗棠发迹史》：左宗棠四十岁初入官场，二十年内官至极品的升迁之道

一生声称不擅长送礼的左宗棠，其实是一个送礼高手。担任陕甘总督时，他将西周时期的青铜器大盂鼎，千里迢迢运到京城，送给了在关键时刻帮过自己的官员潘祖荫，喜欢古玩字画的潘祖荫收到礼物后，高兴得伸出舌头去舔大盂鼎；在潘祖荫的点拨下，左宗棠又将厚厚的银票，送给手握大权的王公大臣；几天后，好消息传来，左宗棠被朝廷破格加恩，可在紫禁城骑马……

生性狂傲的左宗棠，初入官场已经四十岁。他意识到，"人在官场，起步晚没有关系，关键是要能抓住机会"。为充分展现才能，他不计毁誉，经常与人撕破脸皮，大吵大闹；居人之下的八年幕僚生活，不仅让他看透官场冷暖规则，也深刻领悟到官场的金科玉律。

左宗棠总能敏锐地抓住各种机会，一次又一次为上司解决难题，数年后，终被推荐，当上巡抚官及二品，从幕后走到前台。随后的南征北战中，左宗棠凭着自己的实力，屡建奇功，被朝廷重用。随着官位越来越高，他的火暴脾气却越来越小……通过本书，您将全面了解到，大器晚成的左宗棠，最终位极人臣的升迁之道。